Fisiologia Respiratória
de **WEST**

Tradução
André Garcia Islabão

Revisão técnica
Marli Maria Knorst

Médica pneumologista do Serviço de Pneumologia do Hospital de Clínicas de Porto Alegre (HCPA). Professora titular do Departamento de Medicina Interna da Faculdade de Medicina da Universidade Federal do Rio Grande do Sul (UFRGS). Mestra em Pneumologia pela UFRGS. Doutora em Medicina pela Johannes Gutenberg Universität, Mainz, Alemanha. Pós-doutorado em Fisiologia do Exercício no Massachusetts General Hospital/Harvard University, Boston, Estados Unidos.

Nota

A medicina é uma ciência em constante evolução. À medida que novas pesquisas e a própria experiência clínica ampliam o nosso conhecimento, são necessárias modificações na terapêutica, onde também se insere o uso de medicamentos. Os autores desta obra consultaram as fontes consideradas confiáveis, num esforço para oferecer informações completas e, geralmente, de acordo com os padrões aceitos à época da publicação. Entretanto, tendo em vista a possibilidade de falha humana ou de alterações nas ciências médicas, os leitores devem confirmar estas informações com outras fontes. Por exemplo, e em particular, os leitores são aconselhados a conferir a bula completa de qualquer medicamento que pretendam administrar, para se certificar de que a informação contida neste livro está correta e de que não houve alteração na dose recomendada nem nas precauções e contraindicações para o seu uso. Essa recomendação é particularmente importante em relação a medicamentos introduzidos recentemente no mercado farmacêutico ou raramente utilizados.

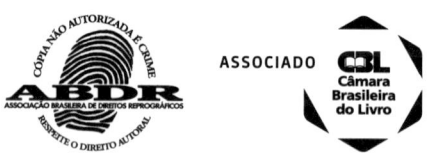

W518f West, John B.
  Fisiologia respiratória : princípios básicos / John B. West, Andrew M. Luks ; tradução: André Garcia Islabão ; revisão técnica: Marli Maria Knorst. – 11. ed. – Porto Alegre : Artmed, 2024.
  viii, 254 p. : il. ; 23 cm.

  ISBN 978-65-5882-118-2

  1. Sistema respiratório. 2. Fisiologia respiratória. I. Luks, Andrew M. II. Título.

CDU 612.215

Catalogação na publicação: Karin Lorien Menoncin – CRB 10/2147

11ª EDIÇÃO

Fisiologia Respiratória de WEST

PRINCÍPIOS BÁSICOS

John B. West, MD, PhD, DSc
Professor of Medicine and Physiology
School of Medicine
University of California, San Diego
La Jolla, California

Andrew M. Luks, MD
Professor of Medicine
School of Medicine
University of Washington
Seattle, Washington

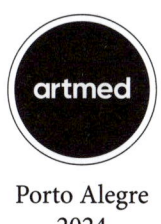

Porto Alegre
2024

Obra originalmente publicada sob o título *Respiratory physiology: the essentials*, 11th Edition

ISBN 9781975139186

Copyright © 2021 Wolters Kluwer Health, Inc. Wolters Kluwer did not participate in the translation of this title. Published by arrangement with Wolters Kluwer Health, Inc., USA

Gerente editorial
Letícia Bispo de Lima

Colaboraram nesta edição

Editora
Mirian Raquel Fachinetto

Capa
Márcio Monticelli

Preparação de originais
Mirela Favaretto

Leitura Final
Carine Garcia Prates

Editoração
Kleber dos Santos Moraes

Reservados todos os direitos de publicação, em língua portuguesa, ao GRUPO A EDUCAÇÃO S.A.
(Artmed é um selo editorial do GRUPO A EDUCAÇÃO S.A.)
Rua Ernesto Alves, 150 – Bairro Floresta
90220-190 – Porto Alegre – RS
Fone: (51) 3027-7000

SAC 0800 703 3444 – www.grupoa.com.br

É proibida a duplicação ou reprodução deste volume, no todo ou em parte, sob quaisquer formas ou por quaisquer meios (eletrônico, mecânico, gravação, fotocópia, distribuiçãona Web e outros), sem permissão expressa da Editora.

IMPRESSO NO BRASIL
PRINTED IN BRAZIL

Agradecimentos

Para P.H.W.
John B. West

Para P.A.K., R.W.G. e E.R.S.
Andrew M. Luks

Prefácio

Publicado pela primeira vez há mais de 40 anos, *Fisiologia respiratória de West: princípios básicos*, 11ª edição* foi traduzido para 15 idiomas desde então, tendo sido útil a várias gerações de estudantes.

Agora, esta nova edição chega com várias novidades. Entre elas se destacam a reformulação e ampliação das questões de múltipla escolha. Elas têm o objetivo de estimular o raciocínio em vez de conduzirem apenas à memorização dos conteúdos. Um amplo apêndice fornece explicação detalhada para cada uma das questões. Objetivos de aprendizagem em cada capítulo e a ampliação de vários tópicos possibilitam a melhor compreensão do conteúdo. A obra é ainda complementada por 14 aulas de cerca de 50 minutos cada (em inglês) que tomam por base muitas das informações aqui contidas.**

Mesmo com essas novidades, os objetivos do livro permanecem os mesmos. Primeiro, o livro pretende ser um texto introdutório para estudantes de medicina e de outras áreas da saúde. Segundo, ele foi escrito para constituir-se em uma revisão para residentes e profissionais de áreas como pneumologia, cuidados intensivos, anestesiologia e medicina interna, particularmente para auxiliá-los na preparação para avaliações e outros exames. Neste aspecto, as exigências são um pouco diferentes. O leitor está familiarizado com a área geral, mas precisa ter sua memória reforçada em vários pontos e, para isso, as muitas ilustrações esquemáticas são particularmente importantes.

Além das novidades, esta edição traz atualizações em diversas áreas, incluindo as trocas gasosas entre sangue e tecidos, a mecânica, o controle da ventilação e o sistema respiratório sob estresse. Os casos clínicos, incluídos no final de cada capítulo, têm as respostas às suas questões relacionadas no Apêndice B, que as discute em detalhes. Ao longo do texto, o ícone (▶) indica vídeos e animações que ampliam os conhecimentos do tópico.***

Nos esforçamos muito para manter o livro "esguio" apesar da enorme tentação de "engordá-lo". Assim, algumas vezes os alunos podem se perguntar se o livro é demasiadamente superficial, mas não é esse o caso. Se os residentes de pneumologia

---

* Este livro forma par com *Fisiopatologia pulmonar de West: princípios básicos*, 10ª edição (Artmed, 2023).

** A relação dos vídeos, com seus respectivos *links* para o YouTube, estão disponíveis no *hotsite* do livro, disponível em apoio.grupoa.com.br/west11ed.

*** Acesse o *hotsite* da obra para assistir aos vídeos e animações.

e cuidados intensivos que começam seu treinamento nas unidades de terapia intensiva compreendessem bem todo o conteúdo do livro relacionado a trocas gasosas e mecânica respiratória, o mundo seria um lugar melhor.

Para finalizar, sugestões e comentários sobre o livro são sempre bem-vindos.

John B. West
jwest@health.ucsd.edu
Andrew M. Luks
aluks@uw.edu

Sumário

CAPÍTULO 1	Estrutura e função	1
CAPÍTULO 2	Ventilação	15
	▶ Ventilação total e ventilação alveolar	
CAPÍTULO 3	Difusão	31
	▶ Limitações da difusão e da perfusão	
CAPÍTULO 4	Fluxo sanguíneo e metabolismo	45
	▶ Distribuição do fluxo sanguíneo pulmonar	
CAPÍTULO 5	Relações ventilação-perfusão	69
	▶ Desequilíbrio ventilação-perfusão	
CAPÍTULO 6	Transporte dos gases pelo sangue	94
	▶ Captação de CO_2 e liberação de O_2 em capilares sistêmicos	
CAPÍTULO 7	Mecânica da respiração	116
	▶ Compressão dinâmica das vias aéreas	
CAPÍTULO 8	Controle da ventilação	151
	▶ Quimiorreceptores centrais e periféricos	
	▶ Respirações de Cheyne-Stokes em indivíduo saudável dormindo em altitude de 2.600 metros no Nepal	
CAPÍTULO 9	Sistema respiratório sob estresse	172
	▶ Aclimatação em grandes altitudes	
CAPÍTULO 10	Testes de função pulmonar	195
APÊNDICE A	Símbolos, unidades e equações	213
APÊNDICE B	Respostas	220
ÍNDICE	....	245

Estrutura e função
Como a arquitetura pulmonar garante a sua função

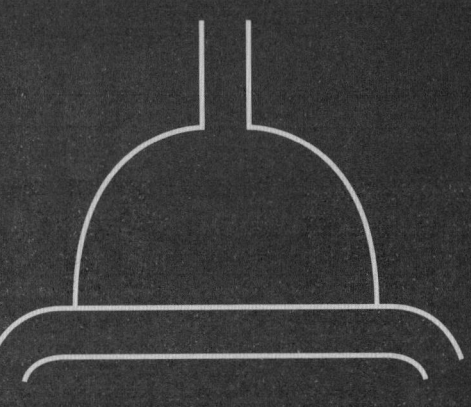

1

- ▶ Membrana alveolocapilar
- ▶ Vias aéreas e fluxo aéreo
- ▶ Vasos e fluxo sanguíneos
- ▶ Estabilidade alveolar
- ▶ Remoção de partículas inaladas
- ▶ Remoção de material do sangue

O primeiro capítulo do livro fornece uma breve revisão sobre as relações entre estrutura e função pulmonar. Primeiro, veremos a membrana alveolocapilar, na qual ocorre a troca dos gases respiratórios. Depois, veremos como o oxigênio atinge essa membrana por meio das vias aéreas e, então, como o sangue remove o oxigênio dos pulmões. Por fim, vários desafios que os pulmões precisam enfrentar são rapidamente abordados: como os alvéolos mantêm sua estabilidade, como o pulmão é mantido limpo em um ambiente poluído e como os capilares filtram os materiais do sangue. Ao final do capítulo, o leitor deverá ser capaz de:

- Descrever as implicações funcionais da fina membrana alveolocapilar.
- Delinear as alterações na estrutura e na função pulmonares desde a traqueia até os espaços alveolares.
- Descrever o efeito do padrão ramificado das vias aéreas sobre a área de corte transversal para o fluxo aéreo.

2 FISIOLOGIA RESPIRATÓRIA

- Explicar as diferenças de função entre a circulação pulmonar e a circulação brônquica.
- Descrever os papéis funcionais dos cílios e do surfactante no pulmão saudável.

O pulmão existe para realizar a troca gasosa. Sua função primária é permitir que o oxigênio se mova do ar até o sangue venoso e que o dióxido de carbono faça o movimento contrário. O pulmão também realiza outras funções: metaboliza alguns compostos, filtra materiais não desejados da sua circulação e age como um reservatório para o sangue. Entretanto, a sua função cardinal é trocar gases. Portanto, abordaremos inicialmente a membrana alveolocapilar, onde ocorre a troca gasosa.

▶ MEMBRANA ALVEOLOCAPILAR

O oxigênio e o dióxido de carbono se movem entre o ar e o sangue por difusão simples, isto é, de uma área de pressão parcial alta para outra de pressão parcial baixa,* assim como a água flui morro abaixo. A lei de Fick (da difusão) afirma que a quantidade de gás que se move através de uma lâmina de tecido é proporcional à área dessa lâmina, mas inversa à sua espessura. A membrana alveolocapilar é muito fina (**Figura 1.1**) e tem uma área entre 50 e 100 m². Portanto, ela é bem capacitada para a sua função de troca gasosa.

Como é possível se obter uma superfície tão prodigiosa para a difusão dentro de uma cavidade torácica limitada? Isso é feito por um enorme número de pequenos sacos aéreos, chamados de *alvéolos*, que são envolvidos por pequenos vasos sanguíneos (capilares) (**Figura 1.2**). Há em torno de 500 milhões de alvéolos no pulmão humano, cada um com cerca de 1/3 mm de diâmetro. Se eles fossem esféricos,** sua área superficial total deveria ser de aproximadamente 85 m², mas seu volume seria somente de 4 litros. Em contrapartida, uma única esfera com esse volume deveria ter uma área superficial interna de apenas 1/100 m². Portanto, o pulmão cria sua grande área de difusão se dividindo em uma miríade de unidades.

O ar atinge um lado da membrana alveolocapilar através das *vias aéreas*, e o outro, pelos *vasos sanguíneos*.

---

*A pressão parcial de um gás é obtida multiplicando-se sua concentração pela pressão total. Por exemplo, o ar seco tem 20,93% de O_2. Sua pressão parcial (P_{O_2}) ao nível do mar (pressão barométrica de 760 mmHg) é 20,93/100 × 760 = 159 mmHg. Quando o ar é inalado pelas vias aéreas superiores, é aquecido e umedecido, e a pressão de vapor de água é de 47 mmHg, de tal forma que a pressão total do gás seco é somente 760 − 47 = 713 mmHg. Portanto, a P_{O_2} inspirada é 20,93/100 × 713 = 149 mmHg. Um líquido exposto a um gás, quando ocorre o equilíbrio, tem a mesma pressão parcial do gás. Para uma descrição mais completa das leis dos gases, ver o Apêndice A.

**Os alvéolos não são esféricos, mas poliédricos. Nem toda sua superfície é disponível para difusão (ver Figura 1.1). Portanto, esses números são meras aproximações.

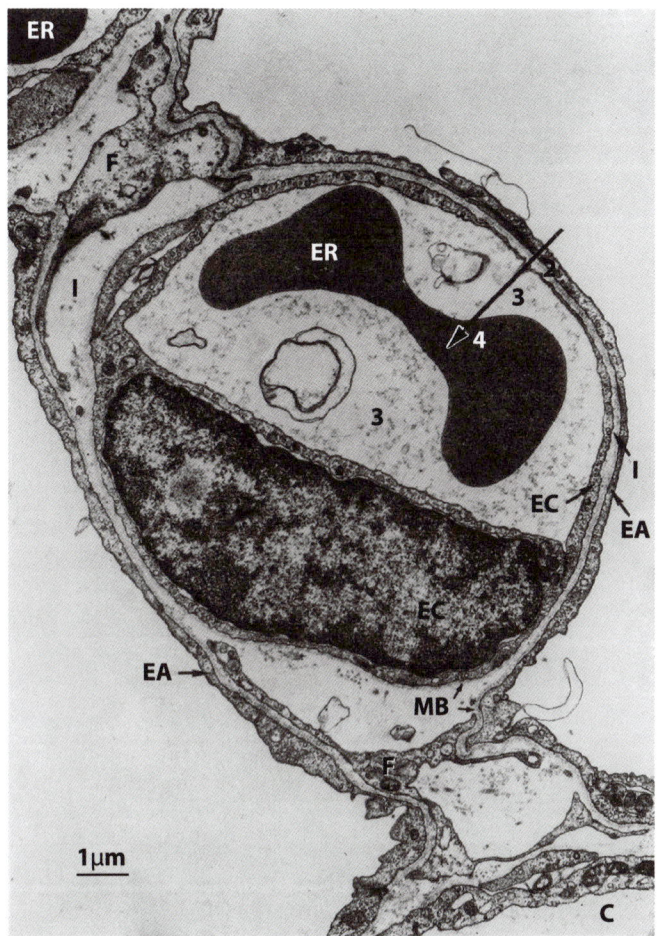

Figura 1.1 Microscopia eletrônica mostrando um capilar pulmonar (C) na parede alveolar. Observe a espessura extremamente fina da membrana alveolocapilar, com cerca de 0,3 μm em alguns locais. A *seta maior* indica o caminho de difusão do gás alveolar para o interior do eritrócito (ER) e inclui a camada de surfactante (não mostrada nesta preparação), o epitélio alveolar (EA), o interstício (I), o endotélio capilar (EC) e o plasma. Partes das células estruturais conhecidas como fibroblastos (F), a membrana basal (MB) e um núcleo de uma célula endotelial também são vistos. (Reimpressa de Weibel ER. Morphometric estimation of pulmonary diffusion capacity: I. Model and method. *Respir Physiol*. 1970;11(1):54-75.Copyright © 1970 Elsevier. Com permissão.)

▶ VIAS AÉREAS E FLUXO AÉREO

As vias aéreas consistem em uma série de tubos ramificados que, quanto mais se aprofundam no parênquima pulmonar, mais se tornam estreitos, curtos e nu-

4 FISIOLOGIA RESPIRATÓRIA

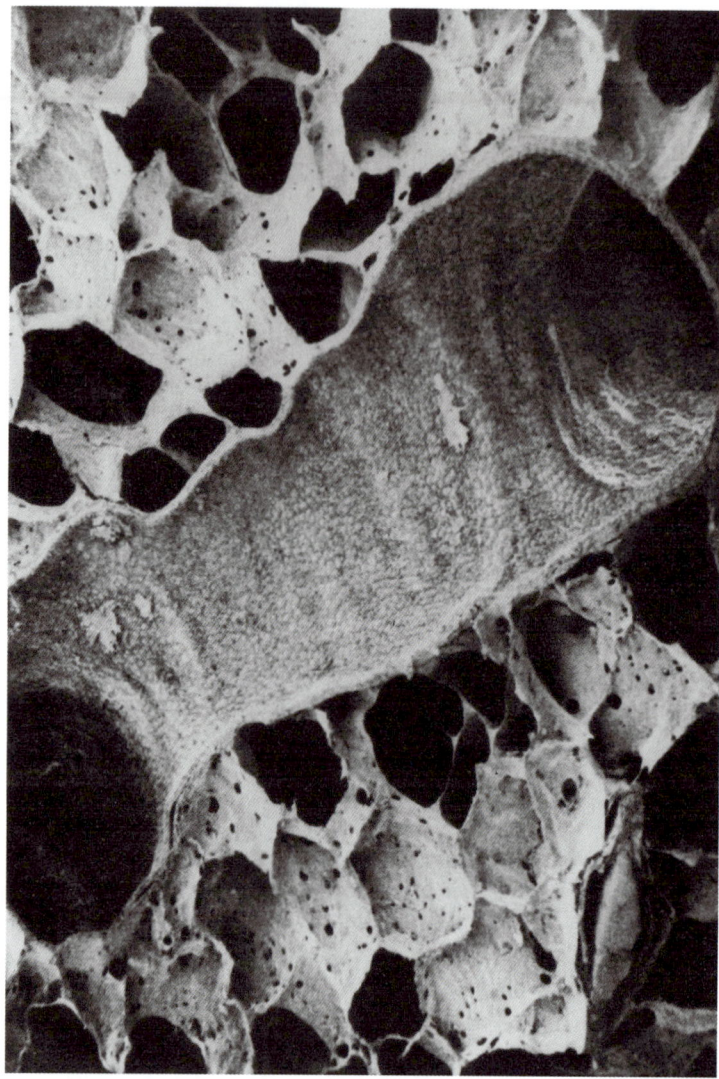

Figura 1.2 Corte histológico do pulmão mostrando muitos alvéolos e um bronquíolo pequeno. Os capilares pulmonares localizam-se ao longo das paredes dos alvéolos (**Figura 1.1**). Os orifícios nas paredes alveolares são os poros de Kohn. (Micrografia de varredura eletrônica por Nowell JA, Tyler WS.)

merosos (**Figura 1.3**). A *traqueia* se divide em brônquio principal direito e brônquio principal esquerdo, os quais, por sua vez, se dividem em brônquios lobares e, após, em brônquios segmentares. Esse processo continua até os *bronquíolos terminais*, que são as menores vias aéreas sem alvéolos. Todos esses brônquios for-

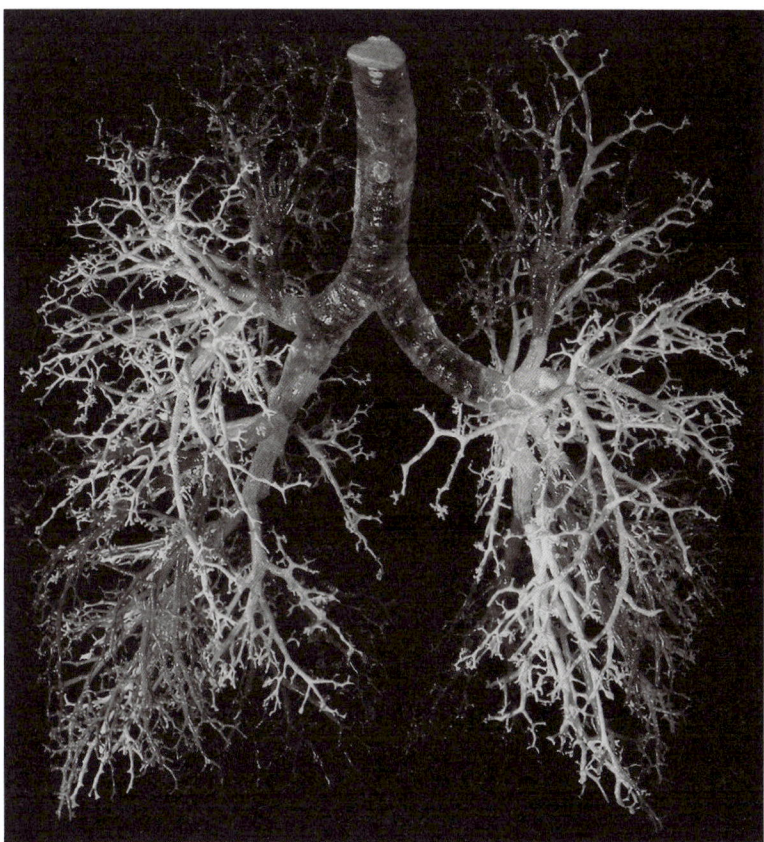

Figura 1.3 Molde das vias aéreas dos pulmões humanos. Os alvéolos foram retirados para permitir que as vias aéreas condutoras sejam vistas desde a traqueia até os bronquíolos terminais.

mam as *vias aéreas condutoras*, cuja função é levar o gás inspirado para as regiões pulmonares de troca gasosa (**Figura 1.4**). As vias aéreas proximais maiores são revestidas por um epitélio colunar ciliado e têm bastante cartilagem em suas paredes. À medida que a via aérea progride distalmente, a proporção de cartilagem diminui e a de músculo liso aumenta, de modo que as vias aéreas distais muito pequenas são compostas principalmente por músculo liso. Como as vias aéreas condutoras não contêm alvéolos e, assim, não participam das trocas gasosas, elas constituem o *espaço morto anatômico* – o termo "espaço morto" se refere a regiões pulmonares que recebem ventilação, mas não fluxo sanguíneo. Seu volume é de cerca de 150 mL.

Os bronquíolos terminais se dividem em *bronquíolos respiratórios*, os quais ocasionalmente têm alvéolos brotando de suas paredes. Por fim, chegamos nos *ductos*

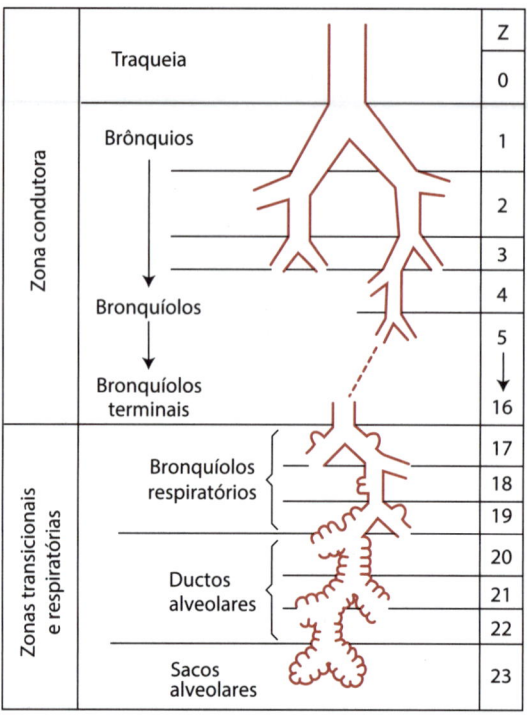

Figura 1.4 Idealização das vias aéreas humanas de acordo com Weibel. Observe que as primeiras 16 gerações (Z) formam as vias aéreas condutoras, e as últimas sete, a zona respiratória (ou zonas transicionais e respiratórias). (Modificada de Weibel ER. *The Pathway for Oxygen*. Cambridge, UK: Harvard University Press; 1984:275.)

alveolares, que são completamente recobertos por alvéolos. Essa região alveolar, onde ocorre a troca gasosa, é conhecida como *zona respiratória*. A região pulmonar distal aos bronquíolos terminais forma uma unidade anatômica chamada de *ácino*. A distância dos bronquíolos terminais aos alvéolos mais distais é de poucos milímetros, mas a zona respiratória está presente na maior parte do pulmão, com um volume entre 2,5 e 3 litros em repouso.

Durante a inspiração, o volume da cavidade torácica aumenta, e o ar é puxado para dentro do pulmão. O aumento no volume se dá, em parte, pela contração diafragmática, com movimento descendente do pulmão, e em parte pela ação dos músculos intercostais, os quais elevam as costelas, aumentando a área de secção transversal da caixa torácica. O gás inspirado flui até próximo dos bronquíolos terminais por fluxo intenso, como água em uma mangueira. Além desse ponto, a área das vias aéreas é tão grande, em razão do vasto número de ramos (**Figura 1.5**), que a velocidade do ar diminui de maneira considerável. A difusão do ar nas vias aéreas é o mecanismo predominante de ventilação na zona respiratória. A taxa de difusão

ESTRUTURA E FUNÇÃO 7

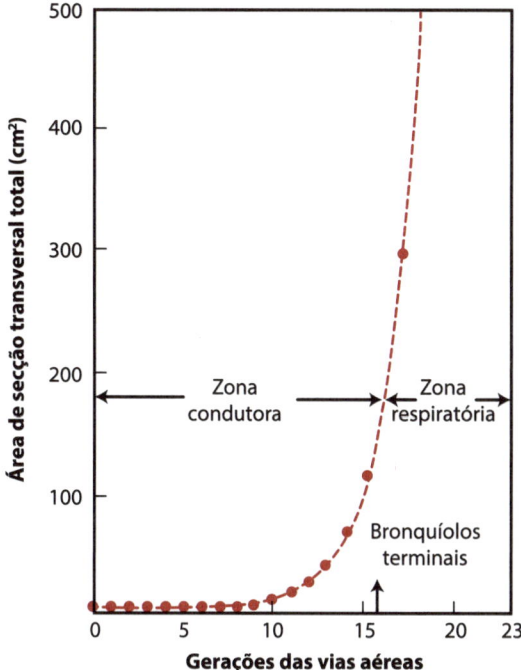

Figura 1.5 **Diagrama para mostrar o aumento extremamente rápido da área de secção transversal total nas vias aéreas da zona respiratória** (compare com a **Figura 1.4**). Em razão disso, a velocidade do ar durante a inspiração se torna muito pequena na região dos bronquíolos respiratórios, e a difusão de gases é o modo principal de ventilação.

das moléculas gasosas nas vias aéreas é tão rápida e as distâncias a serem percorridas são tão curtas que diferenças em concentração dentro do ácino são praticamente abolidas em menos de um segundo. Entretanto, como a velocidade do ar reduz muito rapidamente na região dos bronquíolos terminais, a poeira inalada se aloja, com frequência, neste local.

O pulmão é elástico e retorna passivamente ao seu volume pré-inspiratório quando em repouso. Ele é facilmente distensível. Uma inspiração normal de cerca de 500 mL, por exemplo, necessita de uma pressão de distensão inferior a 3 cm H_2O. Em comparação, um balão infantil pode necessitar de uma pressão de 30 cm H_2O para o mesmo volume.

A pressão necessária para movimentar o ar através das vias aéreas também é muito pequena. Durante inspiração normal, um fluxo de 1 L/s necessita de uma redução da pressão ao longo das vias aéreas menor do que 2 cm H_2O. Isso pode ser comparado à experiência de beber por meio de um canudo, o que pode requerer uma pressão de cerca de 500 cm H_2O para obter a mesma taxa de fluxo.

Vias aéreas

- Dividem-se em zona condutora e zona respiratória.
- O volume de espaço morto anatômico é de cerca de 150 mL.
- O volume da região alveolar é de cerca de 2,5 a 3 litros.
- O ar se move com um fluxo regulado pelo gradiente de pressão na zona condutora.
- O movimento de ar na região alveolar ocorre principalmente por difusão.

▶ VASOS E FLUXO SANGUÍNEOS

Os vasos sanguíneos pulmonares também formam uma série de tubos ramificados da *artéria pulmonar* até os *capilares*, e de volta pelas *veias pulmonares*. Inicialmente, as artérias, as veias e os brônquios correm em paralelo, mas, na periferia, as veias se distanciam para passar entre os lóbulos, enquanto as artérias e os brônquios seguem juntos o mesmo trajeto até o centro dos lóbulos, no que costuma ser chamado de feixe broncovascular. Os capilares formam uma rede densa nas paredes alveolares (**Figura 1.6**). O diâmetro de um segmento capilar é de cerca de 7 a 10 μm, tamanho suficiente para um eritrócito. A extensão dos segmentos é tão curta que a rede densa forma uma lâmina quase contínua de sangue na parede alveolar – uma anatomia muito eficiente para a troca gasosa. Em geral, as paredes alveolares não são vistas frente a frente, como na **Figura 1.6**. O corte transversal fino obtido em um microscópio convencional (**Figura 1.7**) mostra os eritrócitos nos capilares e enfatiza a enorme exposição do sangue ao gás alveolar, apenas com a fina membrana alveolocapilar (compare com a **Figura 1.1**).

Como a membrana alveolocapilar é extremamente fina, os capilares são danificados com facilidade. Ao se aumentar muito a pressão nos capilares ou inflar o pulmão a volumes elevados, pode-se elevar o estresse dos capilares ao ponto no qual é possível ocorrer alterações ultraestruturais. Então, o plasma e até os eritrócitos podem passar dos capilares para os espaços alveolares.

A artéria pulmonar recebe todo o débito cardíaco das câmaras direitas, porém a resistência da vasculatura pulmonar é espantosamente pequena. Uma pressão média na artéria pulmonar de apenas 20 cm H_2O (cerca de 15 mmHg) é necessária para um fluxo de 6 L/min (o mesmo fluxo através de um canudo necessita de 120 cm H_2O). Os mecanismos pelos quais o pulmão mantém as baixas pressões na circulação pulmonar e protege os delicados capilares são discutidos com mais detalhes no Capítulo 4.

Membrana alveolocapilar

- Extremamente fina (0,2-0,3 μm) na maior parte de sua área.
- Área de superfície enorme – de 50 a 100 m^2.
- Grande área obtida por ter cerca de 500 milhões de alvéolos.
- Tão fina que grandes aumentos na pressão capilar podem danificar a barreira.

ESTRUTURA E FUNÇÃO 9

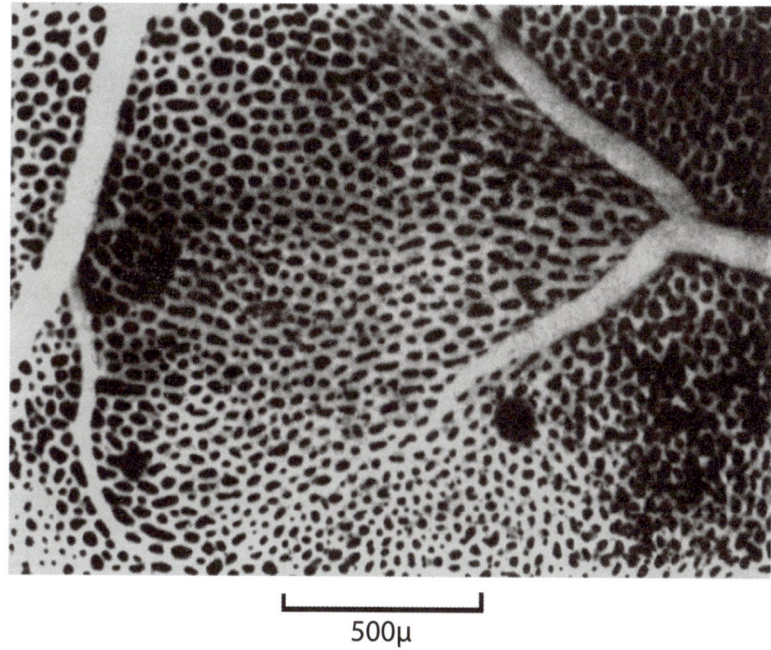

Figura 1.6 Visão de uma parede alveolar (de um sapo) mostrando a densa rede de capilares. Também podem ser vistas uma artéria (à *esquerda*) e uma veia (à *direita*) pequenas. Os segmentos capilares individuais são tão curtos que o sangue forma uma lâmina quase contínua. (Reimpressa de Maloney JE, Castle BL. Pressure-diameter relations of capillaries and small blood vessels in frog lung. *Respir Physiol*. 1969;7(2):150-162. Copyright © 1969 Elsevier. Com permissão.)

Cada eritrócito gasta cerca de 0,75 segundo na rede capilar e, provavelmente, nesse período, atravessa dois ou três alvéolos. A anatomia é tão eficiente para a troca gasosa que esse tempo curto é praticamente suficiente para se atingir o completo equilíbrio do oxigênio e do dióxido de carbono entre o gás alveolar e o sangue capilar.

O pulmão tem um suprimento sanguíneo adicional, a circulação brônquica, que supre as vias aéreas condutoras até próximo dos bronquíolos terminais.* A maior parte desse sangue é retirada do pulmão através das veias pulmonares, enquanto uma pequena quantidade alcança o lado esquerdo do coração e penetra na circulação sistêmica. O fluxo através da circulação brônquica é uma mera fração do que flui pela circulação pulmonar. O pulmão pode funcionar muito bem sem essa circulação, como ocorre, por exemplo, após transplante pulmonar.

---

*N. de R.T. Embora pareça simples, a definição é fruto de grande confusão, pois as artérias brônquicas têm origem em ramos da artéria aorta e, portanto, fazem parte da circulação sistêmica – de origem no ventrículo esquerdo – e não da pulmonar – de origem no ventrículo direito. Dessa forma, a pressão sanguínea nas artérias brônquicas tem nível sistêmico.

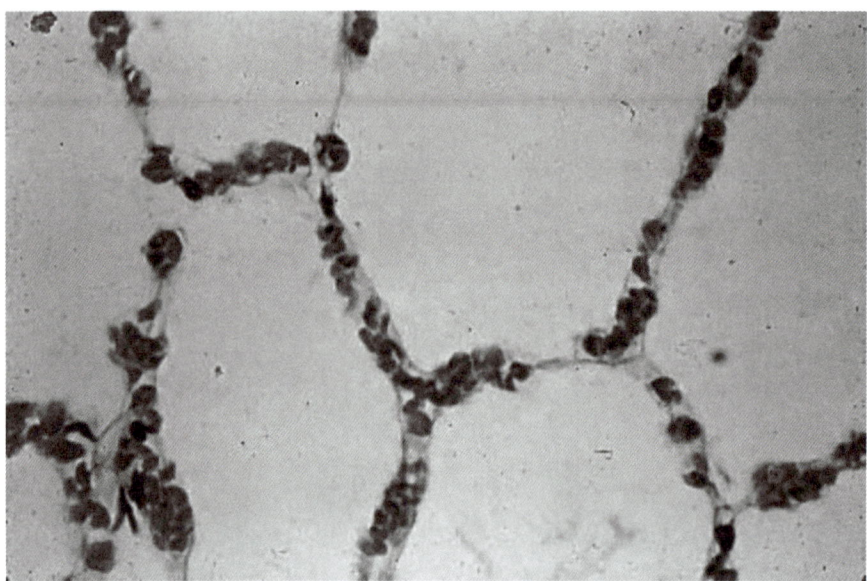

Figura 1.7 Corte microscópico do pulmão de um cão mostrando os capilares nas paredes alveolares. A membrana alveolocapilar é tão fina que não pode ser identificada aqui (compare com a **Figura 1.1**). Este corte foi preparado a partir de um pulmão que foi rapidamente resfriado enquanto era perfundido. (Reproduzida com permissão de Glazier JB, Hughes JM, Maloney JE, et al. Measurements of capillary dimensions and blood volume in rapidly frozen lungs. *J Appl Physiol.* 1969;26(1):65-76. Copyright © 1969 the American Physiological Society. Todos os direitos reservados.)

Vasos sanguíneos

- Todo o débito do coração direito vai para o pulmão.
- O diâmetro médio dos capilares é de aproximadamente 7 a 10 μm.
- A espessura da maior parte das paredes capilares é de menos de 0,3 μm.
- O sangue em repouso despende cerca de 0,75 segundo nos capilares.

Para concluir essa breve descrição da anatomia funcional do pulmão, vamos mencionar brevemente três problemas que o pulmão precisa superar.

▶ ESTABILIDADE ALVEOLAR

O pulmão pode ser considerado uma coleção de 500 milhões de bolhas, cada uma com 0,3 mm de diâmetro. Tal estrutura é, portanto, instável. Devido à tensão superficial do líquido que reveste os alvéolos, há desenvolvimento de forças relativamente grandes que tendem a colapsá-los. Felizmente, algumas das células que revestem os alvéolos secretam um material chamado *surfactante*, que reduz de forma drástica a tensão superficial da camada de revestimento alveolar e aumenta de forma considerável a estabilidade dos alvéolos (ver Capítulo 7). Contudo, o colapso dos pequenos espaços aéreos é sempre um problema potencial, ocorrendo com frequência em casos de doença.

▶ REMOÇÃO DE PARTÍCULAS INALADAS

Com sua área de superfície de 50 a 100 m^2, o pulmão expõe a maior superfície do corpo a um ambiente cada vez mais hostil. Foram desenvolvidos vários mecanismos para lidar com as partículas inaladas (ver Capítulo 9). As partículas grandes são filtradas no nariz, enquanto as menores, que se depositam nas vias aéreas condutoras, são removidas por uma "escada rolante" de muco que arrasta continuamente os resíduos de muco até a epiglote, onde são deglutidos ou expectorados. O muco, secretado por glândulas mucosas e por células caliciformes nas paredes brônquicas, é propelido por milhões de pequenos cílios, os quais se movem de forma rítmica sob condições normais, mas são paralisados por algumas toxinas inalatórias.

Os alvéolos não têm cílios, e as partículas que se depositam ali são engolfadas por grandes células errantes chamadas de macrófagos. O material estranho é, então, removido dos pulmões através dos linfáticos ou do fluxo sanguíneo. Outras células imunes, como os neutrófilos, participam na defesa contra o material estranho.

▶ REMOÇÃO DE MATERIAIS DO SANGUE

Da mesma forma como os pulmões eliminam o material das vias aéreas e dos espaços aéreos, a rede ramificada de vasos sanguíneos muito pequenos retém pedaços pequenos de material infectado ou de coágulos sanguíneos que se formam ou entram na circulação venosa. Isso evita que esse material chegue até o lado esquerdo ou sistêmico da circulação, onde poderia viajar até diversos órgãos e causar problemas como acidente vascular encefálico (AVE), infarto agudo do miocárdio (IAM) ou coleções de líquido infectado conhecidas como abscessos.

CONCEITOS-CHAVE

1. A membrana alveolocapilar é extremamente fina e tem uma área muito grande, o que a torna ideal para a troca gasosa por difusão passiva.

2. As vias aéreas condutoras se estendem até os bronquíolos terminais, com um volume total de cerca de 150 mL. Toda a troca gasosa ocorre na zona respiratória, a qual tem volume de cerca de 2,5 a 3 litros.
3. O fluxo convectivo* do gás inspirado ocorre até próximo dos bronquíolos terminais; além desse ponto, o movimento de gás na região alveolar é predominantemente difusivo.
4. Os capilares pulmonares ocupam uma área imensa da parede alveolar, e um eritrócito gasta cerca de 0,75 segundo no interior desses vasos.
5. O surfactante mantém a estabilidade alveolar, enquanto os cílios são importantes para eliminar o material estranho das vias aéreas, com os menores vasos sanguíneos pulmonares prendendo o material estranho do sangue.

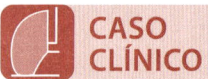

CASO CLÍNICO

Um homem de 50 anos que fuma dois maços de cigarro por dia desde os 18 anos estava bem até 1 ano atrás, quando desenvolveu hemoptise (tosse com eliminação de sangue). Na broncoscopia, durante a qual um tubo iluminado com uma câmera na extremidade é inserido até as vias aéreas, uma lesão expansiva foi vista no brônquio principal esquerdo, a principal via aérea a suprir o pulmão esquerdo. A biópsia demonstrou que a lesão era maligna, e uma tomografia computadorizada (TC) revelou que o câncer não tinha se espalhado. Ele foi tratado com pneumonectomia esquerda, na qual foi removido todo o pulmão esquerdo.

Quando ele foi avaliado, 6 meses depois, o volume de seu pulmão estava reduzido para um terço do valor pré-operatório. A capacidade do pulmão para transferir gases através da membrana alveolocapilar estava reduzida para 30% em comparação com o valor pré-operatório. (Esse teste é conhecido como capacidade de difusão do monóxido de carbono, sendo discutido no Capítulo 3.) A pressão na artéria pulmonar estava normal em repouso, mas aumentava mais durante os esforços do que no pré-operatório. Sua capacidade de se exercitar estava reduzida para 20%.

Questões

- Por que o volume pulmonar foi reduzido para apenas um terço quando um de seus pulmões foi removido?
- Como se pode explicar a redução de 30% na capacidade de transferir gases na membrana alveolocapilar?
- Por que a pressão da artéria pulmonar aumentou mais aos esforços do que no pré-operatório?
- Por que a capacidade de se exercitar foi reduzida?

---

*N. de R.T. "Convecção" é o movimento de partículas dentro de um fluido (gás, líquido), mas não em meio sólido. É a forma mais comum de transferência de calor e massa e ocorre por difusão – relacionada com o movimento browniano das partículas individuais – e por advecção – relacionada com o transporte em larga escala através do respectivo fluido.

TESTE SEU CONHECIMENTO

Para cada questão, escolha a melhor resposta.

1. Duas mulheres saudáveis (A e B) sobem uma montanha até uma elevação de 4.559 metros como parte de um projeto de pesquisa sobre doença aguda de grandes altitudes. Doze horas após a chegada ao pico, são inseridos cateteres em ambas as artérias pulmonares, usados para estimar a pressão nos capilares pulmonares. A mulher A apresenta pressão capilar de 18 mmHg em comparação com apenas 10 mmHg na mulher B. Qual dos problemas a seguir é mais provável na mulher A do que na mulher B?

   A. Redução da tensão superficial alveolar
   B. Redução do fluxo sanguíneo da circulação brônquica
   C. Aumento do volume do espaço morto anatômico
   D. Vazamento de plasma e eritrócitos para os espaços alveolares
   E. Retardo do fechamento da via aérea à expiração

2. Um recém-nascido é hospitalizado por taquipneia e hipoxemia vários dias após o nascimento, sendo subsequentemente determinado que ele tem um defeito genético que afeta os elementos estruturais primários dos cílios. Para qual dos problemas a seguir esse recém-nascido está em risco como resultado do defeito genético?

   A. Redução na eliminação de muco da via aérea
   B. Redução do fluxo sanguíneo pulmonar
   C. Redução da produção de surfactante
   D. Aumento da distância de difusão através da membrana alveolocapilar
   E. Espessamento da membrana basal alveolar

3. Uma mulher de 30 anos chega à emergência em trabalho de parto prematuro e dá à luz um menino de apenas 28 semanas de gestação, quando a produção de surfactante ainda é muito baixa. Qual dos seguintes resultados seria esperado nos pulmões desse recém-nascido como consequência do parto prematuro?

   A. Redução da função ciliar
   B. Aumento da área de corte transversal para o fluxo sanguíneo pulmonar
   C. Aumento do tempo de trânsito das hemácias nos capilares pulmonares
   D. Redução da tensão superficial da camada de revestimento alveolar
   E. Espessamento da membrana alveolocapilar

4. Qual das alterações a seguir na estrutura e na função da via aérea é vista à medida que o fluxo aéreo passa dos bronquíolos respiratórios para os bronquíolos terminais à expiração?

   A. Redução da área de corte transversal para o fluxo aéreo
   B. Redução da proporção de cartilagem nas paredes das vias aéreas
   C. Redução da velocidade do ar expirado
   D. Aumento do movimento de ar por difusão
   E. Aumento do número de ductos alveolares

5. Uma mulher de 28 anos com fibrose cística é hospitalizada com hemoptise maciça (expectoração de sangue). Como parte do tratamento, o radiologista intervencionista insere um cateter em duas artérias brônquicas que fornecem sangue para o lobo superior direito e injeta um material que interrompe o fluxo sanguíneo através desses vasos (o que é chamado de "embolização"). Qual das alterações a seguir na função pulmonar seria esperada como resultado dessa intervenção?

   A. Redução do fluxo sanguíneo para os brônquios segmentares do lobo superior direito
   B. Redução da área de corte transversal para o fluxo sanguíneo na circulação pulmonar
   C. Redução da produção de surfactante pelas células epiteliais alveolares do tipo II
   D. Aumento do fluxo de sangue através da artéria pulmonar
   E. Difusão mais lenta de gás dos alvéolos para os capilares pulmonares

6. Um homem de 65 anos se queixa de piora da dispneia aos esforços ao longo de 6 meses. Uma biópsia pulmonar foi realizada devido a alterações nos exames de imagem. O relato da patologia indica que o lado fino da membrana alveolocapilar tem espessura maior que 0,8 µm na maioria dos alvéolos. Qual das seguintes afirmações seria esperada?

   A. Redução das concentrações de surfactante alveolar
   B. Redução da taxa de difusão de oxigênio para os capilares pulmonares
   C. Aumento do risco de ruptura da membrana alveolocapilar
   D. Aumento do volume de eritrócitos individuais
   E. Difusão mais lenta de gás das vias aéreas distais para os alvéolos

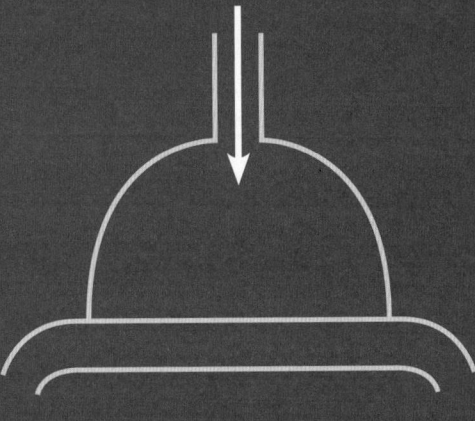

Ventilação
Como o ar chega até os alvéolos

2

- ▶ Volumes pulmonares
- ▶ Ventilação
- ▶ Espaço morto anatômico
- ▶ Espaço morto fisiológico
- ▶ Diferenças regionais na ventilação

Neste capítulo, abordaremos, de forma mais detalhada, como o oxigênio é levado até a membrana alveolocapilar por meio da ventilação. Após uma breve revisão dos volumes pulmonares, discutiremos a ventilação total com ênfase em dois conceitos importantes: a ventilação alveolar, que é a quantidade de ar fresco que chega até os alvéolos, e a ventilação de espaço morto, que é a porção da ventilação que não participa das trocas gasosas. Por fim, discutiremos a distribuição da ventilação nos pulmões com foco especial no papel da gravidade. Ao final do capítulo, o leitor deverá ser capaz de:

- Identificar os principais volumes e capacidades em um espirograma.
- Descrever as diferenças nos métodos de diluição de hélio e pletismografia para mensuração dos volumes pulmonares.
- Calcular a ventilação-minuto.

- Predizer as alterações na P_{CO_2} arterial com base nas mudanças na ventilação alveolar e na produção de CO_2.
- Descrever as diferenças entre espaço morto anatômico e fisiológico.
- Predizer o efeito de alterações na posição corporal sobre a distribuição regional da ventilação.

Os próximos três capítulos abordam como o gás inspirado atinge os alvéolos, como o oxigênio e o dióxido de carbono atravessam a membrana alveolocapilar e como eles são distribuídos e removidos dos pulmões pelo sangue. Essas funções são efetuadas, respectivamente, pela ventilação, pela difusão e pelo fluxo sanguíneo.

A **Figura 2.1** é um diagrama altamente simplificado de um pulmão que é usado ao longo do livro. Os vários brônquios que formam as vias aéreas condutoras (ver **Figuras 1.3** e **1.4**) são representados aqui por um único tubo denominado "espaço morto anatômico". Este vai até a região de troca gasosa pulmonar, composta pela membrana alveolocapilar e pelo sangue capilar. Em cada inspiração, cerca de 500 mL de ar entram nos pulmões (*volume de ar corrente*) e mais ou menos o mesmo volume os deixa. Observe como é pequena a porção do volume pulmonar total representada pelo espaço morto anatômico. Quanto maior o volume de espaço morto, menor é o volume de ar fresco que chega aos alvéolos. Note, também, o volume muito pequeno de sangue capilar comparado ao do gás alveolar (compare com a **Figura 1.7**).

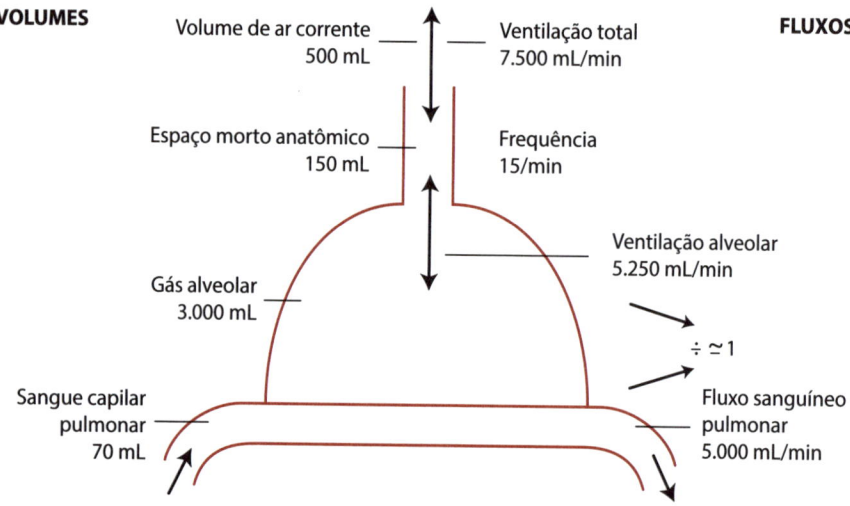

Figura 2.1 Diagrama de um pulmão mostrando volumes e fluxos característicos. Há considerável variação ao redor desses valores, dependendo do tamanho e do sexo do paciente. (Modificada com permissão de John Wiley & Sons from West JB. *Ventilation/Blood Flow and Gas Exchange*. 5th ed. Oxford, UK: Blackwell; 1990:3; com permissão de Copyright Clearance Center, Inc.)

▶ VOLUMES PULMONARES

Antes de olhar o movimento do ar dentro do pulmão, é útil recordar os volumes pulmonares estáticos. Alguns destes podem ser medidos com um espirômetro de selo d'água (**Figura 2.2**), embora dispositivos eletrônicos estejam substituindo o clássico espirômetro de selo d'água mostrado na figura.* Durante a expiração, uma campânula suspensa em um reservatório de água sobe, e a caneta desce, gerando um traçado no gráfico. Em primeiro lugar, veremos a respiração normal (*volume de ar corrente*). O volume de gás no pulmão após uma expiração normal (ou corrente) é a *capacidade residual funcional* (CRF). A seguir, o indivíduo exerce uma inspiração máxima seguida de uma expiração semelhante. O volume expirado é chamado de *capacidade vital*. Algum ar permanece no pulmão depois de uma expiração máxima, sendo chamado de *volume residual*.

Nem a CRF, nem o volume residual ou a capacidade pulmonar total podem ser medidos com um espirômetro simples; é necessário utilizar outros métodos, como a técnica de diluição de gás mostrada na **Figura 2.3**. O indivíduo respira por meio de um equipamento contendo uma concentração conhecida de hélio, a qual é praticamente insolúvel no sangue. Após algumas inspirações, as concentrações de hélio no espirômetro e no pulmão se equilibram.

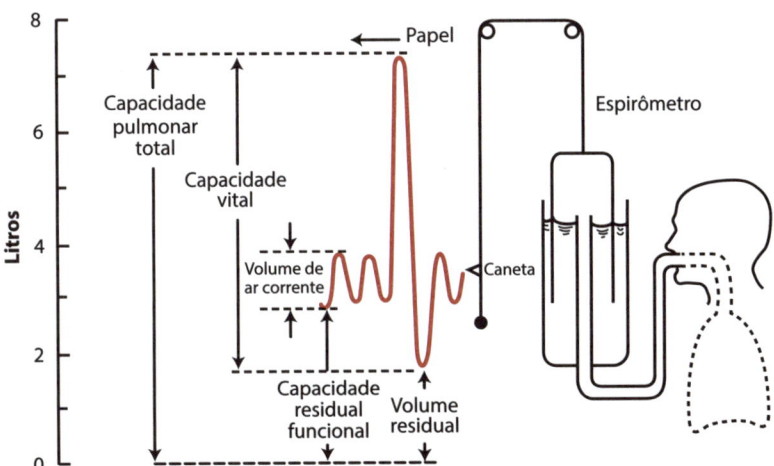

Figura 2.2 Volumes pulmonares. Observe que a capacidade pulmonar total, a capacidade residual funcional e o volume residual não podem ser medidos com o espirômetro.

---

*N. de R.T. Os espirômetros modernos, diferentemente dos selados em água, conforme relatado, baseiam-se na medida direta dos fluxos (por dispositivos, como pneumotacógrafos, turbinômetros ou termistores), e os valores obtidos são integrados com o tempo da manobra, fornecendo as respectivas medidas dos volumes.

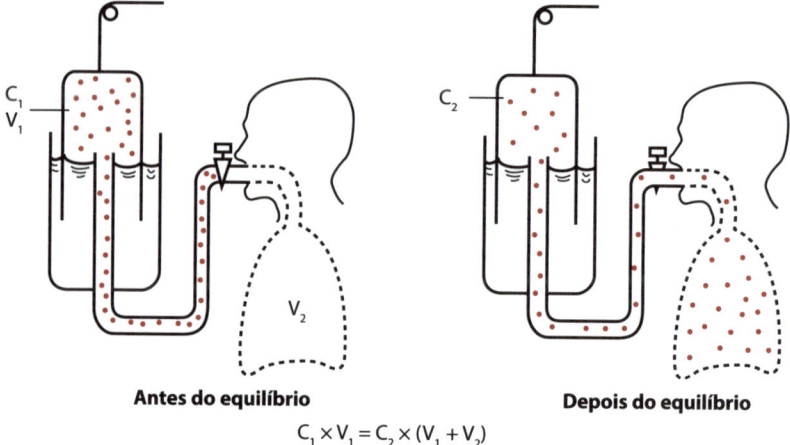

Figura 2.3 Mensuração da capacidade residual funcional pela diluição do hélio.

A quantidade de hélio presente antes do equilíbrio (concentração vezes volume) é representada da seguinte forma:

$$C_1 \times V_1$$

Como nenhuma parte do hélio é perdida, isso deve ser igual à quantidade de hélio após o equilíbrio:

$$C_2 \times (V_1 + V_2)$$

Podemos rearranjar essas equações e calcular o volume do pulmão (V_2) como segue:

$$V_2 = V_1 \times \frac{C_1 - C_2}{C_2}$$

Na prática, o oxigênio é adicionado ao equipamento durante o processo de equilíbrio, compensando o que é consumido pelo indivíduo, enquanto o dióxido de carbono é absorvido.

Outra forma de medir a CRF é por meio da pletismografia de corpo inteiro (**Figura 2.4**). O pletismógrafo é uma grande cabine hermeticamente selada, semelhante a uma antiga cabine telefônica, onde o indivíduo é colocado. No final de uma expiração normal, um interruptor oclui a peça bucal, e solicita-se ao indivíduo que faça esforços inspiratórios. À medida que o sujeito tenta inalar, ele expande o gás nos pulmões, o volume pulmonar aumenta, e, com base nos princípios da lei de Boyle – a qual afirma que pressão × volume é constante a uma temperatura constante –, a pressão na cabine aumenta porque o volume de gás diminui.

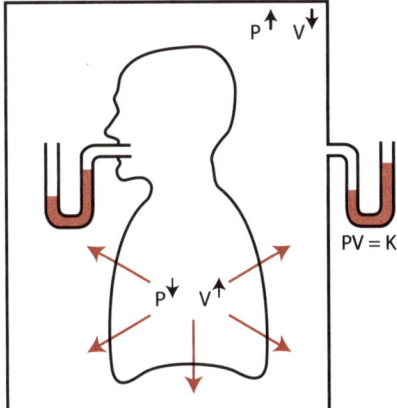

Figura 2.4 Mensuração da CRF com um pletismógrafo de corpo inteiro. Quando o indivíduo faz um esforço inspiratório contra uma via aérea fechada, há um leve aumento do volume pulmonar, a pressão na via aérea cai, e a pressão na cabine aumenta. A partir da lei de Boyle, obtém-se o volume pulmonar (ver o texto).

Portanto, se as pressões na cabine, antes e depois do esforço inspiratório, são, respectivamente, P_1 e P_2, V_1 é o volume pré-inspiratório da cabine, e ΔV é a modificação no volume da cabine (ou no pulmão), podemos escrever:

$$P_1 V_1 = P_2 (V_1 - \Delta V)$$

Logo, o ΔV pode ser obtido.

Na sequência, aplicamos a lei de Boyle ao gás pulmonar e vemos que:

$$P_3 V_2 = P_4 (V_2 + \Delta V)$$

onde P_3 e P_4 são as pressões bucais antes e depois do esforço inspiratório, e V_2 é a CRF. Assim, a CRF pode ser obtida.

O pletismógrafo de corpo inteiro mede o volume total de gás pulmonar, incluindo qualquer porção que esteja alçaponada em vias aéreas fechadas e, assim, sem comunicação com a boca (um exemplo é mostrado na **Figura 7.9**). Em contrapartida, o método de diluição do hélio mede somente o gás em comunicação ou o volume pulmonar ventilado. Em indivíduos saudáveis, esses volumes são praticamente idênticos, mas, em pacientes com pneumopatias, o volume ventilado pode ser consideravelmente inferior ao volume total, devido ao ar alçaponado além das vias aéreas fechadas.

Volumes pulmonares

- O volume de ar corrente e a capacidade vital podem ser medidos com um espirômetro simples.
- A capacidade pulmonar total, a CRF e o volume residual são medidos por diluição do hélio ou pela pletismografia de corpo inteiro.
- O hélio é utilizado porque tem uma solubilidade muito baixa no sangue.
- O uso da pletismografia de corpo inteiro depende da lei de Boyle, PV = K, a uma temperatura constante.

▶ VENTILAÇÃO

Se o volume expirado em cada respiração for de 500 mL (**Figura 2.1**) e se houver 12 respirações/min, o volume total que deixa o pulmão em cada minuto é de 500 × 12 = 6.000 mL/min. Isso é conhecido como *ventilação total* ou *ventilação-minuto*. O volume de ar que entra no pulmão é ligeiramente maior, porque mais oxigênio é absorvido do que dióxido de carbono é eliminado. A ventilação total costuma ser de 5.000 a 6.000 mL/min em repouso nos adultos saudáveis, podendo aumentar para níveis muito maiores com o esforço ou em resposta a vários outros estímulos.

No entanto, nem todo ar que passa pelos lábios atinge o compartimento dos gases alveolares onde a troca gasosa ocorre. Por exemplo, na **Figura 2.1**, cada 500 mL inalados, 150 mL permanecem no espaço morto anatômico. Então, o volume de ar fresco que entra na zona respiratória a cada minuto é (500 – 150) × 12 ou 4.200 mL/min. Isto é chamado de *ventilação alveolar* e é fundamental, porque representa a quantidade de ar puro inspirado disponível para a troca gasosa (estritamente, a ventilação alveolar também é medida na expiração, mas o volume é quase o mesmo). Observe que, mesmo que apenas 350 mL de ar fresco cheguem aos alvéolos a cada respiração, o volume alveolar ainda é expandido por todo o volume corrente, pois 150 mL de gás que permaneceram no espaço morto anatômico ao final da expiração anterior são levados até os alvéolos em cada respiração antes do ar fresco entrar.

A ventilação total (ou minuto) pode ser facilmente medida com o indivíduo respirando por meio de uma válvula que separa o gás inspirado do expirado e coleta todo o ar expirado em um recipiente. Já a ventilação alveolar é mais difícil de ser determinada; um caminho é medir o volume do espaço morto anatômico (ver a seguir) e calcular a ventilação do espaço morto (volume de espaço morto × frequência respiratória). Este é, então, subtraído da ventilação total.

Podemos resumir convenientemente isso com símbolos (**Figura 2.5**). Vamos utilizar V para denotar volume, e as letras AC, EM e A para, respectivamente, ar corrente, espaço morto e espaço alveolar:

$$V_{AC} = V_{EM} + V_A{}^*$$

Considerando-se uma frequência respiratória n, obtemos:

$$V_{AC} \cdot n = V_{EM} \cdot n + V_A \cdot n$$

Assim, vemos que:

$$\dot{V}_E{}^{**} = \dot{V}_{EM} + \dot{V}_A$$

---

*Observe que V_A, aqui, significa o volume de gás alveolar do volume de ar corrente, e não o volume total de gás alveolar do pulmão.

**N. de R.T. $\dot{V}_E$ significa volume expirado por minuto, que é o produto entre o volume de ar corrente (V_{AC}) e a frequência respiratória (n).

onde $\dot{V}$ significa volume por unidade de tempo, $\dot{V}_E$ é a ventilação total expirada, e $\dot{V}_{EM}$ e $\dot{V}_A$ são, respectivamente, o espaço morto e a ventilação alveolar (ver Apêndice A para um resumo dos símbolos).

Rearranjando essa equação, vemos que a ventilação alveolar – aquela porção da ventilação que participa das trocas gasosas – é determinada pelo balanço entre a ventilação total e a do espaço morto.

$$\dot{V}_A = \dot{V}_E - \dot{V}_{EM}$$

Uma dificuldade com esse método é que o espaço morto anatômico não é fácil de medir, ainda que um valor possa ser assumido com pouca margem de erro. Observe que a ventilação alveolar pode ser aumentada elevando-se o volume de ar corrente ou a frequência respiratória (ou ambos). Aumentar o volume de ar corrente é frequentemente mais efetivo, porque reduz a fração de cada inspiração ocupada pelo espaço morto anatômico, a qual é chamada de fração de espaço morto.

Outra forma de medir a ventilação alveolar em indivíduos saudáveis é a partir da concentração de CO_2 expirado (**Figura 2.5**). Uma pequena proporção de cada inspiração, contendo essencialmente nada de CO_2, é deixada para trás nas vias aéreas condutivas. Como nenhuma troca gasosa ocorre no espaço morto anatômico, não há CO_2 no final da inspiração, e todo o CO_2 expirado vem do gás alveolar.

$$\dot{V}_{CO_2} = \dot{V}_A \times \frac{\%CO_2}{100}$$

$\dot{V}_{CO_2}$ se refere à produção de CO_2, enquanto a relação $\%CO_2/100$ costuma ser chamado de concentração fracionada, sendo denotada por F_{CO_2}.

Logo,

$$\dot{V}_{CO_2} = \dot{V}_A \times F_{CO_2}$$

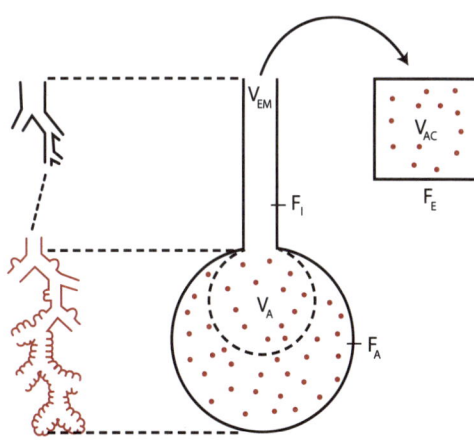

Figura 2.5 O volume de ar corrente (V_{AC}) é uma mistura do gás do espaço morto anatômico (V_{EM}) e do gás alveolar (V_A). As concentrações de CO_2 são mostradas como *pontos*. F, concentração fracionada; I, inspirado; E, expirado. Compare com a **Figura 1.4**.

o que pode ser rearranjado para gerar:

$$\dot{V}_A = \frac{\dot{V}_{CO_2}}{F_{CO_2}}$$

Então, a ventilação alveolar pode ser obtida dividindo-se a liberação de CO_2 pela concentração fracionada alveolar desse gás.

Observe que a pressão parcial de CO_2 (denotada P_{CO_2}) é proporcional à concentração fracionada desse gás no alvéolo, ou $P_{CO_2} = F_{CO_2} \times K$, onde K é uma constante referente à pressão total.

Logo,

$$\dot{V}_A = \frac{\dot{V}_{CO_2}}{P_{CO_2}} \times K$$

Isso é chamado de equação de ventilação alveolar.

Como nos indivíduos saudáveis a P_{CO_2} alveolar e a arterial são praticamente idênticas, a P_{CO_2} arterial pode ser utilizada para determinar a ventilação alveolar. Essa relação entre a ventilação alveolar e a P_{CO_2} é crucial. Se, por exemplo, a ventilação alveolar for reduzida pela metade (e a produção de CO_2 permanecer inalterada), a P_{CO_2} alveolar e a arterial duplicarão. A produção de CO_2 em repouso costuma ser constante, mas é afetada pela atividade metabólica. Ela aumenta por fatores como exercício, febre, infecção, ingesta nutricional e convulsões, diminuindo com a hipotermia e o jejum.

▶ ESPAÇO MORTO ANATÔMICO

É o volume das vias aéreas condutoras (**Figuras 1.3** e **1.4**), cujo valor normal é de cerca de 150 mL e aumenta com inspirações profundas devido à tração exercida sobre os brônquios pelo parênquima circunjacente. O espaço morto também depende do tamanho e da postura do indivíduo.

O volume do espaço morto anatômico pode ser medido pelo *método de Fowler* (**Figura 2.6**). O indivíduo inspira por meio de uma válvula, e um analisador rápido de nnitrogênio (N_2) mede continuamente amostras de gás da boca (**Figura 2.6A**). Após uma única inspiração de O_2 a 100%, a concentração de N_2 se eleva à medida que o espaço morto é progressivamente ocupado pelo gás alveolar. Por fim, uma concentração de gás quase uniforme é vista representando o gás alveolar puro. Essa fase, com frequência, é chamada de "platô alveolar", ainda que, em indivíduos saudáveis, não seja completamente plana e, em pacientes pneumopatas, possa se elevar de maneira abrupta. O volume expirado também é registrado. Algumas vezes, o dióxido de carbono é usado no lugar do N_2, mas as medidas nesse caso são bem mais com-

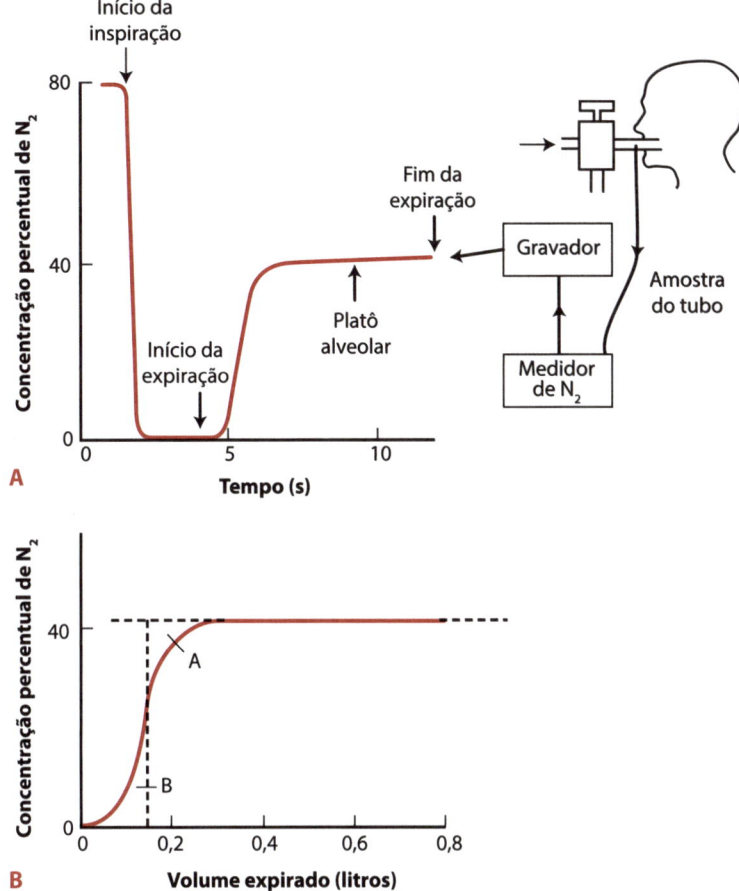

Figura 2.6 O método de Fowler para medir o espaço morto anatômico com um analisador rápido de N_2. A. Após uma inspiração de 100% de O_2, a concentração de N_2 se eleva durante a expiração a um nível quase "platô", representando o gás alveolar puro. **B.** A concentração de N_2 é examinada em relação ao volume expirado, e o espaço morto é o volume até a *linha vertical tracejada*, a qual torna as áreas *A* e *B* iguais.

plicadas em pacientes com doença pulmonar devido a desigualdades entre fluxo sanguíneo e ventilação nos pulmões.

O espaço morto é obtido examinando-se a concentração de N_2 conjuntamente ao volume expirado e desenhando-se uma linha vertical, de tal forma que a área A é igual à B, o que se vê na **Figura 2.6B**. O espaço morto é o volume expirado até a linha vertical. De fato, esse método mede o volume das vias aéreas condutoras até o ponto médio da transição entre o espaço morto e o gás alveolar.

▶ ESPAÇO MORTO FISIOLÓGICO

Outra forma de medir o espaço morto é o *método de Bohr*. A **Figura 2.5** mostra que todo o CO_2 expirado vem do gás alveolar e nenhum do espaço morto. Portanto, podemos escrever:

$$V_{AC} \cdot F_{E_{CO2}} = V_{AC} \cdot F_{A_{CO2}}$$

Lembre-se de que o volume de ar corrente é composto por volume alveolar e volume de espaço morto:

$$V_{AC} = V_A + V_{EM}$$

Rearranjando isso, vemos que:

$$V_A = V_{AC} - V_{EM}$$

Substituindo o termo à direita na primeira equação anterior, vemos que

$$V_{AC} \cdot F_{E_{CO2}} = (V_{AC} - V_{EM}) \cdot F_{A_{CO2}}$$

Assim, podemos calcular a razão entre volume de espaço morto e volume de ar corrente como:

$$\frac{V_{EM}}{V_{AC}} = \frac{P_{A_{CO2}} - P_{E_{CO2}}}{P_{A_{CO2}}} \text{ (equação de Bohr)}$$

onde A e E se referem, respectivamente, ao alveolar e ao expirado misto (ver Apêndice A). A relação normal entre espaço morto e volume de ar corrente está na faixa entre 0,2 e 0,35 durante respiração em repouso. Em indivíduos saudáveis, a P_{CO2} no gás alveolar e a no sangue arterial são praticamente idênticas, de tal forma que a equação muitas vezes é escrita da seguinte maneira:

$$\frac{V_{EM}}{V_{AC}} = \frac{P_{a_{CO2}} - P_{E_{CO2}}}{P_{a_{CO2}}}$$

Deve ser salientado que os métodos de Fowler e Bohr medem valores um pouco diferentes. O primeiro mede o volume das vias aéreas condutoras até o nível onde ocorre a rápida diluição do gás inspirado com o já presente nos pulmões. Esse volume é determinado pela geometria das vias aéreas em expansão rápida (**Figura 1.5**) e, pelo fato de refletir a morfologia dos pulmões, é chamado de *espaço morto anatômico*. Já o método de Bohr mede o volume pulmonar que não elimina CO_2. Como essa é uma medida funcional, esse volume é chamado de *espaço morto fisiológico*. Em indivíduos saudáveis, esses dois volumes são praticamente iguais. Todavia, em pacientes com pneumopatias agudas ou crônicas, o espaço morto fisiológico pode ser consideravelmente maior, devido à desigualdade entre fluxo sanguíneo e ventilação dentro dos pulmões (ver Capítulo 5). O tamanho do espaço morto fisiológico é muito importante. Quanto maior ele for, maior será a ventilação total que um indivíduo deve gerar a fim de garantir que uma quantidade adequada de ar chegue até os alvéolos para participar das trocas gasosas.

> **Ventilação**
>
> - A ventilação total é o volume de ar corrente × frequência respiratória.
> - A ventilação alveolar é a quantidade de gás fresco que alcança o alvéolo, ou $(V_{AC} - V_{EM}) \times n$.
> - O espaço morto anatômico é o volume das vias aéreas condutoras, cerca de 150 mL em adultos.
> - O espaço morto fisiológico é o volume de gás que não elimina CO_2.
> - Os dois espaços mortos são quase iguais em pessoas normais, mas o espaço morto fisiológico encontra-se aumentado em doenças pulmonares agudas e crônicas.

▶ DIFERENÇAS REGIONAIS NA VENTILAÇÃO

Até agora, assumimos que todas as regiões pulmonares têm a mesma ventilação. Contudo, já foi demonstrado que as regiões mais inferiores ventilam melhor do que as mais superiores. Isso pode ser comprovado com um indivíduo inalando gás xenônio radioativo (**Figura 2.7**). Quando o xenônio-133 entra no campo de contagem, sua radiação penetra na parede torácica e pode ser registrada por um grupo de contadores ou por uma câmara radioativa. Dessa forma, é possível quantificar-se o volume de xenônio inalado atingindo as mais diversas regiões pulmonares.

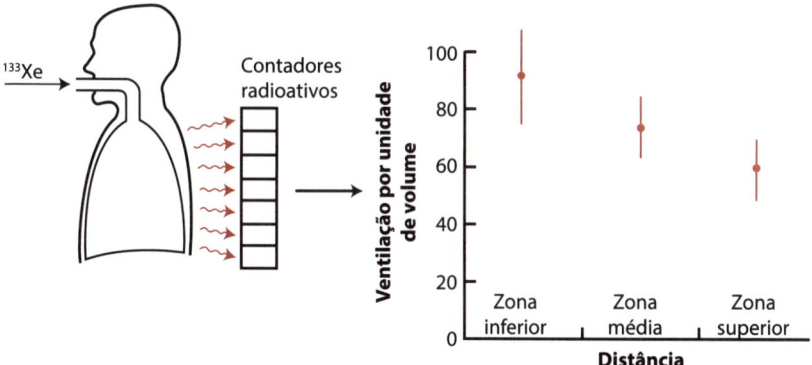

Figura 2.7 Mensuração das diferenças ventilatórias regionais com xenônio radioativo. Quando o gás é inalado, sua radiação é detectada por meio de contadores radioativos externos. Observe que, com o tórax verticalizado, a ventilação diminui das regiões inferiores para as regiões superiores.

A **Figura 2.7** mostra os resultados obtidos em uma série de voluntários saudáveis com esse método. Pode-se ver que a ventilação por unidade de volume é maior próximo à base pulmonar, reduzindo-se progressivamente em direção ao ápice. Outras medições mostram que, quando o indivíduo está na posição supina, a diferença desaparece, com as ventilações apical e basal tornando-se similares. Contudo, nessa posição, a ventilação da região posterior supera a da região anterior. O pulmão dependente também é mais bem ventilado no decúbito lateral. As causas dessas diferenças regionais na ventilação são abordadas no Capítulo 7.

CONCEITOS-CHAVE

1. Os volumes pulmonares que não podem ser medidos com um espirômetro simples são a capacidade pulmonar total, a CRF e o volume residual. Esses volumes podem ser determinados com a diluição do hélio e a pletismografia de corpo inteiro.
2. A ventilação alveolar é o volume de ar puro (sem contar espaço morto) que entra na zona respiratória a cada minuto. Pode ser determinada pela equação da ventilação alveolar, ou seja, o CO_2 produzido dividido pela concentração fracionada de CO_2 no gás expirado.
3. A concentração de CO_2 (e, portanto, sua pressão parcial) no gás alveolar e no sangue arterial é inversamente proporcional à ventilação alveolar.
4. O espaço morto anatômico é o volume das vias aéreas condutoras e pode ser medido pela concentração de N_2 após uma única inspiração de oxigênio a 100% (método de Fowler).
5. O espaço morto fisiológico é o volume pulmonar que não elimina CO_2. É medido pelo método de Bohr, utilizando CO_2 arterial e expirado.
6. As bases pulmonares são mais bem ventiladas do que os ápices, devido aos efeitos gravitacionais sobre o pulmão.

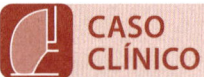

CASO CLÍNICO

Uma estudante de 20 anos é levada à emergência à 1h da manhã confusa e mal conseguindo falar, com hálito fortemente alcoólico. Os amigos que a trouxeram foram embora antes de fornecerem qualquer informação sobre ela. O médico da emergência, preocupado com a capacidade de proteger a via aérea e com a possibilidade de ela aspirar secreções orais para os pulmões (aspiração), intuba a paciente. Isso envolve a passagem de um tubo pela boca até a traqueia, a fim de que ela possa ser conectada a um ventilador. O ventilador é colocado em um modo que a permite ajustar sua própria frequência respiratória e volume de ar corrente. O fisioterapeuta revisa as informações do ventilador e observa que a frequência respiratória é de 8 respirações por minuto, e o volume de ar corrente é de 300 mL.

Questões

- Como a ventilação total da paciente se compara com o que seria esperado para um indivíduo saudável dessa idade? O que pode explicar essa alteração?
- Qual é o espaço morto como fração do volume de ar corrente em comparação a antes dessa condição?
- Que alterações seriam esperadas na P_{CO_2} arterial em comparação a antes dessa condição?

TESTE SEU CONHECIMENTO

Para cada questão, escolha a melhor resposta.

1. Uma pessoa saudável sem doença pulmonar está deitada em uma mesa na posição mostrada na figura a seguir. Qual das regiões pulmonares rotuladas (A-C) você esperaria que recebesse a maior ventilação por unidade de volume?

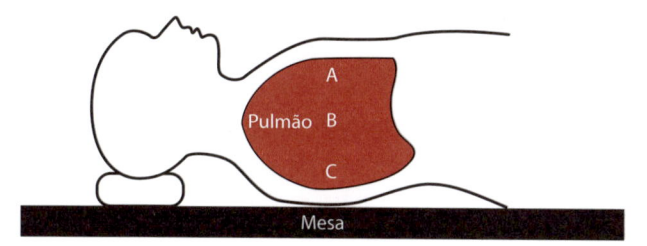

   A. A
   B. B
   C. C

2. Um paciente saudável é intubado e colocado em ventilação mecânica por estar comatoso e não apresentar esforço respiratório após uma *overdose* de drogas. Os parâmetros do ventilador incluem um volume de ar corrente de 450 mL e uma frequência respiratória de 12 respirações por minuto. Utilizando os dados obtidos a partir do ventilador e da gasometria arterial, o fisioterapeuta estima que a fração de espaço morto $\left(\dfrac{V_{EM}}{V_{AC}}\right)$ do paciente é de 0,3. Com base nesses dados, qual é a ventilação alveolar aproximada do paciente?

   A. 1 L/min
   B. 1,6 L/min
   C. 3,8 L/min
   D. 5,4 L/min
   E. 7,0 L/min

FISIOLOGIA RESPIRATÓRIA

3. Em uma mensuração da CRF pela diluição do hélio, as concentrações inicial e final desse gás foram, respectivamente, 10% e 6%, com o volume espirométrico mantido em 5 litros. Qual foi o volume da CRF em litros?
   A. 2,5
   B. 3,0
   C. 3,3
   D. 3,8
   E. 5,0

4. Um paciente é colocado em um pletismógrafo de corpo inteiro e faz um esforço expiratório contra a sua glote fechada. O que acontece às pressões nas vias aéreas, ao volume pulmonar, à pressão no interior da cabine e ao volume da cabine?

	Pressão na via aérea	Volumes pulmonares	Pressão na cabine	Volume da cabine
A	↓	↑	↑	↓
B	↓	↑	↓	↑
C	↑	↓	↑	↓
D	↑	↓	↓	↑
E	↑	↑	↓	↓

5. Se a produção de CO_2 permanecer constante e a ventilação alveolar for triplicada, a P_{CO_2} se estabilizará a que percentual do seu valor inicial?
   A. 25
   B. 33
   C. 50
   D. 100
   E. 300

6. Uma mulher de 56 anos é colocada em ventilação mecânica após chegar à emergência com insuficiência respiratória aguda. O ventilador é ajustado para fornecer um volume de ar corrente de 750 mL, 10 vezes por minuto. Após a transferência para a unidade de terapia intensiva (UTI), o médico reduz o volume de ar corrente para 500 mL e aumenta a frequência respiratória para 15 respirações por minuto. Ela está bastante sedada e não inicia qualquer esforço respiratório além do que é feito pelo respirador (em outras palavras, a ventilação total é fixa). Ela não apresenta febre, nem convulsões, e não está recebendo dieta. Qual das alterações a seguir você esperaria ver como resultado da intervenção do médico?
   A. Redução da resistência das vias aéreas
   B. Redução da P_{CO_2} alveolar
   C. Aumento da ventilação alveolar
   D. Aumento da produção de CO_2
   E. Aumento da fração de espaço morto

7. Um homem de 40 anos está recebendo ventilação mecânica na UTI após ser internado por insuficiência respiratória grave. Os parâmetros do ventilador incluem volume de ar corrente de 600 mL e frequência respiratória de 15 respirações por minuto. O paciente está em coma profundo e não consegue aumentar sua ventilação total além do que está ajustado no ventilador. No quinto dia de hospitalização, ele desenvolve febre alta, e é diagnosticada uma nova infecção de corrente sanguínea. Qual das alterações a seguir você esperaria ver como resultado dessa alteração na condição do paciente?

   A. Redução do espaço morto anatômico
   B. Redução do espaço morto fisiológico
   C. Aumento da P_{CO_2} arterial
   D. Aumento da ventilação para as regiões dependentes dos pulmões
   E. Aumento do volume de gás que chega aos alvéolos em cada respiração

8. Na figura a seguir, a linha vermelha mostra as alterações no volume pulmonar como função do tempo em uma pessoa que realiza uma espirometria. Qual dos volumes ou capacidades marcados no espirograma pode de fato ser medido com um espirômetro?

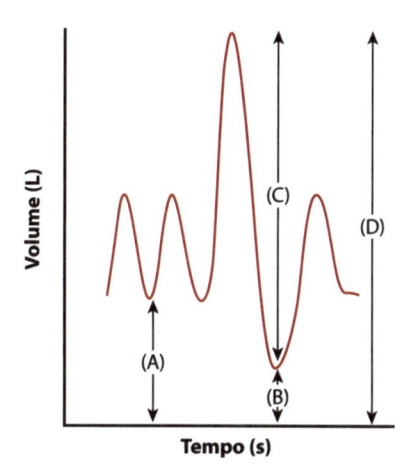

   A. A
   B. B
   C. C
   D. D

9. Um homem de 62 anos está recebendo ventilação mecânica invasiva após sofrer uma parada cardíaca com lesão cerebral anóxica. Após avaliar o paciente no segundo dia de hospitalização, você observa os seguintes dados:

Parâmetro	Dia 1	Dia 2
P_{CO_2} arterial (mmHg)	45	35
Fração de espaço morto (%)	32	32

O paciente permanece em coma e não inicia respirações além daquelas fornecidas pelo ventilador. Se não forem alterados os parâmetros de frequência respiratória e de volume de ar corrente entre os dias 1 e 2, qual das seguintes alternativas poderia explicar a alteração observada em sua P_{aCO_2}?

A. Uma nova infecção
B. Aumento em sua ventilação-minuto
C. Início de um protocolo para reduzir a temperatura corporal
D. Início da ingesta nutricional por sonda enteral
E. Convulsões recorrentes

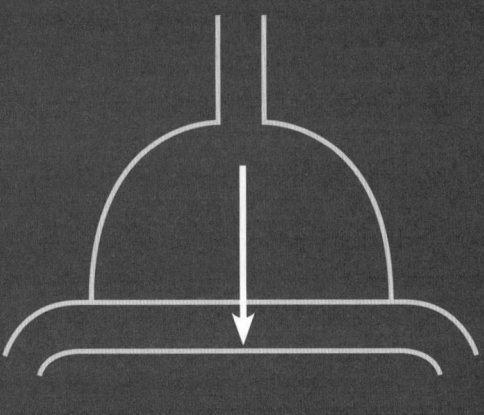

Difusão
Como o ar atravessa a membrana alveolocapilar

3

- ▶ Leis da difusão
- ▶ Limitações da difusão e da perfusão
- ▶ Captação de oxigênio ao longo do capilar pulmonar
- ▶ Mensuração da capacidade de difusão
- ▶ Taxas de reação com a hemoglobina
- ▶ Interpretação da capacidade de difusão para o monóxido de carbono
- ▶ Transferência de dióxido de carbono através do capilar pulmonar

Este capítulo considera a maneira como o ar atravessa a membrana alveolocapilar. Após descrevermos as leis básicas da difusão, fazemos a distinção entre gases limitados por difusão ou perfusão. Depois, analisaremos a captação de oxigênio ao longo do capilar pulmonar e como isso varia sob diferentes condições. O capítulo examina, então, a forma como a capacidade de difusão é medida usando-se o monóxido de carbono e como considerar a taxa de reação finita entre oxigênio e hemoglobina. O capítulo encerra com uma breve descrição da interpretação das medidas da capacidade de difusão e as propriedades de difusão do dióxido de carbono. Ao final do capítulo, o leitor deverá ser capaz de:

- Listar as variáveis que determinam a taxa de transferência de um gás através de uma lâmina de tecido.
- Descrever a diferença entre gases limitados pela perfusão e limitados pela difusão.

- Predizer o efeito do exercício, do espessamento da membrana alveolocapilar e da redução de P_{O_2} alveolar sobre a captação de oxigênio ao longo do capilar pulmonar.
- Calcular a capacidade de difusão pulmonar para o monóxido de carbono.
- Explicar a significância das reduções na capacidade de difusão medida para o monóxido de carbono.

No capítulo anterior, vimos como os gases se movem da atmosfera até os alvéolos e na direção contrária. Agora, veremos como os gases se transferem através da membrana alveolocapilar. Esse processo ocorre por *difusão*. Há apenas 80 anos, alguns fisiologistas acreditavam que os pulmões secretavam oxigênio para dentro dos capilares, ou seja, o oxigênio se moveria de uma maneira dependente de energia de uma região de baixa pressão parcial para uma região de alta pressão parcial. Pensava-se que esse processo ocorria nas bexigas natatórias dos peixes e que necessitava de energia. Contudo, avaliações mais precisas mostraram que isso não ocorre nos pulmões e que todos os gases se movem através da parede alveolar por difusão passiva.

▶ LEIS DA DIFUSÃO

A difusão através dos tecidos é descrita pela lei de Fick (**Figura 3.1**). Ela afirma que a taxa de transferência de um gás através de uma lâmina de tecido como um selo postal é proporcional à área tecidual e à diferença entre a pressão parcial do gás dos dois lados e inversamente proporcional à espessura tecidual. Como vimos, a área da membrana alveolocapilar é muito grande (50-100 m²), enquanto a espessura é de somente 0,3 μm em muitas partes (**Figura 1.1**), de tal forma que essas dimensões são ideais para a difusão. A taxa de transferência também é diretamente proporcional à constante de difusão, que, por sua vez, depende das propriedades do tecido e do gás em particular.

$$\dot{V}_{gás} \propto \frac{A}{E} \cdot D \cdot (P_1 - P_2)$$

$$D \propto \frac{\text{Solubilidade}}{\sqrt{PM}}$$

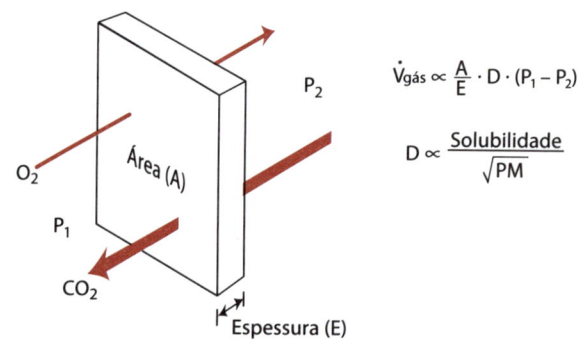

Figura 3.1 Difusão através de uma lâmina de tecido. A quantidade de gás transferida é diretamente proporcional à área (A), à constante de difusão (D) e à diferença na pressão parcial ($P_1 - P_2$), e inversamente proporcional à espessura (E). A constante é diretamente proporcional à solubilidade do gás e inversamente proporcional à raiz quadrada do seu peso molecular (PM). Assim, o dióxido de carbono se difunde mais rapidamente que o oxigênio.

A constante é diretamente proporcional à solubilidade do gás e inversamente proporcional à raiz quadrada do seu peso molecular (**Figura 3.1**). Isso explica por que o CO_2 se difunde cerca de 20 vezes mais rápido que o O_2 através das lâminas de tecido, pois tem maior solubilidade, apesar de um peso molecular não muito diferente.

> **Lei da difusão de Fick**
>
> - A taxa de difusão de um gás através de uma lâmina de tecido é proporcional à área de superfície e ao gradiente de pressão parcial.
> - A taxa de difusão é inversamente proporcional à espessura da lâmina de tecido.
> - A taxa de difusão é diretamente proporcional à solubilidade tecidual do gás, mas inversamente proporcional à raiz quadrada do seu peso molecular.

▶ LIMITAÇÕES DA DIFUSÃO E DA PERFUSÃO

Suponhamos que um eritrócito adentre um capilar alveolar contendo um gás estranho, como o monóxido de carbono ou o óxido nitroso. O quão rápido se elevará a pressão parcial no sangue? A **Figura 3.2** mostra o tempo

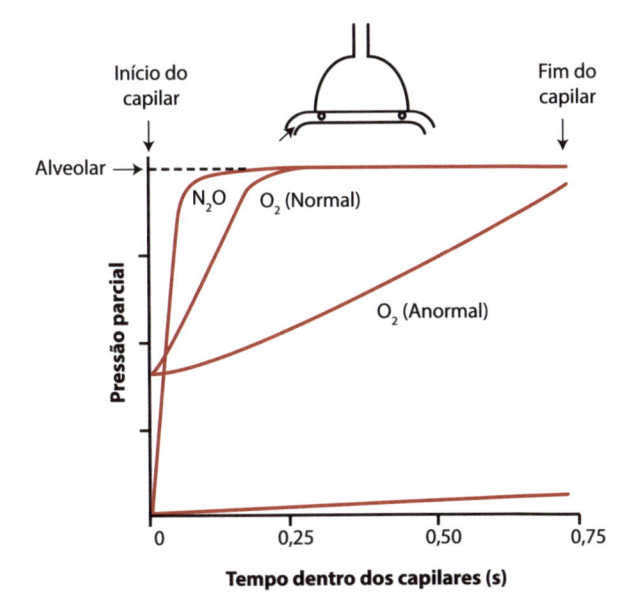

Figura 3.2 Captação de monóxido de carbono, óxido nitroso e O_2 ao longo dos capilares pulmonares. Observe que a pressão parcial de óxido nitroso no sangue praticamente atinge a do gás alveolar muito cedo dentro dos capilares, de tal forma que a transferência desse gás é limitada pela perfusão. Por outro lado, a pressão parcial de monóxido de carbono no sangue permanece quase inalterada, de modo que a sua transferência é limitada pela difusão. A transferência de O_2 pode ser limitada pela perfusão ou parcialmente pela difusão, dependendo das circunstâncias.

gasto pelo trânsito de vários gases do eritrócito através do capilar, que é cerca de 0,75 segundo. Observe primeiro o monóxido de carbono. Quando o eritrócito entra no capilar, o monóxido de carbono se move rapidamente através da membrana alveolocapilar, do alvéolo até o eritrócito. Como consequência, o conteúdo celular de monóxido de carbono se eleva. Contudo, devido à forte ligação que se forma entre o monóxido de carbono e a hemoglobina, uma grande quantidade de monóxido de carbono pode ser captada pelo eritrócito com quase nenhum aumento da pressão parcial. Portanto, quando o eritrócito se move através do capilar, a pressão parcial de monóxido de carbono no sangue raras vezes muda, de modo que não se desenvolve movimento inverso, e o gás continua a se mover rapidamente através da parede alveolar. Está claro, dessa forma, que a quantidade de monóxido de carbono que atinge o sangue é limitada pelas propriedades de difusão da membrana alveolocapilar, e não pela quantidade de sangue disponível.* Assim, a transferência de monóxido de carbono é *limitada pela difusão*.

Isso pode ser contrastado com o tempo de trânsito do óxido nitroso. Quando este gás se move para o sangue através da parede alveolar, não ocorre ligação com a hemoglobina. Dessa forma, como os eritrócitos não têm a avidez pelo óxido nitroso que têm pelo monóxido de carbono, a pressão parcial se eleva com rapidez. De fato, a **Figura 3.2** mostra que a pressão parcial do óxido nitroso no sangue praticamente atinge a do gás alveolar quando os eritrócitos percorreram apenas um décimo do caminho ao longo dos capilares. Após esse ponto, quase nenhum óxido nitroso é transferido. Portanto, a quantidade desse gás captada pelo sangue depende inteiramente da quantidade de fluxo sanguíneo disponível, e não das propriedades de difusão da membrana alveolocapilar. Assim, a transferência de óxido nitroso é *limitada pela perfusão*.

E o O_2? O tempo de trânsito do oxigênio está a meio caminho entre o do monóxido de carbono e o do óxido nitroso. O O_2 se combina com a hemoglobina (ao contrário do óxido nitroso), mas não com a mesma avidez do monóxido de carbono. Em outras palavras, a elevação da pressão parcial quando o O_2 entra no eritrócito é muito maior do que a que ocorre para o mesmo número de moléculas de monóxido de carbono. A **Figura 3.2** mostra que a P_{O_2} do eritrócito, quando este entra no capilar, já é de cerca de dois quintos do valor alveolar devido ao O_2 no sangue venoso misto.** Em repouso, a P_{O_2} capilar praticamente atinge a do gás alveolar quando o eritrócito já tem percorrido um terço do trajeto. Nessas condições, a transferência de O_2 é limitada pela perfusão, como a do óxido nitroso. Contudo, em algumas circunstâncias

---

*Essa descrição introdutória da transferência do monóxido de carbono não é completamente precisa em função da taxa de reação do monóxido de carbono com a hemoglobina (ver adiante).

**N. de R.T. Sangue venoso misto é aquele proveniente do retorno venoso de toda circulação sistêmica (veia cava superior, veia cava inferior e seio venoso), excluindo o sangue desviado por *shunt* intracardíaco ou sistêmico. O retorno venoso pulmonar não é computado. Em suma, é o sangue que chega aos capilares para ser oxigenado. Geralmente, é obtido através de uma amostra coletada na artéria pulmonar por um cateter de Swan-Ganz.

anormais, quando as propriedades de difusão são deterioradas, como no espessamento da membrana alveolocapilar, a P_{O_2} sanguínea não atinge o valor alveolar até o fim do capilar. Nesse caso, também há alguma limitação pela difusão.

Uma análise mais detalhada mostra que o fato de um gás ser ou não limitado pela difusão depende basicamente da sua solubilidade na membrana alveolocapilar em comparação com a sua solubilidade no sangue (na realidade, o declive da curva de dissociação; ver Capítulo 6). Para um gás como o monóxido de carbono, essas solubilidades são muito diferentes, ao passo que, para um gás como o óxido nitroso, elas são iguais. Uma analogia é a taxa na qual um rebanho de ovelhas pode entrar em um campo através de um portão. Se o portão é estreito, mas o campo é grande, o número de ovelhas que pode entrar em um dado momento é limitado pelo tamanho do portão (limitação por difusão). Entretanto, se tanto o portão como o campo forem pequenos (ou os dois forem grandes), o número de ovelhas é limitado pelo tamanho do campo (limitação por perfusão).

▶ CAPTAÇÃO DE OXIGÊNIO AO LONGO DO CAPILAR PULMONAR

Deteremo-nos em mais detalhes na captação de O_2 pelo sangue quando este percorre os capilares pulmonares. A **Figura 3.3A** mostra que a P_{O_2} no eritrócito, ao entrar no capilar, chamada de P_{O_2} venosa mista, é normalmente de cerca de 40 mmHg. Do outro lado da membrana alveolocapilar, com uma distância de somente 0,3 µm, está a P_{O_2} alveolar, com 100 mmHg. O oxigênio flui com facilidade para o sangue em virtude desse gradiente de pressão, elevando rapidamente a P_{O_2} nos eritrócitos. De fato, como vimos, a P_{O_2} sanguínea praticamente atinge a P_{O_2} alveolar quando o eritrócito percorre apenas um terço do seu caminho no capilar, ou cerca de 0,25 segundo. Assim, sob circunstâncias normais, a diferença de P_{O_2} entre o gás alveolar e o sangue capilar final é incomensuravelmente pequena, uma mera fração de um mmHg. Uma vez que um equilíbrio quase completo ocorre em apenas uma fração do tempo que o eritrócito gasta no capilar pulmonar, há uma considerável capacidade de reserva para a difusão, o que é útil no caso de várias condições que causam espessamento da membrana alveolocapilar ou que reduzem o gradiente de pressão através da membrana.

Com exercício intenso, o fluxo sanguíneo pulmonar fica muito aumentado. O tempo normalmente despendido pelo eritrócito no capilar, que é de cerca de 0,75 segundo, pode ser reduzido para até um terço disso. Embora o tempo para a difusão esteja diminuído, em indivíduos saudáveis respirando ar ambiente não há redução mensurável na P_{O_2} no final do capilar. Contudo, se a membrana alveolocapilar estiver muito espessada por doença de forma que impeça a difusão de oxigênio, a taxa de elevação da P_{O_2} nos eritrócitos será reduzida proporcionalmente à dificuldade de difusão do oxigênio. Assim, a P_{O_2} eritrocitária pode não atingir a do alvéolo antes que o eritrócito deixe o capilar pulmonar. Nesse caso, poderá haver uma diferença mensurável entre a P_{O_2} do gás alveolar e a P_{O_2} do sangue no final do capilar.

Outra forma de testar as propriedades de difusão é reduzir a P_{O_2} alveolar (**Figura 3.3B**). Suponhamos que a P_{O_2} alveolar seja reduzida para 50 mmHg por um indivíduo praticando alpinismo ou inalando uma mistura com baixo teor de oxigênio. Assim, mesmo que a P_{O_2} no eritrócito no início do capilar possa ser de apenas cerca de 20 mmHg, a diferença de pressão parcial responsável por promover o movimento de O_2 através da membrana será reduzida de 60 mmHg (**Figura 3.3A**) para somente 30 mmHg de O_2, movendo, dessa forma, o oxigênio mais lentamente através da membrana alveolocapilar. Além disso, a taxa de elevação na P_{O_2} para um dado aumento na concentração de O_2 sanguínea é inferior ao que era, devido ao declive acentuado da curva de dissociação da hemoglobina quando a P_{O_2} está baixa (ver

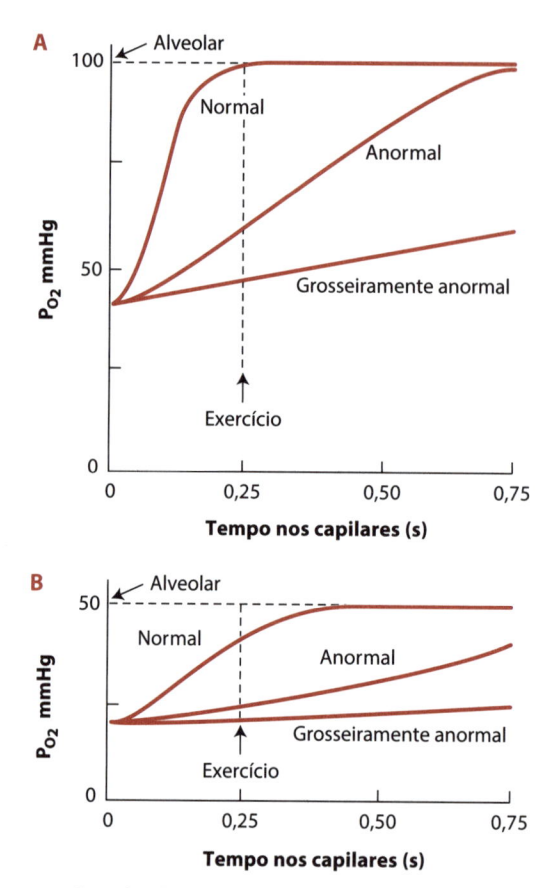

Figura 3.3 Tempos de trânsito do oxigênio nos capilares pulmonares quando a difusão é normal e anormal (p. ex., em razão do espessamento patológico da membrana alveolocapilar). A. Tempo de trânsito quando a P_{O_2} alveolar é normal. **B.** Oxigenação mais lenta quando a P_{O_2} alveolar é anormalmente baixa. Observe que, nos dois casos, o exercício intenso reduz o tempo disponível para a oxigenação.

Capítulo 6). Portanto, por esses dois motivos, a elevação da P_{O_2} ao longo do capilar é relativamente lenta, e uma incapacidade de atingir a P_{O_2} alveolar é mais provável. Então, exercício intenso em grandes altitudes é uma das poucas situações nas quais a redução da capacidade de difusão de O_2 em indivíduos saudáveis pode ser convincentemente demonstrada. Da mesma forma, é mais fácil revelar uma redução da difusão em pacientes com uma membrana espessada se eles respirarem uma mistura com baixo teor de oxigênio, sobretudo sob exercício.

Difusão do oxigênio através da membrana alveolocapilar

- Em repouso, os eritrócitos despendem apenas cerca de 0,75 segundo durante passagem pelo capilar pulmonar.
- Em repouso, a P_{O_2} do sangue praticamente atinge a do alvéolo depois de o eritrócito ter percorrido um terço do seu trajeto no capilar.
- Há considerável capacidade de reserva para a difusão através da membrana alveolocapilar.
- O exercício reduz o tempo que o eritrócito despende nos capilares pulmonares.
- O processo de difusão é posto à prova pelo exercício, por hipoxia alveolar e pelo espessamento da membrana alveolocapilar.

▶ MENSURAÇÃO DA CAPACIDADE DE DIFUSÃO

Para o propósito clínico e de pesquisa, pode ser útil medir a capacidade de difusão pulmonar. Como a transferência de monóxido de carbono é limitada apenas pela difusão, ele é o gás ideal para essa medida. Antigamente, o O_2 era utilizado sob condições hipóxicas (**Figura 3.3B**), mas essa técnica não é mais utilizada.

As leis da difusão (**Figura 3.1**) afirmam que a quantidade de gás transferida através de uma lâmina tecidual é diretamente proporcional à área (A), à constante de difusão (D, determinada pela solubilidade e pelo peso molecular do gás) e à diferença na pressão parcial dos dois lados, mas inversamente proporcional à espessura dessa lâmina (E), ou

$$\dot{V}_{gás} = \frac{A}{E} \times D \times (P_1 - P_2)$$

Contudo, para uma estrutura complexa como a membrana alveolocapilar, não é possível medir a área e a espessura *in vivo*. Assim, a equação é reescrita:

$$\dot{V}_{gás} = D_L \times (P_1 - P_2)$$

onde D_L é a chamada *capacidade de difusão dos pulmões* e inclui a área, a espessura e as propriedades de difusão da membrana e o gás de interesse. Então, a capacidade de difusão para o monóxido de carbono é dada por:

$$D_L = \frac{\dot{V}_{CO}}{P_1 - P_2}$$

onde P_1 e P_2 são as pressões parciais, respectivamente, do gás alveolar e do sangue capilar. No entanto, como vimos (**Figura 3.2**), a pressão parcial de monóxido de carbono no sangue capilar é extremamente pequena, podendo ser desconsiderada. Assim, a equação pode ser reescrita como:

$$D_L = \frac{\dot{V}_{CO}}{P_{A_{CO}}}$$

ou, em outras palavras, a capacidade de difusão pulmonar para o monóxido de carbono é o volume desse gás transferido em mililitros por minuto por mmHg da pressão parcial alveolar.

Um teste utilizado com frequência é o *método da respiração única*, em que uma única inspiração de uma mistura de monóxido de carbono diluída é realizada, calculando-se a taxa de remoção do monóxido de carbono no gás alveolar durante uma pausa respiratória de 10 segundos. Isso costuma ser feito medindo-se as concentrações inspirada e expirada de monóxido de carbono com um analisador infravermelho. A concentração alveolar de monóxido de carbono não é constante durante a pausa respiratória, mas pode ser considerada dessa forma para esse fim. O hélio também é adicionado ao gás inspirado para fornecer uma medição do volume pulmonar por diluição.

O valor normal da capacidade de difusão do monóxido de carbono em repouso é de cerca de 25 mL/min/mmHg e aumenta duas a três vezes esse valor em exercício, devido ao recrutamento e à distensão dos capilares pulmonares (ver Capítulo 4), o que eleva o volume de sangue nos capilares pulmonares capaz de captar o monóxido de carbono.

Mensuração da capacidade de difusão

- O monóxido de carbono é utilizado porque a captação desse gás é limitada pela difusão.
- A capacidade de difusão normal é de cerca de 25 mL/min/mmHg.
- A capacidade de difusão é aumentada durante o exercício.

▶ TAXAS DE REAÇÃO COM A HEMOGLOBINA

Até agora, assumimos que toda a resistência para o movimento do O_2 e do monóxido de carbono (CO) reside na membrana alveolocapilar. Contudo, a **Figura 1.1** mostra que a distância da parede alveolar ao centro do eritrócito excede a da parede, de forma que parte da resistência à difusão está localizada dentro do capilar. Além disso, há outro tipo de resistência para a transferência do gás que é mais convenientemente discutido junto com a difusão, isto é, a resistência causada pela limitada taxa de reação do O_2 ou do CO com a hemoglobina dentro do eritrócito.

Quando o O_2 (ou o CO) é acrescentado ao sangue, sua combinação com a hemoglobina é bastante rápida, devendo estar completa dentro de 0,2 segundo. No entanto, a oxigenação ocorre tão rapidamente nos capilares pulmonares (**Figura 3.3**) que mesmo essa reação rápida retarda de maneira significativa o carregamento de O_2 pelo eritrócito. Portanto, é possível afirmar que a captação de O_2 (ou CO) ocorre em dois estágios: (1) difusão do O_2 através da membrana alveolocapilar (incluindo o plasma e o interior do eritrócito); e (2) reação do O_2 com a hemoglobina (**Figura 3.4**). De fato, é possível somar as duas resistências resultantes para produzir uma resistência global à "difusão".

Vimos que a capacidade de difusão pulmonar é definida como $D_L = V_{gás}/(P_1 - P_2)$, ou seja, como o fluxo de gás dividido pela diferença de pressão. Portanto, o inverso da D_L é a diferença de pressão dividida pelo fluxo, sendo, portanto, análoga a uma resistência elétrica. A resistência da membrana alveolocapilar na **Figura 3.4** é mostrada como $1/D_M$, onde M significa membrana. Agora, a taxa de reação do O_2 (ou do CO) com a hemoglobina pode ser descrita por θ, o qual fornece a taxa em mililitros por minuto de O_2 (ou de CO) que se combina com 1 mL de sangue por mmHg de pressão parcial de O_2 (ou CO). Isso é análogo à "capacidade de difusão" de 1 mL de sangue e, quando multiplicado pelo volume de sangue capilar (V_c), fornece a "capacidade de difusão" efetiva da taxa de reação do O_2 com a hemoglobina. Em contrapartida, o seu inverso, $1/(\theta \times V_c)$, descreve a resistência dessa reação. Como os processos de movimentação através da membrana alveolocapilar e de combinação com a hemoglobina acontecem essencialmente em série, a resistência à difusão total pode ser determinada acrescentando-se as resistências oferecidas pela membrana e pelo sangue para se obter a resistência à difusão total. Então, a equação completa é:

$$\frac{1}{D_L} = \frac{1}{D_M} + \frac{1}{\theta \times V_c}$$

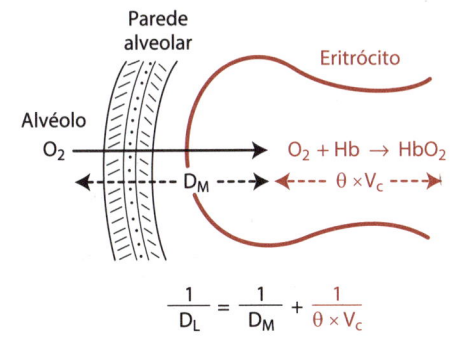

Figura 3.4 A capacidade de difusão do pulmão (D_L) tem dois componentes: um devido ao processo de difusão propriamente dito e outro devido ao tempo gasto pelo O_2 (ou CO) captado para reagir com a hemoglobina.

Na prática, as resistências oferecidas pela membrana e pelo sangue são quase iguais, tanto que uma redução patológica no volume sanguíneo capilar ou na concentração de hemoglobina pode reduzir a capacidade de difusão pulmonar mensurada. θ para o CO é reduzido quando um indivíduo respira uma mistura com alto teor de O_2, porque esse gás compete com o CO pela hemoglobina. Assim, a capacidade de difusão medida é reduzida pela respiração de O_2. De fato, é possível determinar separadamente D_M e V_c medindo-se a capacidade de difusão para o CO a diferentes níveis de P_{O_2} alveolar.

Taxas de reação do O_2 e do CO com a hemoglobina

- A taxa de reação do O_2 com a hemoglobina é rápida, mas, como pouco tempo está disponível dentro do capilar, essa taxa pode tornar-se um fator limitante.
- A resistência à captação de O_2 que pode ser atribuída à taxa de reação provavelmente é quase a mesma da difusão através da membrana alveolocapilar.
- A taxa de reação do CO pode ser alterada modificando-se a P_{O_2} alveolar. Dessa forma, é possível obter as contribuições individuais das propriedades de difusão da membrana alveolocapilar e do volume de sangue capilar.

▶ INTERPRETAÇÃO DA CAPACIDADE DE DIFUSÃO PARA O MONÓXIDO DE CARBONO

Está claro que a capacidade de difusão medida para o CO depende não apenas da área e da espessura da membrana, mas também do volume de sangue e da concentração de hemoglobina nos capilares pulmonares. Além disso, no pulmão doente, a medida é afetada pela distribuição das propriedades de difusão, do volume alveolar e do sangue capilar. Por essas razões, a expressão *fator de transferência* é, algumas vezes, utilizada (principalmente na Europa) para salientar que a medida não reflete apenas as propriedades de difusão dos pulmões. Para obter informações mais específicas sobre a própria membrana alveolocapilar na prática clínica, a capacidade de difusão medida deve ser ajustada para a concentração de hemoglobina e o volume alveolar.

▶ TRANSFERÊNCIA DE DIÓXIDO DE CARBONO ATRAVÉS DO CAPILAR PULMONAR

Vimos que a difusão tecidual de CO_2 é em torno de 20 vezes mais rápida do que a do O_2 devido à solubilidade muito maior do CO_2 (**Figura 3.1**). Portanto, à primeira vista, parece improvável que a eliminação de CO_2 possa ser afetada por dificuldades de difusão, e, de fato, essa tem sido uma crença generalizada. Contudo, a reação do CO_2 com o sangue é complexa (ver Capítulo 6), e, ainda que haja alguma incerteza sobre as taxas das várias reações, é possível que uma alteração patológica da membrana alveolocapilar possa causar uma diferença entre o sangue no final do capilar e o gás alveolar.

CONCEITOS-CHAVE

1. A lei de Fick afirma que a taxa de difusão de um gás através de uma lâmina de tecido é diretamente proporcional à área da lâmina e à diferença da pressão parcial entre os dois lados e inversamente proporcional à espessura da lâmina.
2. Exemplos de gases limitados por difusão e perfusão são, respectivamente, o monóxido de carbono e o óxido nitroso. A transferência de oxigênio normalmente é limitada pela perfusão, mas alguma limitação por difusão também pode ocorrer no exercício intenso, no espessamento da membrana alveolocapilar e na hipoxia alveolar.
3. A capacidade de difusão é medida com a inalação de monóxido de carbono. O valor aumenta significativamente durante o exercício.
4. A limitada taxa de reação do oxigênio com a hemoglobina pode reduzir a sua transferência para o sangue, e o efeito é similar ao da redução na taxa de difusão.
5. A transferência do dióxido de carbono através da membrana alveolocapilar provavelmente não é limitada pela difusão.

CASO CLÍNICO

Uma mulher de 40 anos que nunca fumou consulta para avaliação de falta de ar (dispneia) ao longo de 6 meses. Ao exame, ela apresenta frequência respiratória elevada e limitação da incursão torácica quando solicitada a fazer inspiração máxima. À ausculta, ela apresenta RT, estertores crepitantes finos inspiratórios nos campos pulmonares inferoposteriores bilateralmente. Uma radiografia de tórax mostrou baixos volumes pulmonares com opacidades "reticulares" ou do tipo "rede" nos campos pulmonares inferiores. Nos testes de função pulmonar, ela apresentou volume pulmonar reduzido e capacidade de difusão do monóxido de carbono de menos da metade do valor normal. Foi realizada uma gasometria arterial enquanto ela estava em repouso e após uma caminhada vigorosa pela clínica. Ela apresentava P_{O_2} arterial normal em repouso, mas esta caía de maneira significativa aos esforços. A paciente foi, então, encaminhada para uma biópsia pulmonar cirúrgica, a qual revelou áreas de fibrose densa com deposição de colágeno e espessamento das paredes alveolares.

Questões

- Por que a capacidade de difusão para o monóxido de carbono está reduzida?
- Por que a P_{O_2} arterial diminuiu com o exercício?
- Como se poderia melhorar a transferência de oxigênio através da membrana alveolocapilar?
- Como você esperaria que estivesse a P_{CO_2} arterial?

TESTE SEU CONHECIMENTO

Para cada questão, escolha a melhor resposta.

1. Utilizando a lei de Fick da difusão dos gases através de uma lâmina de tecido, se o gás X é 4 vezes mais solúvel e tem peso molecular 4 vezes maior do que o gás Y, qual é a relação entre as taxas de difusão de X e Y?

    A. 0,25
    B. 0,5
    C. 2
    D. 4
    E. 8

2. Um indivíduo se exercitando respira uma baixa concentração basal de CO em um estado de equilíbrio dinâmico. Se a P_{CO} alveolar é 0,5 mmHg e a captação de CO é 30 mL/min, qual é a capacidade de difusão dos pulmões para o CO expressa em mL/min/mmHg?

    A. 20
    B. 30
    C. 40
    D. 50
    E. 60

3. Em um indivíduo saudável, se a capacidade de difusão for duplicada, podemos esperar:

    A. Redução da P_{CO_2} arterial em repouso
    B. Aumento na captação de oxigênio, em repouso, quando o indivíduo respirar uma mistura com 10% de oxigênio
    C. Aumento na captação de óxido nitroso durante anestesia
    D. Aumento na P_{O_2} arterial em repouso
    E. Aumento no consumo máximo de oxigênio em altitudes extremas

4. A figura a seguir ilustra o momento das alterações na pressão parcial de dois gases (*Gás A* e *Gás B*) à medida que o sangue passa pelos capilares pulmonares. Qual desses dois gases é limitado pela difusão?

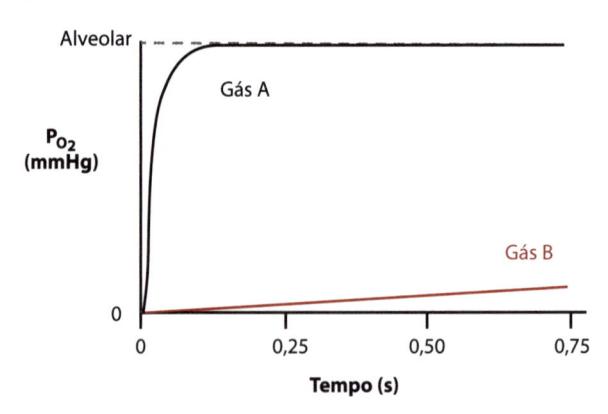

A. Gás A
B. Gás B

5. A figura a seguir ilustra as alterações na P_{O_2} à medida que o sangue atravessa os capilares pulmonares sob duas condições, *A* e *B*. Qual das seguintes alternativas poderia explicar a evolução das alterações da P_{O_2} observada sob a *condição B* em comparação com a *condição A*?

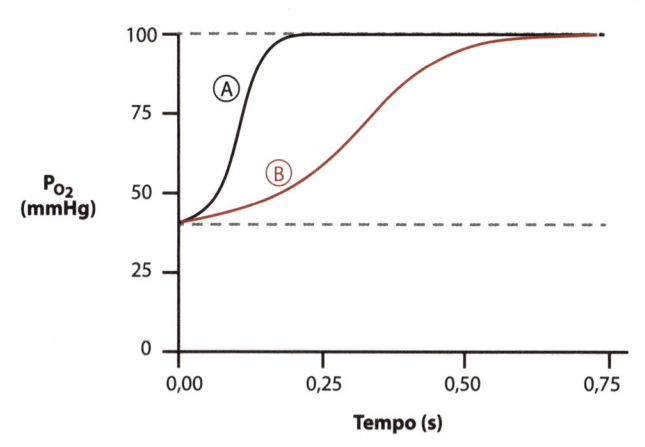

A. Subida para grandes altitudes
B. Redução da ventilação-minuto
C. Exercício
D. Aumento da fração inspirada de oxigênio
E. Espessamento da membrana alveolocapilar

6. Um paciente de 48 anos é submetido a testes de função pulmonar como parte de uma avaliação para dispneia progressiva, descobrindo-se uma capacidade de difusão para monóxido de carbono de 32 mL/min/mmHg, a qual é 10% maior do que o valor previsto para esse indivíduo. Qual das seguintes condições poderia explicar essa observação?

A. Hemorragia alveolar difusa, na qual há vazamento de eritrócitos para o espaço alveolar
B. Enfisema, que causa perda dos capilares pulmonares
C. Embolia pulmonar, que interrompe o suprimento sanguíneo para uma parte do pulmão
D. Fibrose pulmonar, que causa espessamento da membrana alveolocapilar
E. Anemia grave

7. Um homem de 63 anos com fibrose pulmonar de causa desconhecida é encaminhado para um teste de exercício cardiopulmonar como preparação para um transplante pulmonar. Ele já tinha sido submetido a uma biópsia pulmonar, a qual revelou que a parte fina da membrana alveolocapilar nas regiões envolvidas tinha espessura de 0,9 µm. A capacidade de difusão para o monóxido de carbono era de apenas 40% do valor previsto. Em comparação com um indivíduo saudável, qual dos achados a seguir seria esperado no teste de exercício desse paciente?

A. Redução do volume de espaço morto anatômico
B. Redução da P_{O_2} alveolar
C. Redução da P_{O_2} arterial
D. Redução da P_{O_2} inspirada
E. Aumento da taxa de difusão através da membrana alveolocapilar

8. Uma mulher de 58 anos com uso crônico de ibuprofeno para osteoartrite consulta por cansaço excessivo. Os exames laboratoriais revelam uma concentração de hemoglobina de 9 g/dL (normal: 13-15 g/dL). Qual das anormalidades a seguir seria mais provavelmente observada?
   A. Redução da capacidade de difusão para o monóxido de carbono
   B. Redução da capacidade residual funcional
   C. Redução do volume residual
   D. Aumento do espaço morto fisiológico
   E. Aumento da ventilação para as zonas pulmonares superiores

9. A figura a seguir mostra espécimes histopatológicos de um pulmão normal e de um paciente com doença pulmonar parenquimatosa difusa. Os capilares pulmonares se localizam ao longo das paredes dos alvéolos em ambas as imagens. Qual das seguintes alternativas seria esperada encontrar nesse paciente em comparação com o pulmão normal?

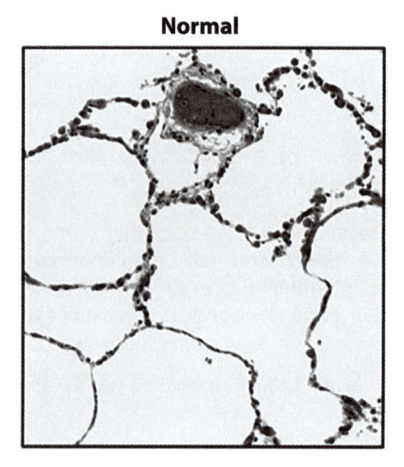

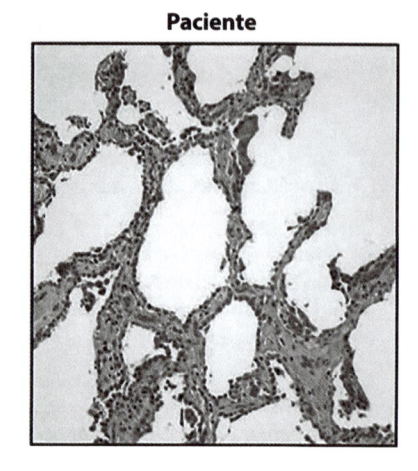

Normal   **Paciente**

A. Diferença entre P_{O_2} alveolar e capilar final durante o exercício
B. Aumento da P_{O_2} alveolar
C. Aumento da capacidade de difusão para o monóxido de carbono
D. Aumento da taxa de transferência de oxigênio através da membrana alveolocapilar
E. Aumento do tempo de reação entre oxigênio e hemoglobina

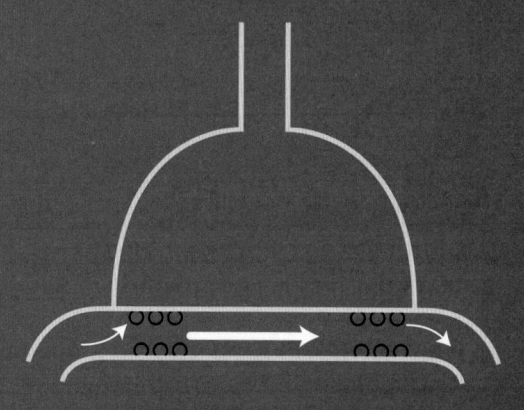

Fluxo sanguíneo e metabolismo

Como a circulação pulmonar remove os gases dos pulmões e modifica alguns metabólitos

4

- Pressões dentro dos vasos sanguíneos pulmonares
- Pressões ao redor dos vasos sanguíneos pulmonares
- Resistência vascular pulmonar
- Mensuração do fluxo sanguíneo pulmonar
- Distribuição do fluxo sanguíneo
- Controle ativo da circulação
- Equilíbrio hídrico no pulmão
- Outras funções da circulação pulmonar
- Funções metabólicas do pulmão

Focamos, agora, na forma como os gases respiratórios são removidos do pulmão. Em primeiro lugar, as pressões dentro e fora dos vasos sanguíneos pulmonares são consideradas, e, depois, a resistência vascular pulmonar é introduzida. Em seguida, consideramos as medidas do fluxo sanguíneo pulmonar total e sua distribuição desigual ocasionada pela gravidade. Depois disso, abordamos o controle ativo da circulação e, em seguida, o equilíbrio hídrico no pulmão. Por fim, tratamos das outras funções da circulação pulmonar, particularmente as funções metabólicas do pulmão. Ao final do capítulo, o leitor deverá ser capaz de:

- Predizer os efeitos das alterações no volume pulmonar, nas pressões vasculares pulmonares e nas tensões de oxigênio alveolares sobre a resistência vascular pulmonar.
- Calcular a resistência vascular pulmonar, o débito cardíaco e a pressão de filtração capilar final.

- Descrever como o balanço entre a pressão alveolar e as pressões arterial e venosa pulmonares afeta o fluxo sanguíneo em diferentes regiões dos pulmões.
- Explicar o mecanismo e o papel fisiológico da vasoconstrição pulmonar hipóxica.
- Descrever o destino de várias substâncias à medida que atravessam a circulação pulmonar.

A circulação pulmonar tem início na artéria pulmonar principal, a qual recebe sangue venoso misto bombeado pelo ventrículo direito. Essa artéria se ramifica sucessivamente como o sistema das vias aéreas (**Figura 1.3**), acompanhando, de fato, as vias aéreas até os bronquíolos terminais no que costuma ser chamado de feixe broncovascular. Depois disso, elas se dividem para suprir o leito capilar que se encontra nas paredes dos alvéolos (**Figuras 1.6** e **1.7**). Os capilares pulmonares formam uma densa rede na parede alveolar, constituindo uma disposição extremamente eficiente para a troca gasosa (**Figuras 1.1**, **1.6** e **1.7**). Essa malha é tão rica que alguns fisiologistas acreditam que seja equivocado falar de uma rede de segmentos capilares individuais e preferem considerar o leito capilar como uma lâmina de sangue corrente interrompido em certos locais por colunas (**Figura 1.6**), algo muito parecido com um estacionamento subterrâneo. O sangue oxigenado é, então, coletado do leito capilar pelas pequenas veias pulmonares que passam entre os lóbulos, as quais, por fim, unem-se para formar as quatro grandes veias pulmonares que drenam para o átrio esquerdo.

À primeira vista, essa circulação parece ser simplesmente uma pequena versão da circulação sistêmica, a qual começa na aorta e termina no átrio direito. No entanto, há diferenças importantes entre as duas circulações em termos de estrutura e função.

▶ PRESSÕES DENTRO DOS VASOS SANGUÍNEOS PULMONARES

As pressões na circulação pulmonar são extraordinariamente baixas. As pressões sistólica e diastólica no tronco da artéria pulmonar são de cerca de 25 e 8 mmHg, respectivamente, enquanto a pressão média é de apenas cerca de 15 mmHg (**Figura 4.1**), próximo de 1/6 da pressão média típica na aorta (100 mmHg). As pressões nos átrios direito e esquerdo não são muito diferentes – em torno de 2 e 5 mmHg, respectivamente. Dessa forma, as diferenças de pressão entre a entrada e a saída dos sistemas pulmonar e sistêmico são aproximadamente (15 – 5) = 10 e (100 – 2) = 98 mmHg, respectivamente – um fator de 10.

Para manter essas pressões baixas, as paredes da artéria pulmonar e seus ramos são bastante finos e contêm relativamente pouco músculo liso (sendo facilmente confundidas com veias). Isso contrasta muito com a circulação sistêmica, na qual as artérias costumam ter paredes espessas e as arteríolas, em particular, têm uma abundância de músculo liso.

As razões para essas diferenças se tornam claras quando as funções das duas circulações são comparadas. A circulação sistêmica regula o suprimento de sangue aos vários órgãos, inclusive aqueles que podem se encontrar bem acima do nível do coração (p. ex., o cérebro). Por outro lado, o pulmão precisa aceitar todo o débito

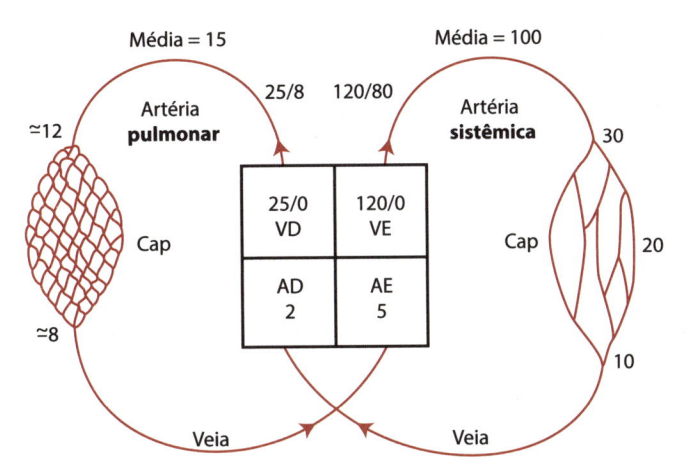

Figura 4.1 **Comparação das pressões (mmHg) nas circulações pulmonar e sistêmica.** Elas são modificadas pelas diferenças hidrostáticas.

cardíaco o tempo todo e raramente redireciona o sangue de um local para o outro, exceto em resposta à hipoxia alveolar localizada (ver adiante). Assim, sua pressão arterial é o mínimo necessário para levar o sangue até o topo dos pulmões. Isso mantém o trabalho do coração direito no menor nível possível para a eficiência da troca gasosa que ocorre no pulmão.

A pressão dentro dos capilares pulmonares é incerta. A principal evidência sugere que se encontra a meio caminho entre a pressão pulmonar arterial e a venosa, sendo provável que muito da redução da pressão ocorra dentro do próprio leito capilar. Por certo, a distribuição de pressões ao longo da circulação pulmonar é muito mais simétrica do que em sua contraparte sistêmica, onde grande parte da redução da pressão ocorre a montante dos capilares (**Figura 4.1**). Além disso, a pressão dentro dos capilares pulmonares varia de forma considerável pelo pulmão em função dos efeitos hidrostáticos (ver adiante).

▶ PRESSÕES AO REDOR DOS VASOS SANGUÍNEOS PULMONARES

Os capilares pulmonares são únicos, uma vez que são praticamente circundados por gás (**Figuras 1.1** e **1.7**). É verdade que existe uma fina camada de células epiteliais que reveste os alvéolos, porém essa camada oferece pouco suporte aos capilares, os quais, como consequência, ficam sujeitos a colapso ou distensão, dependendo das pressões no seu interior e ao seu redor. Esta última é muito próxima à pressão alveolar. (A pressão nos alvéolos é normalmente próxima à atmosférica; na verdade, durante uma apneia com a glote aberta, as duas pressões são iguais.) Sob algumas condições especiais, a pressão efetiva ao redor dos capilares é reduzida pela tensão superficial do líquido que reveste os alvéolos. Entretanto, em geral, a pressão efetiva é a alveolar, a qual, quando se eleva acima da existente no interior dos capilares, os faz colapsar. A diferença de pressão entre o lado interno e o externo dos capilares é, muitas vezes, chamada de *pressão transmural*.

Qual é a pressão ao redor das veias e artérias pulmonares? Pode ser consideravelmente menor do que a pressão alveolar. Conforme o pulmão se expande, esses vasos sanguíneos de grande porte são tracionados e abertos pela tração radial do parênquima pulmonar elástico que os circunda (**Figuras 4.2** e **4.3**). Por conseguinte, a pressão efetiva ao redor deles é baixa; na verdade, existem algumas evidências de que essa pressão seja ainda inferior àquela ao redor de todo o pulmão (pressão intrapleural). É possível explicar esse paradoxo por meio da vantagem mecânica que se desenvolve quando uma estrutura relativamente rígida, como um vaso sanguíneo ou brônquio, é circundada por uma substância elástica que se expande com rapidez, como o parênquima pulmonar. De qualquer maneira, tanto as artérias quanto as veias aumentam de calibre à proporção que o pulmão se expande.

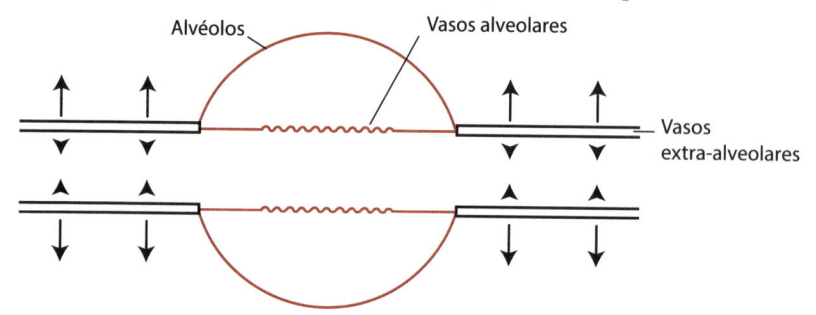

Figura 4.2 Vasos "alveolares" e "extra-alveolares". Os primeiros são principalmente os capilares e estão expostos à pressão alveolar. Os segundos são tracionados e abertos pela tração radial do parênquima pulmonar circundante, e a pressão efetiva ao redor deles é, portanto, inferior à alveolar. (Reimpressa de Hughes JMB, Glazier JB, Maloney JE, et al. Effect of lung volume on the distribution of pulmonary blood flow in man. *Respir Physiol*. 1968;4(1):58-72. Copyright © 1968 Elsevier. Com permissão.)

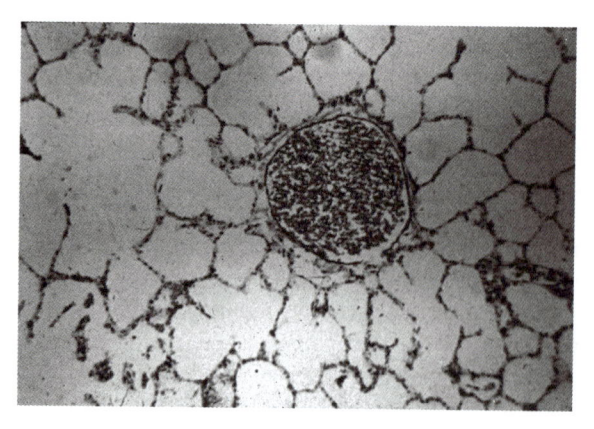

Figura 4.3 Corte de pulmão demonstrando muitos vasos alveolares e um extra-alveolar (neste caso, uma pequena veia) com sua bainha perivascular.

O comportamento dos capilares e dos vasos sanguíneos de grande porte é tão diferente que, muitas vezes, são denominados vasos alveolares e extra-alveolares, respectivamente (**Figura 4.2**). Os vasos alveolares estão expostos à pressão alveolar e incluem os capilares e os vasos ligeiramente maiores nos cantos das paredes dos alvéolos. Seu calibre é determinado pela relação entre a pressão alveolar e a pressão dentro deles. Os vasos extra-alveolares englobam todas as artérias e veias que se estendem pelo parênquima pulmonar. Seu calibre é bastante afetado pelo volume pulmonar, pois ele determina a tração de expansão (ou radial) do parênquima nas suas paredes. Os vasos muito calibrosos perto do hilo se encontram por fora do parênquima pulmonar e estão expostos à pressão intrapleural.

Vasos alveolares e extra-alveolares

- Os vasos alveolares estão expostos à pressão alveolar e são comprimidos em caso de aumento dessa pressão.
- Os vasos extra-alveolares estão expostos a uma pressão inferior à alveolar e são tracionados e abertos pela tração radial do parênquima circundante.

▶ RESISTÊNCIA VASCULAR PULMONAR

É útil descrever a resistência de um sistema de vasos sanguíneos como a seguir:

$$\text{Resistência vascular} = \frac{\text{Pressão de entrada} - \text{Pressão de saída}}{\text{Fluxo sanguíneo}}$$

Isso é análogo à resistência elétrica, a qual é a diferença de voltagem dividida pela corrente. O número para a resistência vascular não consiste na descrição completa das propriedades pressão-fluxo do sistema. Por exemplo, o número normalmente depende da magnitude do fluxo sanguíneo. Todavia, muitas vezes permite uma comparação útil das diferentes circulações ou da mesma circulação sob condições distintas.

Na circulação pulmonar, observamos que a queda da pressão total da artéria pulmonar ao átrio esquerdo na circulação pulmonar é de apenas cerca de 10 mmHg, em comparação com cerca de 100 mmHg na circulação sistêmica. Em razão de o fluxo de sangue pelas duas circulações ser praticamente igual, a resistência vascular pulmonar corresponde a apenas um décimo da resistência da circulação sistêmica. O fluxo sanguíneo pulmonar é de aproximadamente 6 L/min; portanto, em números, a resistência vascular pulmonar é de (15 − 5)/6, ou cerca de 1,7 mmHg/L/min.*,** A grande resistência da circulação sistêmica é causada principalmente pelas arteríolas com significa-

---

*A resistência vascular pulmonar é algumas vezes expressa em unidades dynas·s·cm^{-5}. O valor normal se encontra, portanto, por volta de 100.

**N. de R.T. A unidade mmHg/L/min também é denominada unidade Wood, introduzida pelo Dr. Paul Wood. Multiplicando-a por 80, obtemos o valor da resistência em dynas/s/cm^5.

tivo componente muscular, que permitem a regulação do fluxo sanguíneo aos vários órgãos do corpo. A circulação pulmonar não apresenta tais vasos e parece ter uma resistência tão baixa quanto compatível com a distribuição do sangue em fina película sobre uma vasta área nas paredes alveolares.

Embora a resistência vascular pulmonar normal seja extraordinariamente pequena, ela apresenta uma facilidade notável para se tornar ainda menor, mesmo que haja a elevação da pressão dentro dos vasos. A **Figura 4.4** demonstra que o aumento, tanto na pressão pulmonar arterial quanto na venosa, promove a queda da resistência vascular pulmonar. Dois mecanismos são responsáveis por isso. Sob condições normais, alguns capilares se encontram fechados ou abertos sem fluxo de sangue. Conforme a pressão aumenta, esses vasos começam a conduzir sangue, reduzindo, dessa forma, a resistência total. Isso é denominado *recrutamento* (**Figura 4.5**) e, aparentemente, constitui o principal mecanismo de diminuição da resistência vascular pulmonar que ocorre à medida que a pressão na artéria pulmonar sofre elevação a partir de níveis mais baixos. A razão pela qual alguns vasos não são perfundidos a baixas pressões não é completamente compreendida. No entanto, sua causa pode estar relacionada com diferenças aleatórias na geometria da complexa rede (**Figura 1.6**), resultando em canais preferenciais para o fluxo.

Com pressões vasculares mais elevadas, ocorre o alargamento de segmentos capilares individuais. Esse aumento de calibre, ou *distensão*, dificilmente é exagerado, tendo em vista a membrana muito fina que separa o capilar do espaço alveolar (ver

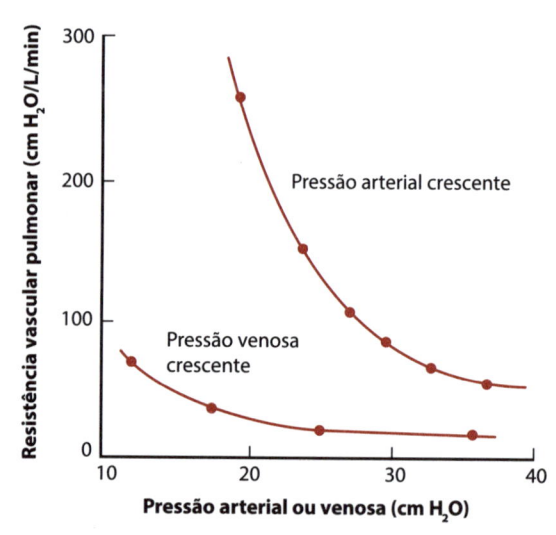

Figura 4.4 Redução da resistência vascular pulmonar conforme a pressão pulmonar venosa ou arterial se eleva. Quando a pressão arterial sofreu alteração, a pressão venosa foi mantida constante a 12 cm H_2O, e, quando a pressão venosa foi alterada, a pressão arterial foi mantida a 37 cm H_2O. (Dados provenientes da preparação de pulmão animal excisado.)

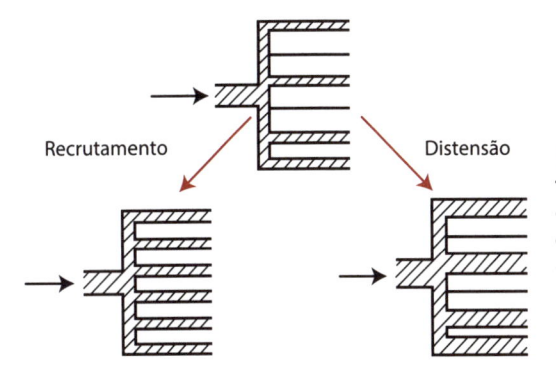

Figura 4.5 **Recrutamento (abertura de vasos previamente fechados) e distensão (aumento do calibre dos vasos).** Esses são os dois mecanismos para a redução da resistência vascular pulmonar que ocorre à medida que as pressões vasculares aumentam.

Figura 1.1). É bem provável que a distensão corresponda, sobretudo, à mudança na forma dos capilares – de quase planos a mais circulares. Existem evidências de que a parede capilar resiste fortemente ao estiramento. Parece que a distensão constitui o mecanismo predominante para a diminuição da resistência vascular pulmonar a pressões vasculares relativamente elevadas; no entanto, recrutamento e distensão costumam ocorrer juntos e são a principal razão pela qual a resistência vascular pulmonar diminui com o exercício.

Outro determinante importante da resistência vascular pulmonar é o *volume pulmonar*. O calibre dos vasos extra-alveolares (**Figura 4.2**) é determinado pelo equilíbrio entre várias forças. Como podemos observar, eles são tracionados e abertos à proporção que o pulmão se expande. Em consequência disso, a resistência vascular é baixa a grandes volumes pulmonares. Por outro lado, a resistência é alta quando o volume pulmonar é baixo, porque suas paredes contêm musculatura lisa e tecido elástico, o que resiste à distensão e tende a reduzir o calibre dos vasos (**Figura 4.6**). De fato, se o pulmão está completamente colapsado, o tônus da musculatura lisa desses vasos é tão eficaz que a pressão da artéria pulmonar precisa ser elevada em alguns centímetros de água acima da pressão a jusante antes da possibilidade de qualquer fluxo. Isso é chamado de *pressão crítica de abertura*.

A resistência vascular dos capilares é influenciada pelo volume pulmonar? Depende de se a pressão alveolar se altera em relação à pressão dentro dos capilares, isto é, se a sua pressão transmural sofre modificação. Se a pressão alveolar se eleva em relação à pressão capilar, os vasos tendem a ser comprimidos, e a resistência aumenta. Isso costuma ocorrer quando uma pessoa normal faz uma inspiração profunda, pois as pressões vasculares caem, já que o coração está circundado pela pressão intrapleural, a qual diminui na inspiração. Entretanto, as pressões na circulação pulmonar não se mantêm constantes após tal manobra. Outro fator a ser citado é que o calibre dos capilares é reduzido nas situações de grandes volumes pulmonares em razão do estiramento das paredes. Uma analogia é um pedaço de tubo de borracha de paredes finas que sofre estiramento de seu diâmetro. O calibre será grandemente reduzido. Assim, mesmo que a pressão transmural dos capilares não seja alterada pelas grandes inflações pulmonares, a resistência vascular aumenta (**Figura 4.6**).

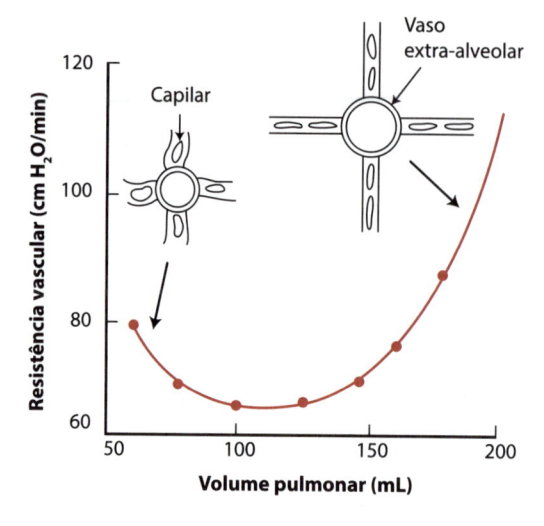

Figura 4.6 Efeito do volume pulmonar na resistência vascular pulmonar quando a pressão transmural dos capilares é mantida constante. Em pequenos volumes pulmonares, a resistência é alta, pois os vasos extra-alveolares se tornam estreitos. Em grandes volumes, os capilares são estirados, e o calibre é reduzido. Observe que a resistência é mínima com volumes respiratórios normais.

Em razão do papel da musculatura lisa na determinação do calibre dos vasos extra-alveolares, as substâncias que promovem contração dos músculos lisos aumentam a resistência vascular pulmonar. Isso inclui serotonina, histamina, norepinefrina e endotelina. O papel importante da hipoxia é discutido adiante. Essas substâncias são vasoconstritores particularmente eficazes quando o volume do pulmão é baixo e as forças de estiramento sobre os vasos são fracas. As substâncias que relaxam a musculatura lisa na circulação pulmonar incluem acetilcolina, bloqueadores dos canais de cálcio, óxido nítrico, inibidores da fosfodiesterase-5 e prostaciclina (PGI$_2$).

Resistência vascular pulmonar

- Normalmente é muito pequena.
- Diminui com exercícios em razão do recrutamento e da distensão dos capilares.
- Aumenta em volumes pulmonares tanto grandes quanto pequenos.
- Aumenta devido à hipoxia alveolar e por ação da endotelina, histamina, serotonina e tromboxano A2.
- Diminui devido a acetilcolina, bloqueadores dos canais de cálcio, óxido nítrico, inibidores da fosfodiesterase e prostaciclina (PGI$_2$).

▶ MENSURAÇÃO DO FLUXO SANGUÍNEO PULMONAR

O volume de sangue que passa pelos pulmões a cada minuto ($\dot{Q}$) pode ser calculado usando-se o *princípio de Fick*. Este afirma que o consumo de O$_2$ por minuto ($\dot{V}_{O_2}$) medido na boca é igual à quantidade de O$_2$ captado pelo sangue nos pulmões a cada minuto. Sendo $C\bar{v}_{O_2}$ a concentração de O$_2$ no sangue que chega aos pulmões (conteúdo venoso de oxigênio) e C_{aO_2} a concentração no sangue que está saindo dos pulmões (conteúdo arterial de oxigênio), temos

$$\dot{V}_{O_2} = \dot{Q}(C_{aO_2} - C\bar{v}_{O_2})$$

o que pode ser arranjado para gerar

$$\dot{Q} = \frac{\dot{V}_{O_2}}{C_{aO_2} - C\bar{v}_{O_2}}$$

O $\dot{V}_{O_2}$ é medido por meio da coleta do gás expirado em um grande espirômetro seguida da medida de sua concentração de O_2. Sistemas mais modernos estimam essa variável usando sensores de fluxo e analisadores de oxigênio conectados a um bocal que medem a quantidade de oxigênio consumida por respiração somando as respirações feitas a cada minuto. O sangue venoso misto é retirado por meio de cateter na artéria pulmonar,* e o sangue arterial, por punção da artéria braquial ou radial. O fluxo sanguíneo pulmonar também pode ser medido por uma de várias técnicas de diluição; por exemplo, um corante ou outro indicador é injetado na circulação venosa e sua concentração no sangue arterial é registrada, ou uma solução salina gelada é infundida com a mensuração posterior da alteração na temperatura do sangue a jusante. O princípio de Fick e as técnicas de diluição são de grande importância, porém não serão considerados com mais detalhes aqui porque correspondem ao ramo da fisiologia cardiovascular.

▶ DISTRIBUIÇÃO DO FLUXO SANGUÍNEO

Até agora, consideramos que todas as partes da circulação pulmonar se comportam de maneira idêntica. No entanto, há desigualdades consideráveis no fluxo sanguíneo dentro do pulmão humano em ortostatismo. Isso pode ser mostrado por uma modificação do método de xenônio radioativo usado para medir a distribuição da ventilação (**Figura 2.7**). Para a medida do fluxo sanguíneo, o xenônio é dissolvido em solução salina e injetado em uma veia periférica (**Figura 4.7**). Quando chega aos capilares pulmonares, é transferido no gás alveolar em razão da sua baixa solubilidade, e a distribuição da radioatividade pode ser medida por contadores sobre o tórax durante apneia.

No pulmão humano em postura ereta, o fluxo sanguíneo diminui quase linearmente de baixo para cima, alcançando valores muito baixos no ápice (**Figura 4.7**). Essa distribuição é afetada pela mudança de

---

*N. de R.T. O cateter de artéria pulmonar é também conhecido como cateter de Swan-Ganz em homenagem aos seus inventores, Jeremy Swan e William Ganz. A ideia para elaboração do cateter surgiu da observação de veleiros navegando na água. O cateter tem um balonete em sua extremidade distal que flutua no sangue. Depois de inserido em uma grande veia sistêmica (em geral subclávia, jugular ou femoral), é levado pelo fluxo sanguíneo até ramos da artéria pulmonar. Permite a medida das pressões venosa central, atrial e ventricular direitas, pulmonares e, indiretamente, do átrio esquerdo (por meio da pressão de encunhamento ou de fechamento obtida em um ramo da circulação arterial pulmonar).

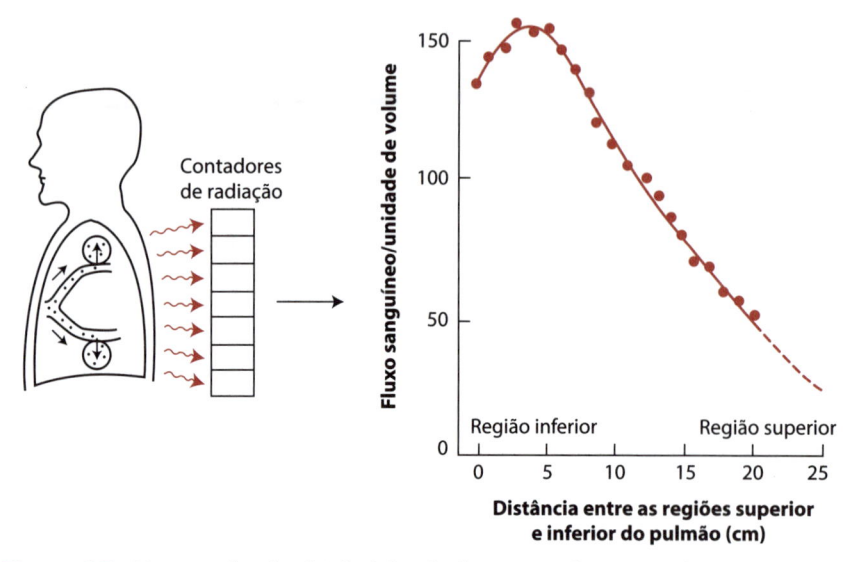

Figura 4.7 Mensuração da distribuição do fluxo sanguíneo no pulmão humano em ortostatismo usando o xenônio radioativo. O xenônio dissolvido é transferido ao gás alveolar dos capilares pulmonares. As unidades de fluxo sanguíneo são tais que, se o fluxo fosse uniforme, todos os valores seriam 100. Observe o baixo fluxo no ápice. (Redesenhada de Hughes JMB, Glazier JB, Maloney JE, et al. Effect of lung volume on the distribution of pulmonary blood flow in man. *Respir Physiol*. 1968;4(1):58-72. Copyright © 1968 Elsevier. Com permissão.)

postura e pelo exercício. Quando a pessoa repousa em supino, o fluxo sanguíneo da zona apical aumenta, porém o fluxo na zona basal permanece praticamente inalterado, resultante da distribuição quase uniforme do ápice à base. Entretanto, nessa postura, o fluxo sanguíneo nas regiões posteriores (inferior ou dependente) do pulmão supera o fluxo da região anterior. As medidas em pessoas suspensas de cabeça para baixo demonstram que o fluxo sanguíneo apical pode exceder o fluxo basal nessa posição. Com o exercício leve, tanto o fluxo de sangue da zona inferior quanto o da superior aumentam, e as diferenças regionais se tornam menores.

A distribuição desigual de fluxo sanguíneo pode ser explicada pelas diferenças de pressão hidrostática dentro dos vasos sanguíneos. Se considerarmos o sistema arterial pulmonar como uma coluna contínua de sangue, a diferença da pressão entre o topo e a base de um pulmão de 30 cm de altura será de cerca de 30 cm H_2O, ou 23 mmHg.* Essa diferença de pressão é grande para um sistema de baixa pressão como a circulação pulmonar (**Figura 4.1**), e seus efeitos no fluxo sanguíneo regional se encontram demonstrados na **Figura 4.8**.

---

*N. de R.T. 1 mmHg equivale a 1,36 cm H_2O, a 133,3 Pa (pascal) e, na maioria das situações, a 1 Torr.

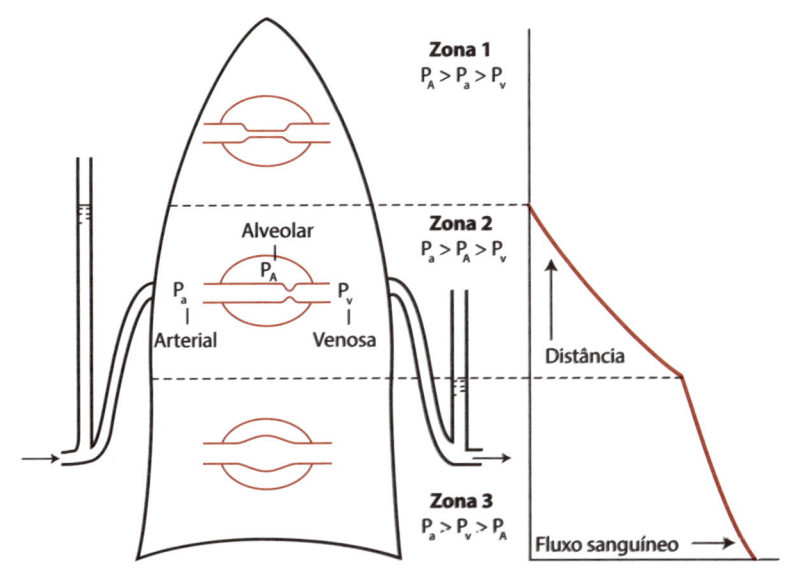

Figura 4.8 Explicação da distribuição desigual do fluxo sanguíneo no pulmão, com base nas pressões que afetam os capilares. Ver o texto para mais detalhes. (Reproduzida com permissão de West JB, Dollery CT, Naimark A. Distribution of blood flow in isolated lung; relation to vascular and alveolar pressures. *J Appl Physiol.* 1964; 19(4):713-724. Copyright © 1964 the American Physiological Society. Todos os direitos reservados.)

É possível que exista uma região no ápice do pulmão (*zona 1*) onde a pressão pulmonar arterial cai abaixo da pressão alveolar (normalmente perto da pressão atmosférica). Se isso ocorrer, os capilares serão comprimidos e achatados, não possibilitando fluxo algum. Sob condições normais, *não* há zona 1, pois a pressão pulmonar arterial é suficiente para elevar o sangue até o ápice do pulmão, porém essa zona pode estar presente caso a pressão arterial seja reduzida (p. ex., após choque séptico ou hemorragia) ou caso a pressão alveolar seja elevada, como ocorre durante a ventilação com pressão positiva. Esse pulmão ventilado, porém não perfundido, não é útil para as trocas gasosas e é chamado de *espaço morto alveolar*.

Mais abaixo no pulmão (*zona 2*), a pressão pulmonar arterial aumenta em decorrência do efeito hidrostático e, agora, excede a pressão alveolar. No entanto, a pressão venosa permanece muito baixa, inferior à alveolar, ocasionando características marcantes de pressão-fluxo. Sob essas condições, o fluxo sanguíneo é determinado pela diferença entre as pressões alveolar e arterial (e não a diferença usual entre pressão arterial-venosa). Na verdade, a pressão venosa não exerce influência no fluxo, a não ser que exceda a pressão alveolar.

Esse comportamento pode ser demonstrado por meio da colocação de um tubo de borracha flexível dentro de uma câmara de vidro (Figura 4.9). Quando a pressão da câmara for maior que a pressão abaixo, o tubo de borracha sofrerá colapso em

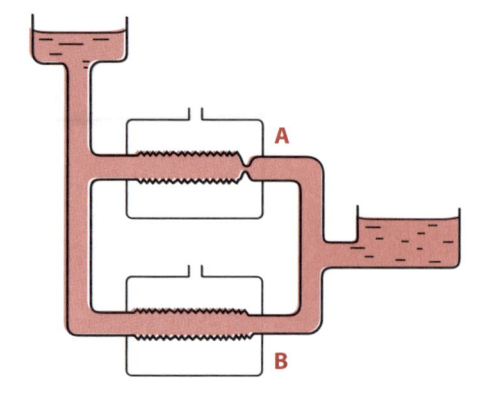

Figura 4.9 Dois resistores de Starling, cada um consistindo em um tubo fino de borracha dentro de um contêiner. Quando a pressão da câmara excede a pressão a jusante como em **A**, o fluxo não é dependente da pressão a jusante. Entretanto, quando a pressão a jusante excede a pressão da câmara como em **B**, o fluxo é determinado pela diferença a montante-a jusante (parte superior – parte inferior).

sua extremidade, e a pressão no tubo nesse ponto limitará o fluxo. O leito capilar pulmonar é claramente muito diferente de um tubo de borracha. Todavia, o comportamento como um todo é similar e, muitas vezes, chamado de efeito queda d'água, represa ou resistor de Starling. Como a pressão arterial está aumentando zona abaixo, mas a pressão alveolar continua a mesma por todo o pulmão, a diferença de pressão responsável pelo fluxo cresce. Além disso, o aumento do recrutamento dos capilares ocorre nessa zona.

Na *zona 3*, a pressão venosa supera a pressão alveolar, e o fluxo é determinado da maneira usual pela diferença de pressão arterial-venosa. Parece que o aumento do fluxo sanguíneo nessa região inferior do pulmão é produzido, sobretudo, pela distensão dos capilares. A pressão dentro deles (encontrando-se entre a arterial e a venosa) aumenta zona abaixo, enquanto a pressão externa (alveolar) permanece constante. Assim, sua pressão transmural se eleva, e, de fato, as medidas demonstram que a amplitude média aumenta. O recrutamento de vasos previamente fechados também pode desempenhar alguma função no aumento do fluxo sanguíneo por essa zona inferior.

O esquema demonstrado na **Figura 4.8** resume o papel exercido pelos capilares na determinação da distribuição do fluxo sanguíneo. Em pequenos volumes pulmonares, a resistência dos vasos extra-alveolares se torna importante, e se observa redução do fluxo sanguíneo regional, que tem início na base do pulmão, onde o parênquima é menos expandido (ver **Figura 7.8**). Essa região de fluxo sanguíneo reduzido é, muitas vezes, chamada de *zona 4* e pode ser explicada pelo estreitamento dos vasos extra-alveolares, que ocorre quando o pulmão ao redor deles se encontra pouco insuflado (**Figura 4.6**).

Distribuição do fluxo sanguíneo

- A gravidade causa grandes diferenças na distribuição pulmonar.
- Na zona 1, não há fluxo, porque a pressão arterial pulmonar é menor do que a pressão alveolar. Isso não é observado em condições normais.

- Na zona 2, o fluxo é determinado pela diferença entre a pressão arterial e a alveolar.
- Na zona 3, o fluxo é determinado pela diferença entre a pressão arterial e a venosa.
- Nas zonas 2 e 3, o fluxo aumenta progressivamente em cada zona.

Outros fatores causam irregularidades do fluxo sanguíneo no pulmão. O arranjo complexo e parcialmente aleatório de capilares e vasos sanguíneos (**Figura 1.6**) leva a alguma irregularidade no fluxo sanguíneo em qualquer dos níveis pulmonares. Também há evidências de que o fluxo sanguíneo se reduz ao longo do ácino, e as regiões periféricas são menos supridas de sangue. Algumas medidas sugerem que as regiões periféricas de todo o pulmão recebem menos sangue do que as centrais.

▶ CONTROLE ATIVO DA CIRCULAÇÃO

Vimos que os fatores passivos determinam a resistência vascular e a distribuição do fluxo na circulação pulmonar sob condições normais. No entanto, ocorre uma marcada resposta ativa quando a P_{O_2} do gás alveolar é reduzida. Isso é conhecido como *vasoconstrição pulmonar hipóxica* e consiste em contração da musculatura lisa das paredes das pequenas arteríolas na região hipóxica. Essa resposta não depende de conexões nervosas centrais, pois os segmentos excisados da artéria pulmonar sofrem constrição quando seu ambiente se torna hipóxico, de modo que isso indica uma ação local da hipoxia na própria artéria. A P_{O_2} do gás alveolar, e não do sangue arterial pulmonar, determina em grande medida a resposta. Isso pode ser comprovado perfundindo-se um pulmão com sangue de P_{O_2} elevada, mantendo-se a P_{O_2} alveolar baixa. Sob essas condições, a resposta ainda ocorre.

A parede do vaso se torna hipóxica como resultado da difusão de oxigênio ao longo da curta distância entre a parede e o alvéolo circundante. Devemos lembrar que uma artéria pulmonar pequena é intimamente rodeada por alvéolos (compare a proximidade dos alvéolos às veias pulmonares pequenas na **Figura 4.3**). A curva estímulo-resposta dessa constrição não é linear (**Figura 4.10**). Quando a P_{O_2} alveolar sofre alteração na região superior a 100 mmHg, observa-se pouca mudança na resistência vascular. Entretanto, quando a P_{O_2} alveolar é reduzida abaixo de cerca de 70 mmHg, pode ocorrer grande vasoconstrição; e, em nível de P_{O_2} muito baixa, o fluxo sanguíneo local pode ser praticamente abolido.

O mecanismo da vasoconstrição pulmonar hipóxica é objeto de inúmeras pesquisas. A concentração mais alta de íons de cálcio no citoplasma constitui o principal estimulante da contração da musculatura lisa, ocorrendo como resultado de vários fatores. Por exemplo, as pesquisas têm mostrado o envolvimento da inibição de canais de potássio dependentes de voltagem e da despolarização da membrana, levando a aumento das concentrações citoplasmáticas do íon cálcio.

Substâncias vasoativas derivadas do endotélio também são importantes na regulação do tônus vascular. Um desses fatores é o óxido nítrico (NO), formado a

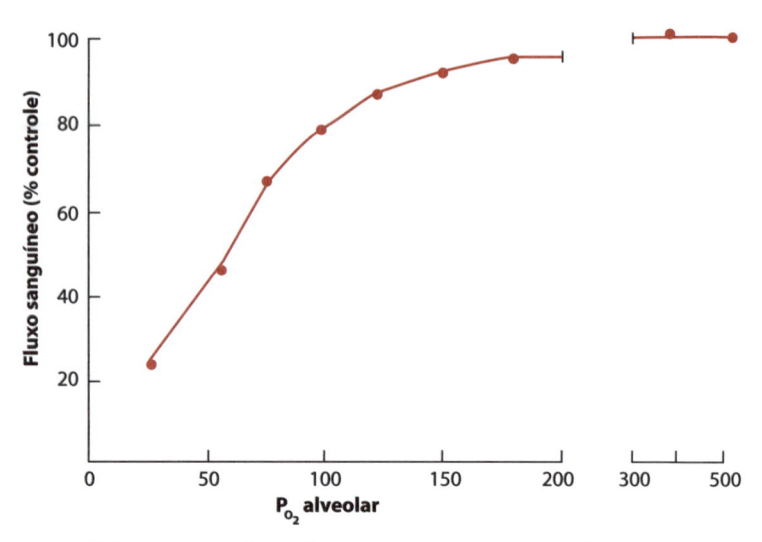

Figura 4.10 Efeito da redução da P_{O_2} alveolar no fluxo sanguíneo pulmonar. (Dados provenientes de um gato anestesiado.) (De Barer GR, et al. *J Physiol*. 1970;211:139.)

partir de L-arginina por meio de catálise pela sintase endotelial do NO (eNOS, do inglês *endothelial NO synthase*) (**Figura 4.11**). O NO ativa a guanilato ciclase solúvel e aumenta a síntese de guanosina, 3',5'-monofosfato cíclico (GMP cíclico [cGMP, do inglês *cyclic guanosine monophosphate*]). O cGMP subsequentemente inibe os canais de cálcio, impedindo uma elevação nas concentrações intracelulares de cálcio e promovendo a vasodilatação. Os inibidores da sintase NO potencializam a vasoconstrição pulmonar hipóxica em preparações animais, enquanto a administração de NO em baixas concentrações (10-40 ppm) por via inalatória reduz a vasoconstrição pulmonar hipóxica em seres humanos. Já foi demonstrado que a lesão no gene da eNOS causa hipertensão pulmonar em modelos animais.

As células endoteliais vasculares pulmonares também liberam potentes vasoconstritores, como a endotelina-1 (ET-1, do inglês *endothelin-1*) e o tromboxano A_2 (TXA$_2$, do inglês *thromboxane A_2*), os quais têm papel importante na fisiologia normal e nas doenças. Os antagonistas do receptor de endotelina são atualmente parte dos regimes terapêuticos para muitos pacientes com hipertensão pulmonar.

Um efeito da vasoconstrição hipóxica é o de direcionar o fluxo sanguíneo para longe das regiões hipóxicas do pulmão, as quais podem ser resultantes de obstrução brônquica ou de preenchimento alveolar, e o desvio do fluxo sanguíneo reduz os efeitos deletérios nas trocas gasosas. Nas grandes altitudes, a P_{O_2} é reduzida nos pulmões, resultando em vasoconstrição pulmonar generalizada e levando a um aumento na pressão arterial pulmonar. Contudo, é muito provável que a situação mais importante na qual esse mecanismo ocorra seja o nascimento. Durante a vida fetal, a resistência vascular pulmonar é muito alta, em parte por conta da vasoconstrição hipóxica, e apenas 15% do débito cardíaco atravessa os pulmões (ver **Figura 9.5**).

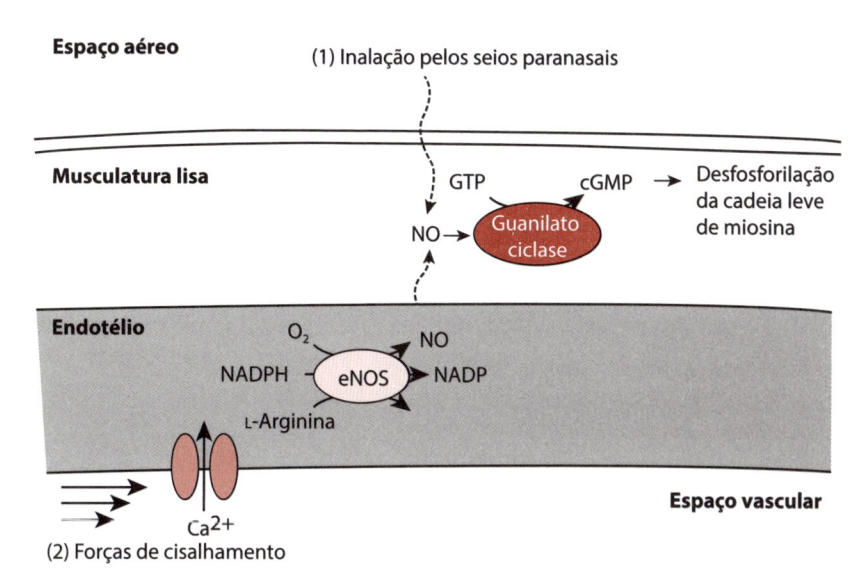

Figura 4.11 Mecanismo de ação do óxido nítrico (NO) sobre a musculatura lisa vascular pulmonar. O óxido nítrico é fornecido por dois mecanismos: *(1)* inalação de NO produzido nos seios paranasais e *(2)* produção endógena em resposta a forças de cisalhamento, o que desencadeia um influxo de cálcio que se combina com a sintase do óxido nítrico (eNOS) endotelial para produzir NO a partir de oxigênio, NADHP e L-arginina. O NO de ambas as fontes se difunde pela musculatura lisa, na qual catalisa a conversão de trifosfato de guanosina (GTP) a cGMP. A concentração aumentada de cGMP causa a desfosforilação da cadeia leve de miosina, seu desacoplamento e o subsequente relaxamento do músculo liso.

Quando a primeira respiração oxigena os alvéolos, a resistência vascular sofre queda dramática em decorrência do relaxamento da musculatura vascular lisa, e o fluxo pulmonar aumenta enormemente.

Outras respostas ativas da circulação pulmonar foram descritas. Um pH sanguíneo baixo (acidemia) causa vasoconstrição, sobretudo quando há hipoxia alveolar, enquanto a hipotermia grave atenua essa resposta.

Vasoconstrição pulmonar hipóxica

- A hipoxia alveolar leva à contração de pequenos ramos das artérias pulmonares.
- Provavelmente é um efeito direto da P_{O_2} reduzida na musculatura lisa vascular.
- A redução desse reflexo é fundamental ao nascimento na transição da respiração placentária para a respiração do ar.
- Ela desvia o fluxo sanguíneo das áreas pouco ventiladas de um pulmão doente no adulto.

O sistema nervoso autônomo exerce fraco controle. Um aumento no efluxo simpático causa enrijecimento das paredes das artérias pulmonares e vasoconstrição. A deficiência de ferro aumenta a vasoconstrição em resposta à hipoxia alveolar.

▶ EQUILÍBRIO HÍDRICO NO PULMÃO

Uma vez que apenas 0,3 µm de tecido separa o sangue capilar do ar no pulmão (**Figura 1.1**), manter os alvéolos sem líquido é essencial. A troca de líquidos pelo endotélio capilar obedece à lei de Starling. A força que tende a direcionar o líquido para *fora* do capilar constitui a pressão hidrostática capilar menos a pressão hidrostática no líquido intersticial, ou $P_c - P_i$. A força que tende a direcionar o líquido para dentro é a pressão coloidosmótica das proteínas do sangue menos aquela das proteínas do líquido intersticial, ou $\pi_c - \pi_i$. Essa força depende do coeficiente de reflexão σ, o qual é uma medida da eficácia da parede capilar em evitar a passagem das proteínas. Assim,

$$\text{pressão efetiva de líquido para fora do capiltar} = K[(P_c - P_i) - \sigma(\pi_c - \pi_i)]$$

onde K é uma constante chamada de coeficiente de filtração. Esta é a chamada equação de Starling.

O fluido que sai no final não costuma ser calculado na prática devido ao nosso desconhecimento sobre muitos valores. Contudo, os princípios encapsulados na equação nos ajudam a compreender as diversas situações fisiológicas e clínicas. A pressão coloidosmótica dentro do capilar é de cerca de 25 a 28 mmHg. É provável que a pressão hidrostática capilar se encontre entre a pressão arterial e a venosa e seja muito mais alta na região inferior do pulmão do que na superior. A pressão coloidosmótica do líquido intersticial não é conhecida, porém é de cerca de 20 mmHg nos linfonodos dos pulmões. No entanto, esse valor pode ser mais elevado do que aquele no líquido intersticial ao redor dos capilares. A pressão hidrostática intersticial é desconhecida; contudo, algumas medidas demonstram que ela é substancialmente inferior à pressão atmosférica. É provável que a pressão efetiva da equação de Starling seja para fora, causando um pequeno fluxo linfático, talvez de 20 mL/h em humanos sob condições normais.

Para onde o líquido vai quando deixa os capilares? A **Figura 4.12** demonstra que o líquido que extravasa no interstício da parede alveolar percorre o espaço intersticial até o espaço perivascular e peribrônquico dentro do pulmão. Inúmeros linfáticos passam pelos espaços perivasculares, os quais ajudam a transportar o líquido para os linfonodos hilares. Além disso, a pressão nesses espaços perivasculares é baixa, formando, assim, um coletor natural para drenagem de líquido. A forma mais inicial de edema pulmonar* é caracterizada por ingurgitamento desses espaços peribrônquicos e perivasculares e é conhecida como edema intersticial. A taxa de fluxo linfático do pulmão aumenta de forma considerável se a pressão capilar for elevada durante um longo período.

Em um estágio mais avançado de edema pulmonar, o líquido pode atravessar o epitélio do alvéolo para o espaço alveolar (**Figura 4.12**). Quando isso ocorre, os alvéolos se enchem de líquido, um por um, e, por não serem ventilados, não é possível haver

---

*Para uma discussão mais abrangente sobre o edema pulmonar, ver o volume que acompanha este livro, West JB, Luks AM. *Fisiopatologia pulmonar de West: princípios básicos*, 10.ed. Porto Alegre: Artmed, 2023.

FLUXO SANGUÍNEO E METABOLISMO

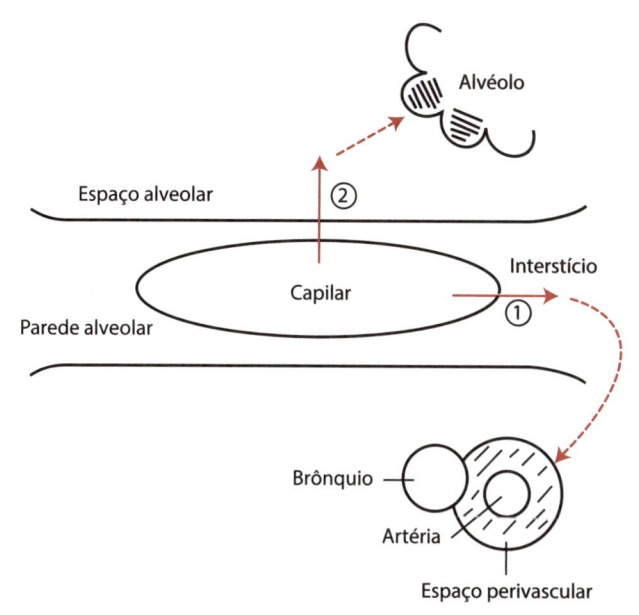

Figura 4.12 Dois possíveis caminhos para o líquido que se move para fora dos capilares pulmonares. O líquido que entra no interstício encontra seu caminho, em princípio, no espaço perivascular *(1)*. Posteriormente, o líquido pode cruzar a parede alveolar *(2)*.

oxigenação do sangue que flui por eles.* Não se sabe o que impulsiona o líquido a começar a se mover para os espaços alveolares; no entanto, é possível que isso ocorra quando a taxa máxima de drenagem pelo espaço intersticial é excedida, e a pressão, então, torna-se muito elevada. O líquido que chega aos espaços alveolares é ativamente bombeado para fora por uma bomba de sódio-potássio ATPase nas células epiteliais. O edema alveolar é muito mais grave do que o do tipo intersticial em razão da interferência nas trocas gasosas pulmonares.

▶ OUTRAS FUNÇÕES DA CIRCULAÇÃO PULMONAR

A principal função da circulação pulmonar é mover o sangue para e a partir da membrana alveolocapilar para que a troca gasosa possa acontecer. No entanto, ela também tem outras funções importantes. Uma é atuar como reservatório de sangue. Vimos que o pulmão apresenta grande capacidade de reduzir sua resistência vascular pulmo-

---

*N. de R.T. Edema alveolar difuso é classicamente o quadro do edema agudo de pulmão, sobretudo relacionado com origem cardiogênica. Ocorre por aumento da pressão venosa pulmonar associada ao aumento das pressões de enchimento do átrio esquerdo (p. ex., insuficiência cardíaca esquerda, estenose mitral). O edema pulmonar não cardiogênico, cujo exemplo mais conhecido é a síndrome da angústia respiratória aguda (SARA) – também conhecida como síndrome do desconforto respiratório agudo (SDRA) –, caracteriza-se pelo aumento da permeabilidade da membrana alveolocapilar, o que conduz a passagem de líquido do interstício para os alvéolos e consequente edema.

nar quando submetido a pressões vasculares elevadas, utilizando mecanismos de recrutamento e distensão (**Figura 4.5**). Os mesmos mecanismos permitem que o pulmão aumente seu volume de sangue com elevação relativamente pequena das pressões pulmonares arterial e venosa. Isso ocorre, por exemplo, quando uma pessoa deita após um período ereto e o sangue drena das pernas para os pulmões.

Outra função do pulmão é filtrar o sangue. Pequenos trombos de sangue são removidos da circulação antes que possam alcançar o cérebro ou outros órgãos vitais. Muitos leucócitos são aprisionados pelo pulmão e, depois, liberados, embora a importância disso não seja conhecida.

▶ FUNÇÕES METABÓLICAS DO PULMÃO

Além das trocas gasosas, o pulmão realiza outras funções metabólicas importantes. Por ser o único órgão vital, além do coração, que recebe todo o fluxo sanguíneo, o pulmão é singularmente apropriado para modificar substâncias originárias no sangue, incluindo várias substâncias vasoativas (**Tabela 4.1**). Uma fração substancial de todas as células endoteliais no corpo está localizada no pulmão. As funções metabólicas do endotélio vascular são apenas brevemente citadas aqui, pois muitas dizem respeito à área da farmacologia.

O único exemplo conhecido de ativação biológica por meio da passagem pela circulação pulmonar é a conversão do polipeptídeo relativamente inativo de angiotensina I no potente vasoconstritor angiotensina II. Este último é até 50 vezes mais ativo do que o seu precursor e não é metabolizado durante sua passagem pelo pul-

Substância	Destino
Peptídeos	
Angiotensina I	Convertida à angiotensina II pela ECA
Angiotensina II	Não afetada
Vasopressina	Não afetada
Bradicinina	Até 80% inativada
Aminas	
Serotonina	Quase completamente removida
Norepinefrina	Até 30% removida
Histamina	Não afetada
Dopamina	Não afetada
Metabólitos do ácido araquidônico	
Prostaglandinas E_2 e $F_{2\alpha}$	Quase completamente removidas
Prostaglandinas A_1 e A_2	Não afetadas
Prostaciclina (PGI_2)	Não afetada
Leucotrienos	Quase completamente removidos

Tabela 4.1 Destino de substâncias na circulação pulmonar

ECA, enzima conversora da angiotensina.

mão. A conversão de angiotensina I é catalisada pela enzima conversora da angiotensina (ECA), a qual se encontra localizada em pequenas depressões na superfície das células endoteliais capilares.

Muitas substâncias vasoativas são completa ou parcialmente inativadas durante a passagem pelo pulmão. A ECA inativa até 80% da bradicinina. O pulmão é o principal local de inativação de serotonina (5-hidroxitriptamina), não por degradação enzimática, mas por processo de captação e armazenagem (**Tabela 4.1**). Parte da serotonina pode ser transferida às plaquetas no pulmão ou armazenada de alguma outra maneira e liberada durante uma reação anafilática. As prostaglandinas E_1, E_2 e $F_{2\alpha}$ também são inativadas no pulmão, o qual constitui uma fonte rica das enzimas responsáveis. A norepinefrina também é absorvida pelo pulmão até certo ponto (até 30%). Parece que a histamina não é afetada pelo pulmão intacto, porém é prontamente inativada em porções.

Algumas substâncias vasoativas passam pelos pulmões sem ganho ou perda significativos de atividade. Isso inclui a epinefrina, as prostaglandinas A_1 e A_2, a angiotensina II e a vasopressina (ADH).

Diversas substâncias vasoativas e broncoativas são metabolizadas no pulmão e podem ser liberadas na circulação sob determinadas condições. Importantes, entre elas, são os metabólitos do ácido araquidônico. O ácido araquidônico é formado pela ação da enzima fosfolipase A_2 sobre os fosfolipídeos ligados às membranas celulares. Existem duas vias sintéticas principais, sendo as reações iniciais catalisadas pelas enzimas lipoxigenase e cicloxigenase, respectivamente. A primeira produz os leucotrienos, os quais englobam o mediador originalmente descrito como substância de reação lenta da anafilaxia (SRS-A, do inglês *slow-reacting substance of anaphylaxis*). Esses compostos promovem constrição das vias aéreas e podem desempenhar importante papel na asma.* Outros leucotrienos estão envolvidos nas respostas inflamatórias.

As prostaglandinas são potentes vasoconstritores ou vasodilatadores. A prostaglandina E_2 tem papel importante no feto porque ajuda a relaxar o *ductus arteriosus* patente, enquanto a prostaglandina I_2 é um potente vasodilatador pulmonar usado no tratamento de pacientes com aumento da pressão arterial pulmonar. As prostaglandinas também afetam a agregação plaquetária e são ativas em outros sistemas, como na cascata de coagulação calicreína-cinina, podendo ter algum papel na broncoconstrição da asma. Também existem evidências de que os pulmões exercem função no mecanismo de coagulação do sangue sob condições normais e anormais. Por exemplo, há uma grande quantidade de mastócitos contendo heparina no interstício. Além disso, o pulmão é capaz de secretar imunoglobulinas especiais, em particular IgA, no muco brônquico, as quais contribuem para a defesa contra infecções.

---

*N. de R.T. O ácido acetilsalicílico e os anti-inflamatórios não esteroides são inibidores da cicloxigenase e têm papel no controle da dor e da inflamação. Os anti-inflamatórios hormonais (corticosteroides) agem inibindo a fosfolipase A_2, o que reduz tanto a atividade da cicloxigenase quanto a da lipoxigenase, sendo úteis também em doenças inflamatórias e alérgicas (estas últimas ligadas à produção de leucotrienos).

As funções sintéticas do pulmão incluem a síntese de fosfolipídeos como dipalmitoil-fosfatidilcolina, o qual constitui um componente do surfactante pulmonar (ver Capítulo 7). A síntese de proteína também é importante, pois o colágeno e a elastina formam o arcabouço estrutural do pulmão. Sob algumas circunstâncias, as proteases são aparentemente liberadas dos leucócitos no pulmão, causando quebra do colágeno e da elastina, o que pode resultar em enfisema.* Outra área significativa é o metabolismo do carboidrato, em especial a elaboração de mucopolissacarídeos do muco brônquico.

CONCEITOS-CHAVE

1. As pressões dentro da circulação pulmonar são muito mais baixas do que na circulação sistêmica. Os capilares também são expostos à pressão alveolar, enquanto as pressões ao redor dos vasos extra-alveolares são menores.
2. A resistência vascular pulmonar é baixa e diminui ainda mais quando o débito cardíaco aumenta em razão do recrutamento e da distensão dos capilares. A resistência vascular pulmonar aumenta em volumes pulmonares muito pequenos ou muito grandes.
3. O fluxo sanguíneo é distribuído de forma desigual no pulmão em ortostatismo. Como resultado da gravidade, há fluxo maior na base do que no ápice. Se a pressão capilar é inferior à pressão alveolar na região superior do pulmão, os capilares sofrem colapso, e não há fluxo sanguíneo (zona 1). Também há fluxo sanguíneo desigual em qualquer nível pulmonar em razão de variações aleatórias dos vasos sanguíneos.
4. A vasoconstrição pulmonar hipóxica reduz o fluxo sanguíneo nas áreas pouco ventiladas do pulmão. A liberação desse reflexo é responsável pelo grande aumento do fluxo sanguíneo para o pulmão ao nascimento.
5. O movimento de líquido pelo endotélio capilar é determinado pelo equilíbrio de Starling.
6. A circulação pulmonar apresenta muitas funções metabólicas, com destaque para a conversão de angiotensina I em angiotensina II pela ECA.

CASO CLÍNICO

Um homem de 24 anos é hospitalizado após sofrer fraturas pélvicas e femorais em uma colisão automobilística de alta velocidade. Enquanto se recuperava na enfermaria após o reparo

---

*N. de R.T. A α-1-antitripsina é uma antiprotease existente no pulmão. A sua deficiência, em geral geneticamente determinada, causa um desequilíbrio protease-antiprotease, levando à destruição das paredes alveolares e consequente enfisema pulmonar (precoce, panacinar e predominando em bases pulmonares, diferente do enfisema do tabagista, que é centrolobular, mais tardio e prevalece nos ápices).

cirúrgico das fraturas, ele apresentou início súbito de dor torácica esquerda e grande dificuldade respiratória. Ele observou que a dor era lancinante e aumentava com os movimentos, a tosse e a inspiração profunda, um fenômeno chamado de dor "pleurítica". Ele apresentava taquicardia e taquipneia, mas a pressão arterial era normal e não havia achados na ausculta pulmonar. A radiografia de tórax mostrou redução das marcas vasculares no campo inferior esquerdo do pulmão. A tomografia computadorizada (TC) com contraste intravenoso mostrou ausência de fluxo sanguíneo para todo o lobo inferior esquerdo, achado consistente com embolia pulmonar (coágulo de sangue na artéria pulmonar). Ele foi submetido a uma ecocardiografia, a qual mostrou função ventricular direita normal e apenas um aumento pequeno na pressão sistólica da artéria pulmonar acima da faixa normal.

Questões

- Se havia oclusão da circulação para todo o lobo inferior esquerdo, por que a pressão na artéria pulmonar aumentou só um pouco acima do normal?
- O que se esperaria acontecer ao fluxo sanguíneo para o ápice do pulmão direito?
- O que aconteceria com a ventilação de espaço morto e a ventilação alveolar?

TESTE SEU CONHECIMENTO

Para cada questão, escolha a melhor resposta.

1. A figura a seguir mostra as alterações na resistência vascular pulmonar como função do volume pulmonar. Qual das seguintes alternativas explica melhor a alteração observada na resistência à medida que o volume pulmonar muda do *Ponto A* para o *Ponto B*?

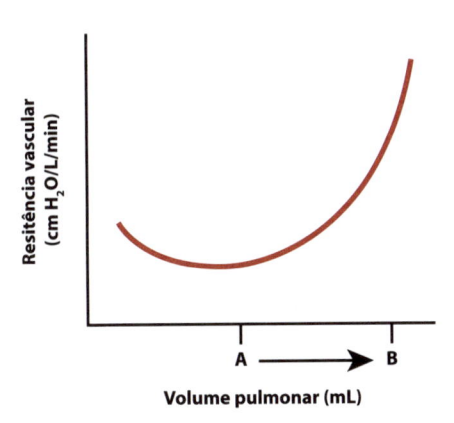

   A. Redução da concentração de endotelina-1 na vasculatura pulmonar
   B. Aumento da concentração de óxido nítrico na vasculatura pulmonar
   C. Aumento da tração radial sobre os vasos extra-alveolares
   D. Recrutamento e distensão devido a aumento do fluxo sanguíneo
   E. Estiramento dos vasos intra-alveolares

66 FISIOLOGIA RESPIRATÓRIA

2. Como parte de um projeto de pesquisa, uma pessoa saudável realiza um teste de exercício cardiopulmonar com a colocação de um cateter cardíaco direito para monitorar a resistência vascular pulmonar com o exercício progressivo.

Ponto no tempo	Resistência vascular pulmonar (mmHg/L/min)
Pré-exercício	2,5
Durante o exercício	2,2
Exercício máximo	1,7

Qual das seguintes alternativas explica a alteração observada na resistência vascular pulmonar com o exercício progressivo?
- **A.** Redução do pH sanguíneo
- **B.** Aumento da concentração de endotelina-1 na vasculatura pulmonar
- **C.** Aumento de condições de fluxo para a zona 1
- **D.** Aumento da estimulação pelo sistema nervoso simpático
- **E.** Recrutamento e distensão dos capilares pulmonares

3. Um paciente com doença vascular pulmonar apresenta pressões pulmonares arterial e venosa na média de 55 e 5 mmHg, respectivamente, enquanto o débito cardíaco é de 3 L/min. Qual é a resistência vascular pulmonar em mmHg/L/min?
- **A.** 0,5
- **B.** 1,7
- **C.** 2,5
- **D.** 5
- **E.** 17

4. Um paciente com longa história de tabagismo chega à emergência com início agudo de dispneia. Após uma radiografia de tórax mostrar uma opacidade densa no lobo inferior esquerdo, uma TC de tórax é obtida e mostra colapso do lobo inferior esquerdo devido a uma lesão expansiva obstruindo o brônquio lobar inferior esquerdo. Qual das alterações a seguir seria esperada no lobo inferior esquerdo como resultado desse achado?
- **A.** Redução da conversão de angiotensina I em angiotensina II
- **B.** Distensão de vasos extra-alveolares
- **C.** Elevação da pressão venosa pulmonar
- **D.** Constrição da musculatura lisa nas arteríolas pulmonares
- **E.** Relaxamento da musculatura lisa nas vênulas pulmonares

5. Um paciente é submetido à colocação de um cateter cardíaco direito e de um cateter de artéria radial durante uma avaliação para cardiopatia valvar. As concentrações de O_2 no sangue venoso misto e arterial são, respectivamente, de 16 e 20 mL por 100 mL, enquanto o consumo de O_2 é estimado em 300 mL/min. Qual das seguintes alternativas mostra o fluxo sanguíneo pulmonar do paciente em L/min?
- **A.** 2,5
- **B.** 5
- **C.** 7,5
- **D.** 10
- **E.** 75

FLUXO SANGUÍNEO E METABOLISMO   67

6. Você está conduzindo um experimento que envolve um pulmão isolado, perfundido e mecanicamente ventilado. Cateteres e sensores de pressão são colocados para permitir que você meça as pressões pulmonares arterial, venosa e alveolar em uma região específica do pulmão. Com base nos valores mostrados, o que acontecerá ao fluxo sanguíneo nessa região como resultado da intervenção?

Ponto no tempo	$P_{arterial}$ (mmHg)	$P_{alveolar}$ (mmHg)	P_{venosa} (mmHg)
Pré-intervenção	12	4	7
Pós-intervenção	12	9	5

A. Redução do fluxo, porque a pressão final será a pressão arterial menos a venosa
B. Redução do fluxo, porque a pressão final será a pressão arterial menos a alveolar
C. Aumento do fluxo, porque a pressão final será a pressão alveolar menos a venosa
D. Aumento do fluxo, porque a pressão final será a pressão arterial menos a venosa
E. Não haverá alteração no fluxo sanguíneo

7. Uma pessoa saudável está participando de um experimento e é submetida à colocação de um cateter de artéria pulmonar. As mensurações são realizadas antes e depois de uma intervenção. Com base nos dados mostrados na tabela, qual das seguintes é a intervenção mais provavelmente realizada nessa pessoa?

Ponto no tempo	Resistência vascular pulmonar (mmHg/L/min)	Pressão arterial pulmonar média (mmHg)	Débito cardíaco (L/min)
Pré-intervenção	3,2	23	5,6
Pós-intervenção	2,5	21	6,4

A. Administração intravenosa de endotelina
B. Administração intravenosa de histamina
C. Administração intravenosa de prostaciclina
D. Administração intravenosa de serotonina
E. Inalação de uma mistura gasosa com F_IO_2 de 0,12

8. Se as pressões nos capilares e nos espaços intersticiais no ápice do pulmão são de 3 e 0 mmHg, respectivamente, e as pressões coloidosmóticas do sangue e do líquido intersticial são de 25 e 5 mmHg, respectivamente, qual é pressão efetiva em mmHg que move o líquido para dentro dos capilares?

A. 17
B. 20
C. 23
D. 27
E. 33

9. Um homem de 45 anos é hospitalizado por pneumonia grave em lobo inferior direito. No segundo dia de hospitalização, sua hipoxemia piora e uma nova radiografia mostra aumento das opacidades em ambos os pulmões. Uma gasometria revela pH de 7,47 e P_{O_2} arterial de 55 mmHg, enquanto uma ecocardiografia demonstra função ventricular esquerda normal e átrio esquerdo de tamanho normal, mas com

aumento significativo da pressão arterial pulmonar sistólica. Qual dos fatores a seguir provavelmente explica os achados na ecocardiografia?

A. Redução da P$_{O_2}$ alveolar
B. Redução da P$_{O_2}$ arterial
C. Redução da atividade do sistema nervoso simpático
D. Aumento do pH arterial
E. Elevação da pressão venosa pulmonar

10. Após a hospitalização por grave infarto do miocárdio, uma mulher de 62 anos apresenta dispneia progressiva. Os exames laboratoriais revelam albumina sérica de 4,1 mg/dL (normal: > 4,0 mg/dL) e P$_{O_2}$ arterial de 55 mmHg, enquanto a radiografia de tórax demonstra um coração grande e opacidades bilaterais difusas consistentes com edema pulmonar. A ecocardiografia demonstra ventrículo esquerdo dilatado com redução da função sistólica, aumento do átrio esquerdo e pressão sistólica da artéria pulmonar levemente aumentada. Qual dos fatores a seguir mais provavelmente explica os achados na radiografia de tórax da paciente?

A. Redução da P$_{O_2}$ arterial
B. Redução da pressão coloidosmótica
C. Aumento da drenagem linfática a partir do interstício pulmonar
D. Aumento da pressão hidrostática capilar pulmonar
E. Recrutamento e distensão da vasculatura pulmonar

11. A administração de um inibidor da enzima conversora de angiotensina (ECA) deveria apresentar qual dos seguintes efeitos no pulmão?

A. Redução da inativação de bradicinina
B. Redução da captação e do armazenamento de serotonina
C. Aumento da conversão de ácido araquidônico em prostaglandina
D. Aumento da degradação enzimática de angiotensina II
E. Aumento da captação pulmonar de norepinefrina

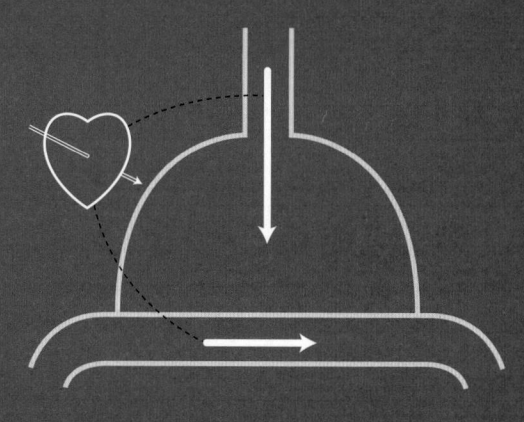

Relações ventilação-perfusão

Como o equilíbrio entre sangue e ar determina a troca gasosa

5

- Transporte de oxigênio do ar para os tecidos
- Hipoventilação
- Limitação da difusão
- *Shunt*
- Relação ventilação-perfusão
- Efeito da alteração da relação ventilação-perfusão de uma unidade pulmonar
- Troca gasosa regional no pulmão
- Efeito do desequilíbrio entre ventilação-perfusão na troca gasosa total
- Distribuições das relações ventilação-perfusão
- Desequilíbrio entre ventilação--perfusão como causa da retenção de dióxido de carbono
- Mensuração do desequilíbrio entre ventilação-perfusão

Este capítulo aborda a função primária do pulmão, ou seja, a troca gasosa. Em primeiro lugar, consideramos o pulmão ideal do ponto de vista teórico. Depois, revisamos os três mecanismos de hipoxemia: hipoventilação, limitação da difusão e *shunt*. Introduzimos, então, o conceito de desequilíbrio entre ventilação-perfusão e, para efeito ilustrativo, descrevemos essas diferenças regionais da troca gasosa no pulmão humano em ortostatismo. Depois, examinaremos como o desequilíbrio entre ventilação-perfusão compromete a troca gasosa global, incluindo não apenas os efeitos no oxigênio, mas também os efeitos no dióxido de carbono. Os métodos de mensuração do desequilíbrio entre ventilação-perfusão são discutidos com brevidade. Ao final do capítulo, o leitor deverá ser capaz de:

- Calcular a fração de *shunt* e o gradiente alveolocapilar de P_{O_2}.
- Predizer as alterações na P_{O_2} e na P_{CO_2} em uma determinada unidade pulmonar com base nas mudanças na relação ventilação-perfusão.

- Descrever as diferenças regionais no fluxo sanguíneo e na ventilação no pulmão em ortostatismo e seus efeitos sobre a relação ventilação-perfusão e a oxigenação.
- Usar dados clínicos e laboratoriais para identificar a causa da hipoxemia.
- Comparar o efeito do aumento da ventilação sobre a eliminação de dióxido de carbono (CO_2) e a oxigenação em casos de desequilíbrio entre ventilação-perfusão.

Até agora, consideramos o movimento de ar para e a partir da interface sangue-gás, a difusão do gás por meio dela e o movimento de sangue para a e a partir da membrana alveolocapilar. Seria natural assumir que, se todos esses processos fossem adequados, a troca gasosa normal no pulmão estaria garantida. Infelizmente, isso não ocorre devido a outro fator que é fundamental para a troca gasosa adequada: a combinação entre ventilação e fluxo sanguíneo nas várias regiões do pulmão. De fato, o desequilíbrio entre ventilação e fluxo sanguíneo é responsável por grande parte da deficiência da troca gasosa nas doenças pulmonares agudas e crônicas.

Após uma análise preliminar da transferência normal de oxigênio (O_2), examinaremos as principais razões para que os indivíduos desenvolvam uma P_{O_2} anormalmente baixa no sangue arterial, a chamada hipoxemia. Devemos considerar três causas relativamente simples de hipoxemia (hipoventilação, limitação da difusão e *shunt*) e depois analisar com mais cuidado a causa final e mais importante: o desequilíbrio entre ventilação-perfusão.

▶ TRANSPORTE DE OXIGÊNIO DO AR PARA OS TECIDOS

A **Figura 5.1** demonstra como a P_{O_2} sofre redução conforme o gás se move da atmosfera na qual vivemos para as mitocôndrias, onde é utilizado. A P_{O_2} do ar é de 20,93% da pressão total de ar seco (i.e., excluindo o vapor d'água). Ao nível do mar,

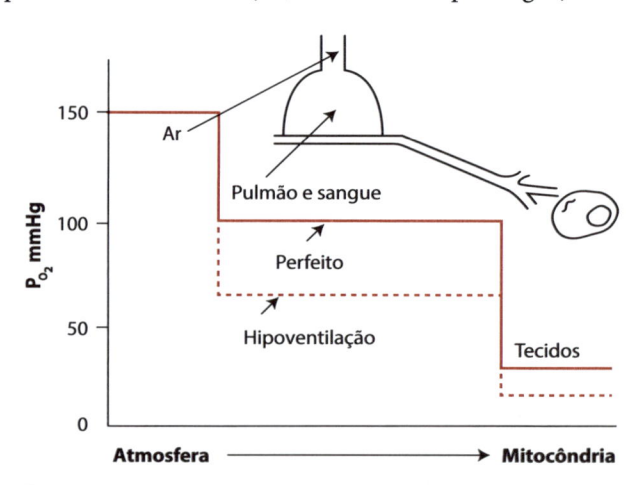

Figura 5.1 Esquema das pressões parciais de O_2 desde o ar até os tecidos.
A *linha sólida* demonstra uma situação perfeita hipotética, e a *linha pontilhada* representa hipoventilação. A hipoventilação reduz a P_{O_2} no gás alveolar e, portanto, nos tecidos.

RELAÇÕES VENTILAÇÃO-PERFUSÃO

a pressão barométrica é de 760 mmHg, e, à temperatura corporal de 37 °C, a pressão do vapor de água do gás inspirado úmido (que é completamente saturado com vapor de água) é de 47 mmHg. Dessa forma, a P_{O_2} do gás inspirado é de (20,93/100) × (760 − 47) ou 149 mmHg (diz-se 150).

A **Figura 5.1** ilustra um pulmão perfeito hipotético e mostra que, no momento em que o O_2 alcança o alvéolo, a P_{O_2} cai 1/3, para em torno de 100 mmHg. Isso ocorre porque a P_{O_2} do gás alveolar é determinada pelo equilíbrio entre dois processos: de um lado, a remoção de O_2 pelo sangue capilar pulmonar; do outro, a renovação contínua pela ventilação alveolar. (A rigor, a ventilação alveolar não é contínua, e sim respiração por respiração. Entretanto, a flutuação na P_{O_2} alveolar a cada inspiração é de apenas cerca de 3 mmHg, pois o volume corrente é pequeno em comparação com o volume de gás no pulmão, de modo que o processo pode ser considerado contínuo.) A taxa de remoção de O_2 do pulmão é comandada pelo consumo de O_2 dos tecidos e varia pouco em condições de repouso. Na prática, portanto, a P_{O_2} alveolar é amplamente determinada pelo nível de ventilação alveolar. O mesmo se aplica à P_{CO_2} alveolar, que, de modo geral, é próxima a 40 mmHg.

Quando o sangue arterial sistêmico chega aos capilares teciduais, o O_2 se difunde para a mitocôndria, onde a P_{O_2} é muito mais baixa. A P_{O_2} do "tecido" provavelmente difere de forma considerável pelo corpo, e, pelo menos em algumas células, a P_{O_2} é tão baixa quanto 1 mmHg. Entretanto, o pulmão constitui uma ligação fundamental na cadeia do transporte de O_2, e qualquer redução da P_{O_2} do sangue arterial resulta em P_{O_2} tecidual mais baixa, mesmo que outros processos sejam iguais. Pelas mesmas razões, o comprometimento das trocas gasosas pulmonares promove a elevação da P_{CO_2} do tecido.

Embora seja assim que as trocas gasosas normais ocorrem, em algumas situações esses processos deixam de funcionar e os pacientes desenvolvem hipoxemia. Isso pode acontecer por várias razões, como hipoventilação, *shunt*, anormalidade de difusão e desequilíbrio entre ventilação-perfusão.

Quatro causas de hipoxemia

- Hipoventilação.
- Limitação da difusão.
- *Shunt*.
- Desequilíbrio entre ventilação-perfusão.

▶ HIPOVENTILAÇÃO

Vimos que a P_{O_2} alveolar é determinada pelo equilíbrio entre a taxa de remoção de O_2 pelo sangue (a qual é determinada pela demanda metabólica dos tecidos) e a renovação de O_2 pela ventilação alveolar. Assim, se a ventilação alveolar for anormalmente baixa, a P_{O_2} alveolar cai. Por motivos semelhantes, a P_{CO_2} se eleva. Isso é conhecido como hipoventilação (**Figura 5.1**).

Causas de hipoventilação incluem fármacos como os opiáceos e os barbitúricos, que deprimem o estímulo central aos músculos respiratórios, danos à parede torácica, fraqueza ou paralisia dos músculos respiratórios e alta resistência para mobilizar o ar (p. ex., crise muito grave de asma). Algumas doenças, como a obesidade mórbida, podem causar hipoventilação por afetar o estímulo respiratório central e a mecânica respiratória. A hipoventilação sempre promove aumento de P_{CO_2} alveolar e, consequentemente, de P_{CO_2} arterial. A relação entre a ventilação alveolar e a P_{CO_2} foi apresentada na página 22, na equação de ventilação alveolar:

$$P_{CO_2} = \frac{\dot{V}_{CO_2}}{\dot{V}_A} \times K$$

onde $\dot{V}_{CO_2}$ é a produção de CO_2, $\dot{V}_A$ é a ventilação alveolar, e K é uma constante. Isso quer dizer que, se a ventilação alveolar for reduzida à metade, a P_{CO_2} é dobrada, assim que o estado de equilíbrio for estabelecido.

A relação entre a queda na P_{O_2} e a elevação na P_{CO_2} que ocorre na hipoventilação pode ser calculada a partir da *equação do gás alveolar* se soubermos a composição do gás inspirado e o quociente respiratório (R), o qual é obtido pela produção de CO_2/consumo de O_2 e é determinado pelo metabolismo dos tecidos em estado de equilíbrio, variando conforme o balanço de substratos consumidos pelo indivíduo (i.e., carboidratos, gorduras e proteínas). Também é conhecido como razão de troca respiratória. Uma forma simplificada da equação do gás alveolar é

$$P_{A_{O_2}} = P_{I_{O_2}} - \frac{P_{A_{CO_2}}}{R} + F$$

onde F constitui um pequeno fator de correção (normalmente em torno de 2 mmHg para respiração em ar ambiente), que podemos ignorar. Essa equação demonstra que, se R apresenta seu valor normal de 0,8, a queda na P_{O_2} alveolar é ligeiramente maior do que a elevação na P_{CO_2} durante a hipoventilação. A versão completa da equação é encontrada no Apêndice A.

A hipoventilação sempre reduz a P_{O_2} alveolar e a arterial, exceto quando a pessoa respira uma mistura de O_2 enriquecida. Nesse caso, a quantidade de O_2 adicionada pela respiração pode facilmente compensar o fluxo reduzido de gás inspirado (tente resolver a Questão 3 ao final deste capítulo). Se, de maneira repentina, a ventilação alveolar aumentar (p. ex., por hiperventilação voluntária), a P_{O_2} e a P_{CO_2} alveolares podem demorar alguns minutos para assumir seus novos valores no estado de equilíbrio. Isso ocorre em razão das reservas diferentes de O_2 e CO_2 no corpo. As reservas de CO_2 são muito maiores do que as de O_2 devido à grande quantidade de CO_2 encontrada na forma de bicarbonato no sangue e no líquido intersticial (ver Capítulo 6). Portanto, a P_{CO_2} alveolar demora mais para chegar ao equilíbrio, e, durante o estado de não equilíbrio, o valor de R do gás expirado é elevado à medida que as reservas de CO_2 são eliminadas. Alterações opostas ocorrem com o início da hipoventilação.

Hipoventilação

- Sempre aumenta a P_{CO_2} alveolar e a arterial.
- Reduz a P_{O_2}, a não ser que O_2 adicional seja inspirado.
- A hipoxemia é fácil de ser revertida adicionando-se O_2 ao gás inspirado.

▶ LIMITAÇÃO DA DIFUSÃO

A **Figura 5.1** demonstra que, em um pulmão perfeito, a P_{O_2} do sangue arterial seria a mesma do gás alveolar. Na realidade, não é assim que acontece. Uma razão para isso é que, embora a P_{O_2} do sangue se eleve próxima daquela do gás alveolar à medida que o sangue passa pelo capilar pulmonar (**Figura 3.3**), ela nunca consegue realmente alcançar aquela do gás alveolar. Sob condições normais, a diferença entre a P_{O_2} do gás alveolar e a do sangue capilar final resultante da difusão incompleta é incalculavelmente pequena, porém é demonstrada de forma esquemática na **Figura 5.2**. Como observamos, a diferença pode se tornar maior durante o exercício (devido a reduções no tempo de trânsito capilar dos eritrócitos), no espessamento da membrana alveolocapilar ou em caso de inalação de mistura pobre em O_2 (**Figura 3.3B**). No entanto, a limitação da difusão raramente causa hipoxemia em repouso ao nível do mar, mesmo quando a doença pulmonar afeta a membrana alveolocapilar, pois os eritrócitos despendem tempo suficiente nos capilares pulmonares para permitir o equilíbrio quase completo.

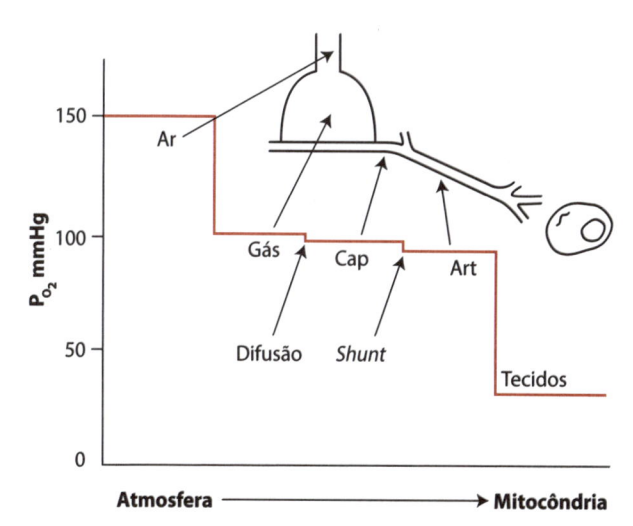

Figura 5.2 **Esquema da transferência de O2 do ar para os tecidos, mostrando a redução da P_{O_2} arterial causada por difusão e *shunt*.** (Modificada com permissão de John Wiley & Sons from West JB. *Ventilation/Blood Flow and Gas Exchange*. 5th ed. Oxford, UK: Blackwell; 1990:3; permissão concedida por meio de Copyright Clearance Center, Inc.)

▶ SHUNT

Outra razão pela qual a P_{O_2} do sangue arterial é inferior àquela do gás alveolar é o sangue desviado. *Shunt* se refere ao sangue que entra no sistema arterial sem passar pelas áreas ventiladas do pulmão. No pulmão normal, parte do sangue da artéria brônquica é coletada pelas veias pulmonares após a perfusão dos brônquios e da redução parcial de seu O_2. Outra fonte é uma pequena quantidade de sangue venoso coronariano que drena diretamente para a cavidade do ventrículo esquerdo por meio das veias cardíacas mínimas. O efeito da adição desse sangue pouco oxigenado é a redução da P_{O_2} arterial. Alguns pacientes apresentam uma conexão vascular anormal entre a artéria e a veia pulmonar pequena (malformação arteriovenosa pulmonar). Algumas formas de doença cardíaca podem causar adição direta de sangue venoso ao arterial por meio de um defeito entre os lados direito e esquerdo do coração.*

Quando o *shunt* é causado pela adição de sangue venoso misto ao sangue drenado dos capilares, é possível calcular a quantidade do *shunt* (**Figura 5.3**). A quantidade total de O_2 que deixa o sistema é o fluxo sanguíneo total $\dot{Q}_T$ multiplicado pela concentração de O_2 no sangue arterial, Ca_{O_2}, ou $\dot{Q}_T \times Ca_{O_2}$. Isso deve ser igual à soma das quantidades de O_2 no sangue desviado pelo *shunt* e no sangue capilar final, $(\dot{Q}_T - \dot{Q}_S) \times Cc'_{O_2}$. Assim,

$$\dot{Q}_T \times Ca_{O_2} = \dot{Q}_S \times C\bar{v}_{O_2} + (\dot{Q}_T - \dot{Q}_S) \times Cc'_{O_2}$$

$$\frac{\dot{Q}_S}{\dot{Q}_T} = \frac{Cc'_{O_2} - Ca_{O_2}}{Cc'_{O_2} - C\bar{v}_{O_2}}$$

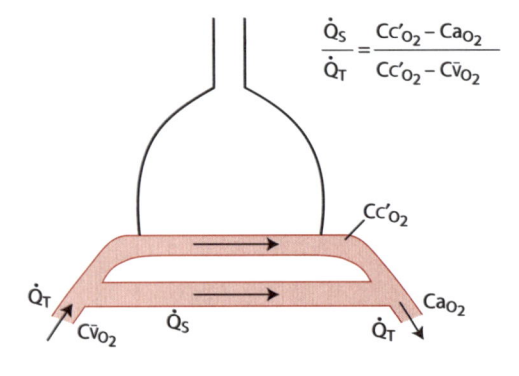

Figura 5.3 Mensuração do *shunt*. O oxigênio carreado no sangue arterial se iguala à soma do oxigênio carreado no sangue capilar e daquele no sangue desviado (ver o texto).

---

*N. de R.T. A proporção da mistura de sangue venoso e arterial depende do equilíbrio das pressões entre os sistemas que têm uma comunicação anômala (p. ex., defeito do septo interatrial). Quando há um *shunt* intracardíaco da esquerda para direita (pressão sistêmica é maior que a pulmonar), há aumento da oxigenação do sangue venoso pelo sangue arterial já oxigenado. Entretanto, quando há um *shunt* da direita para a esquerda (pressão pulmonar é maior que a sistêmica), ocorre desoxigenação, já que parte do sangue venoso é direcionada à circulação arterial sistêmica sem ser oxigenada pelos pulmões. Esta última situação é denominada síndrome de Eisenmenger, que se estabelece pelo aumento progressivo da pressão vascular pulmonar no momento em que ela excede os valores da pressão da circulação sistêmica.

Reorganizando, temos:

$$\frac{\dot{Q}_S}{\dot{Q}_T} = \frac{Cc'_{O_2} - C_{aO_2}}{Cc'_{O_2} - C\bar{v}_{O_2}}$$

A concentração de O_2 do sangue capilar final é normalmente calculada a partir da P_{O_2} alveolar e da curva de dissociação de oxigênio (ver Capítulo 6). A relação entre o *shunt* e o fluxo total é chamada de fração de *shunt*.

Quando o *shunt* é causado por sangue que não apresenta a mesma concentração de O_2 que o sangue venoso misto (p. ex., sangue da veia brônquica), em geral não é possível calcular sua verdadeira magnitude. Entretanto, muitas vezes é válido calcular um *shunt* "fictício", isto é, qual *seria* o *shunt* se a redução observada na concentração arterial de O_2 fosse causada pela adição de sangue venoso misto. Em pessoas saudáveis, a fração de *shunt* normal que resulta de fluxo em veias brônquicas e mínimas é de cerca de 5%, enquanto em certas formas de doença pulmonar, isso pode aumentar para valores bem maiores.

Uma característica importante de um *shunt* é que a hipoxemia não pode ser abolida pela administração de O_2 a 100%. Isso ocorre porque o sangue desviado que não passa pelos alvéolos ventilados nunca é exposto a essa P_{O_2} alveolar maior, continuando a reduzir a P_{O_2} arterial. No entanto, alguma elevação da P_{O_2} arterial ocorre em razão do O_2 adicionado ao sangue capilar do pulmão ventilado, o que pode ser importante para alguns pacientes. Grande parte do O_2 adicionado se encontra na forma dissolvida em vez de combinada à hemoglobina, uma vez que o sangue perfundindo o alvéolo ventilado se encontra quase completamente saturado (ver Capítulo 6). A resposta à administração de oxigênio suplementar na presença de *shunt* varia conforme a fração de *shunt* (**Figura 5.4**). A administração de O_2 a 100% ao paciente é uma medida muito sensível de *shunt*, pois, quando a P_{O_2} está alta, uma pequena redução na concentração de O_2 arterial ocasiona queda relativa-

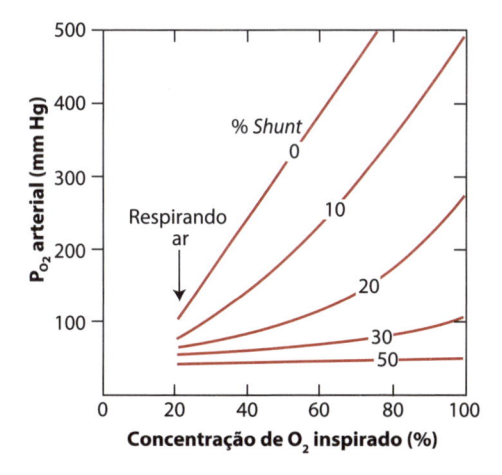

Figura 5.4 Resposta da P_{O_2} arterial ao aumento das concentrações de oxigênio inspirado em um pulmão com várias quantidades de *shunt*. Observe que a P_{O_2} permanece muito abaixo do nível normal para oxigênio a 100%. Contudo, ocorrem ganhos úteis na oxigenação mesmo com graus intensos de *shunt*. (Este diagrama mostra apenas os valores típicos; alterações no débito cardíaco, na captação de oxigênio, etc. afetam a posição das linhas.) (De West JB. *Fisiopatologia pulmonar de West: princípios básicos*, 10.ed. Porto Alegre: Artmed, 2023. Figura 9-3.)

mente grande da P_{O_2} devido à forma quase horizontal da curva de dissociação de O_2 nessa região (**Figura 5.5**).

Normalmente, um *shunt* não resulta em elevação da P_{CO_2} do sangue arterial, mesmo que o sangue desviado seja rico em CO_2. A razão para isso é que os quimiorreceptores detectam qualquer elevação na P_{CO_2} arterial e respondem aumentando a ventilação. Isso reduz a P_{CO_2} do sangue não desviado até que a P_{CO_2} arterial esteja normal. De fato, em alguns pacientes com *shunt*, a P_{CO_2} arterial é baixa porque a hipoxemia aumenta o estímulo respiratório (ver Capítulo 8).

Shunt

- A hipoxemia responde pouco ao O_2 adicional inspirado.
- Quando O_2 a 100% é inspirado, a P_{O_2} arterial não sofre elevação ao nível esperado – um teste diagnóstico útil.
- Se a hipoxemia pelo *shunt* é causada pela redução de oxigênio no sangue venoso misto, sua magnitude pode ser calculada por meio da utilização da equação de *shunt*.

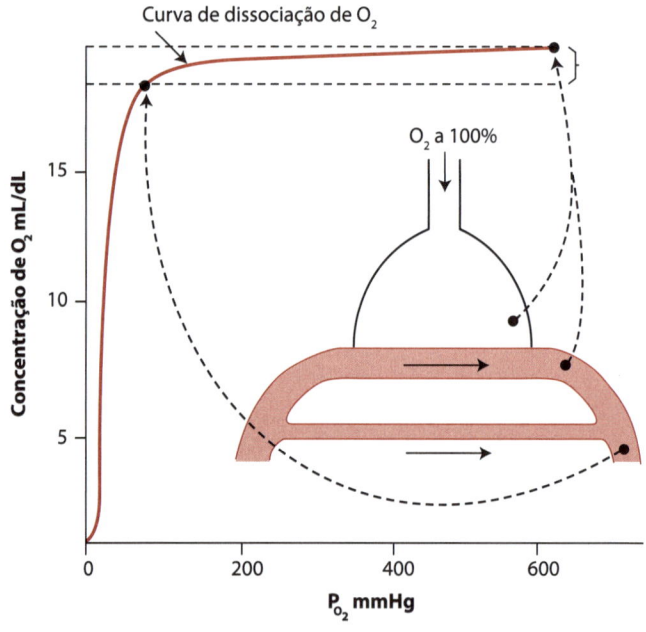

Figura 5.5 **Redução da P_{O_2} arterial por shunt durante a respiração de O_2 a 100%.** A adição de uma pequena quantidade de sangue desviado com sua baixa concentração de O_2 reduz amplamente a P_{O_2} do sangue arterial. Isso ocorre porque a curva de dissociação de O_2 é quase horizontal quando a P_{O_2} é muito elevada.

▶ RELAÇÃO VENTILAÇÃO-PERFUSÃO

Até aqui, consideramos três das quatro causas de hipoxemia: hipoventilação, redução da difusão e *shunt*. Agora, abordamos a última, que é, ao mesmo tempo, a mais comum e a de mais difícil compreensão, denominada desequilíbrio entre ventilação-perfusão.

Um fator crítico para a manutenção de trocas gasosas eficientes e a prevenção de hipoxemia é garantir que as unidades pulmonares recebam uma mistura equilibrada de ventilação e perfusão; se a ventilação e o fluxo sanguíneo não combinarem nas diversas regiões do pulmão, haverá comprometimento da transferência de O_2 e CO_2. A chave para entender como isso acontece se encontra na relação ventilação-perfusão.

Consideremos o modelo de uma unidade pulmonar (**Figura 2.1**), no qual a captação de O_2 é simulada por meio da utilização de corante e água (**Figura 5.6**). O corante em pó é continuamente adicionado à unidade, representando a adição de O_2 pela ventilação alveolar. A água é bombeada de maneira contínua pela unidade, representando o fluxo sanguíneo que remove o O_2. Um misturador agita os conteúdos alveolares a fim de misturá-los, um processo normalmente realizado pela difusão gasosa. A questão principal é: o que determina a concentração de corante (ou O_2) no compartimento alveolar e, portanto, na água efluente (ou sangue)?

É óbvio que tanto a taxa na qual o corante é adicionado (ventilação) quanto aquela na qual a água é bombeada (fluxo sanguíneo) afetarão a concentração de corante no modelo. O que pode não estar intuitivamente claro é que a concentração de corante é determinada pela razão entre essas duas velocidades. Em outras palavras, se o corante

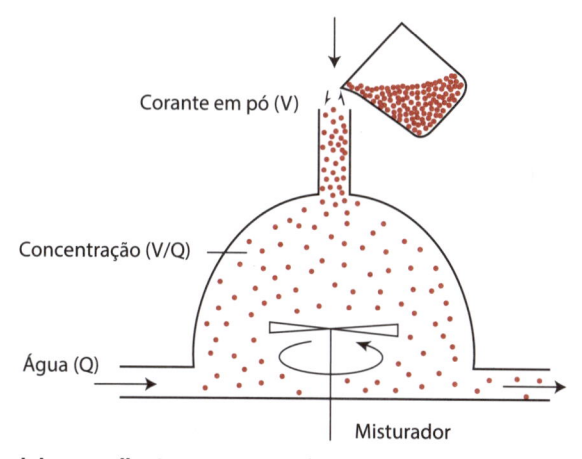

Figura 5.6. Modelo para ilustrar como a relação ventilação-perfusão determina a P_{O_2} em uma unidade pulmonar. O corante em pó é adicionado pela ventilação na taxa V e removido pelo fluxo sanguíneo Q, representando os fatores que controlam a P_{O_2} alveolar. A concentração de corante é dada por V/Q. (Republicada com permissão de John Wiley & Sons from West JB. *Ventilation/Blood Flow and Gas Exchange*. 5th ed. Oxford, UK: Blackwell; 1990; permissão concedida por meio de Copyright Clearance Center, Inc.)

for adicionado na velocidade V g/min e a água bombeada em Q L/min, a concentração de corante no compartimento alveolar e na água efluente será de V/Q g/L.

Exatamente da mesma maneira, a concentração de O_2 (ou melhor, P_{O_2}) em qualquer unidade pulmonar é determinada pela razão entre a ventilação e o fluxo de sangue. Isso é verdade não apenas para O_2, mas também para CO_2, nitrogênio (N_2) e qualquer outro gás que esteja presente nas condições do estado de equilíbrio. Esse é o motivo pelo qual a relação ventilação-perfusão desempenha papel tão importante na troca gasosa pulmonar.

▶ EFEITO DA ALTERAÇÃO DA RELAÇÃO VENTILAÇÃO-PERFUSÃO DE UMA UNIDADE PULMONAR

Vamos examinar, com atenção, a maneira pela qual as alterações na relação ventilação-perfusão de uma unidade pulmonar afetam suas trocas gasosas. A **Figura 5.7A** mostra a P_{O_2} e a P_{CO_2} em uma unidade com relação ventilação-perfusão normal (em torno de 1; ver **Figura 2.1**). O gás inspirado apresenta P_{O_2} de 150 mmHg (**Figura 5.1**) e P_{CO_2} de 0. O sangue venoso misto que penetra na unidade tem P_{O_2} de 40 mmHg e P_{CO_2} de 45 mmHg. A P_{O_2} alveolar de 100 mmHg é determinada pelo equilíbrio entre a adição de O_2 pela ventilação e a remoção pelo fluxo sanguíneo. A P_{CO_2} alveolar normal de 40 mmHg é determinada de maneira semelhante.

Agora, suponhamos que a relação ventilação-perfusão da unidade seja gradualmente reduzida pela obstrução da ventilação, deixando o fluxo sanguíneo inalterado (**Figura 5.7B**). Isso poderia ocorrer, por exemplo, devido a muco ou tumor obstruindo a via aérea. É claro que o O_2 na unidade diminuirá e o CO_2 se elevará,

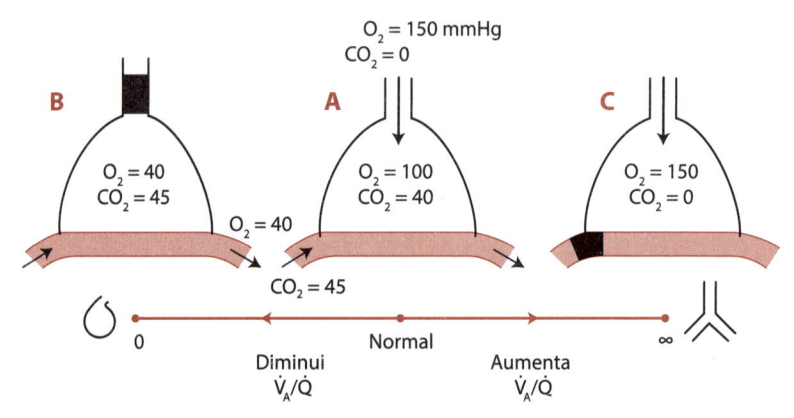

Figura 5.7 Efeito da alteração da relação ventilação-perfusão na P_{O_2} e na P_{CO_2} em uma unidade pulmonar. (Republicada com permissão de John Wiley & Sons from West JB. *Ventilation/Blood Flow and Gas Exchange*. 5th ed. Oxford, UK: Blackwell; 1990; permissão concedida por meio de Copyright Clearance Center, Inc.)

embora as alterações relativas dos dois não sejam imediatamente óbvias.* Entretanto, podemos facilmente prever o que acontecerá quando a ventilação for abolida por completo (relação ventilação-perfusão de 0). Agora, o O_2 e o CO_2 do gás alveolar e do sangue capilar final precisam ser os mesmos daqueles do sangue venoso misto. (Na prática, unidades obstruídas por completo eventualmente sofrem colapso, porém podemos negligenciar esses efeitos a longo prazo nesse momento.) Observe que estamos assumindo que o que acontece em uma de várias unidades pulmonares não afeta a composição do sangue venoso misto.

Em vez disso, suponhamos que a relação ventilação-perfusão seja aumentada pela obstrução gradativa do fluxo de sangue (**Figura 5.7C**). Isso pode ocorrer, por exemplo, devido a um coágulo que obstrui parcialmente um vaso sanguíneo, um problema conhecido como embolia pulmonar. Nesse momento, o O_2 se eleva e o CO_2 cai, alcançando, eventualmente, a composição do gás inspirado quando o fluxo sanguíneo é abolido (relação ventilação-perfusão tendendo ao infinito). Dessa forma, à medida que ocorrem alterações na relação ventilação-perfusão da unidade, a composição gasosa se aproxima daquela do sangue venoso misto ou do gás inspirado.

Uma maneira conveniente de demonstrar essas alterações é usando o diagrama O_2-CO_2 (**Figura 5.8**). Nele, a P_{O_2} é mostrada no eixo x, e a P_{CO_2} é mostrada no eixo y.

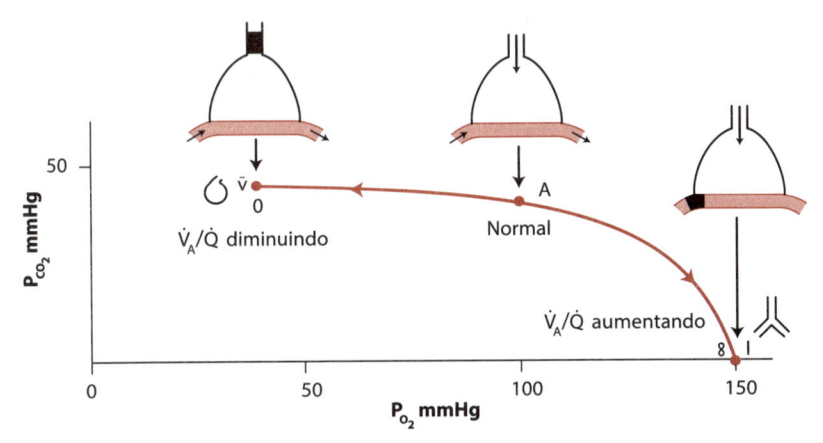

Figura 5.8 Diagrama O_2-CO_2 demonstrando a linha da relação ventilação-perfusão. A P_{O_2} e a P_{CO_2} de uma unidade pulmonar se movem ao longo dessa linha, desde o ponto venoso misto até o ponto do gás inspirado I, conforme a relação ventilação-perfusão aumenta (compare com a **Figura 5.7**). (Republicada com permissão de John Wiley & Sons from West JB. *Ventilation/Blood Flow and Gas Exchange*. 5th ed. Oxford, UK: Blackwell; 1990; permissão concedida por meio de Copyright Clearance Center, Inc.)

---

*A equação do gás alveolar não é aplicável aqui, pois o quociente respiratório não é constante. A equação apropriada é:

$$\frac{\dot{V}_A}{\dot{Q}} = 8{,}63 \text{ R } \frac{Ca_{O_2} - C\bar{v}_{O_2}}{P_{A_{CO_2}}}$$

Ela é chamada de equação da relação ventilação-perfusão. Ver o Apêndice B para mais detalhes.

Primeiro, localize a composição normal do gás alveolar, o ponto A (P_{O_2} = 100, P_{CO_2} = 40). Se considerarmos que o sangue se equilibra com o gás alveolar no final do capilar (**Figura 3.3**), esse ponto pode representar bem o sangue capilar final. Depois, encontre o ponto venoso misto $\bar{v}$ (P_{O_2} = 40, P_{CO_2} = 45). A barra em cima do v significa "misto" ou "médio". Por fim, ache o ponto de inspiração I (P_{O_2} = 150, P_{CO_2} = 0). Observe também as semelhanças entre as **Figuras 5.7** e **5.8**.

A linha que une $\bar{v}$ a I e passa por A demonstra as alterações na composição do gás alveolar (e do sangue capilar final) que podem acontecer quando a relação ventilação-perfusão é reduzida abaixo do normal (A → $\bar{v}$) ou aumentada acima do normal (A → I). De fato, essa linha indica *todas* as possíveis composições do gás alveolar em um pulmão suprido por gás de composição I e sangue de composição $\bar{v}$. Por exemplo, tal pulmão não poderia conter um alvéolo com P_{O_2} de 70 e P_{CO_2} de 30 mmHg, pois esse ponto não se encontra sobre a linha da ventilação-perfusão. No entanto, essa composição alveolar *poderia* existir se o sangue venoso misto ou o gás inspirado fosse alterado para que a linha passasse, então, por esse ponto.

▶ TROCA GASOSA REGIONAL NO PULMÃO

A ventilação e a perfusão não são constantes por todo o pulmão e, em vez disso, variam do ápice até a base devido aos efeitos da gravidade e a outros fatores. Isso tem implicações para as relações de ventilação-perfusão por todo o pulmão, o que afeta as trocas gasosas nas diferentes regiões. Vimos, nas **Figuras 2.7** e **4.7**, que a ventilação aumenta lentamente da região superior para a inferior do pulmão e o fluxo sanguíneo aumenta rapidamente (**Figura 5.9**). Em consequência disso, a relação ventilação-perfusão é anormalmente alta na parte superior do pulmão (onde o fluxo de sangue é mínimo) e muito menor na base. Agora, podemos utilizar essas diferenças regionais na relação ventilação-perfusão no diagrama O_2-CO_2 (**Figura 5.8**) com o objetivo de representar as diferenças resultantes nas trocas gasosas.

A **Figura 5.10** demonstra o pulmão em ortostatismo, dividido em "fatias" horizontais imaginárias, cada uma com sua própria relação ventilação-perfusão localizada na linha ventilação-perfusão. Essa relação é alta no ápice, de modo que esse ponto é encontrado direcionado para a extremidade direita da linha, enquanto o ponto da base do pulmão se localiza à esquerda do normal (compare com a **Figura 5.8**). Está claro que a P_{O_2} dos alvéolos (eixo horizontal) diminui notavelmente de cima para baixo no pulmão, enquanto a P_{CO_2} (eixo vertical) aumenta muito menos.

A **Figura 5.11** ilustra os valores que podem ser lidos de um diagrama como o da **Figura 5.10**. (É claro que haverá variações entre os indivíduos; o principal objetivo dessa abordagem é descrever os princípios fundamentais das trocas gasosas em vez de determinar os valores específicos.) Observe primeiro que o volume pulmonar nos cortes é menor próximo do ápice do que nas bases. A ventilação é menor no ápice do que nas bases, mas as diferenças no fluxo sanguíneo são mais marcadas. Como consequência, a relação ventilação-perfusão diminui nas regiões pulmonares

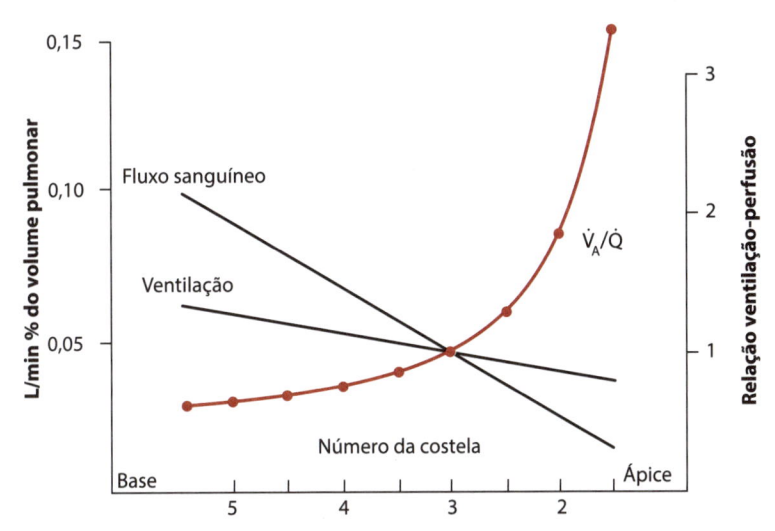

Figura 5.9 Distribuição da ventilação e do fluxo sanguíneo da região superior para a inferior do pulmão em ortostatismo (compare com as **Figuras 2.7** e **4.7**). Observe que a relação ventilação-perfusão diminui da região superior para a inferior do pulmão. (De West JB. *Ventilation/Blood Flow and Gas Exchange*. 5th ed. Oxford, UK: Blackwell; 1990.)

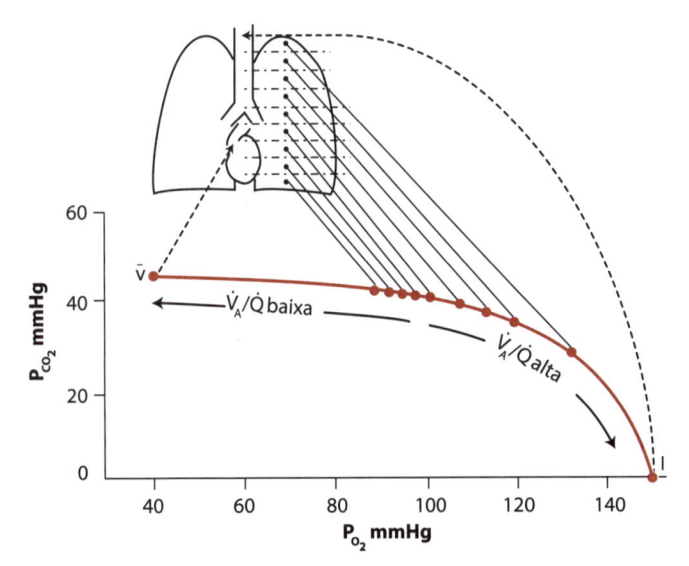

Figura 5.10 Resultado da combinação do padrão do desequilíbrio da relação ventilação-perfusão demonstrado na Figura 5.9 com seus efeitos sobre a troca gasosa (conforme mostrado na **Figura 5.8**). Repare que a relação ventilação-perfusão elevada no ápice resulta em P_{O_2} alta e P_{CO_2} baixa. Observa-se o oposto na base. (De West JB. *Ventilation/Blood Flow and Gas Exchange*. 5th ed. Oxford, UK: Blackwell; 1990.)

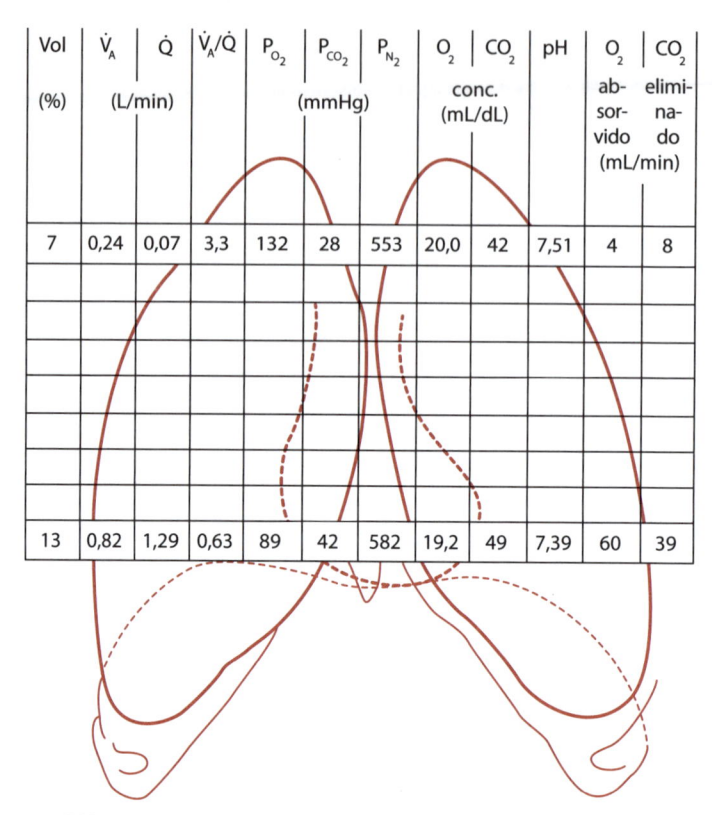

Vol	$\dot{V}_A$	$\dot{Q}$	$\dot{V}_A/\dot{Q}$	P_{O_2}	P_{CO_2}	P_{N_2}	O_2	CO_2	pH	O_2	CO_2
(%)	(L/min)			(mmHg)			conc. (mL/dL)			ab-sor-vido	elimi-na-do
										(mL/min)	
7	0,24	0,07	3,3	132	28	553	20,0	42	7,51	4	8
13	0,82	1,29	0,63	89	42	582	19,2	49	7,39	60	39

Figura 5.11 Diferenças regionais na troca gasosa em pulmões normais. Apenas os valores apicais e basais são demonstrados para esclarecimento.

interiores, e todas as diferenças entre as trocas gasosas decorrem desse fato. Repare que a P_{O_2} se altera em mais de 40 mmHg, enquanto a diferença na P_{CO_2} entre o ápice e a base é muito menor. A variação na P_{N_2} é, na realidade, à revelia, pois a pressão total no gás alveolar é a mesma por todo o pulmão.

As diferenças regionais na P_{O_2} e na P_{CO_2} sugerem diferenças nas concentrações capilares finais desses gases, as quais podem ser obtidas a partir das curvas de dissociação apropriadas (Capítulo 6). Observe a grande e surpreendente diferença de pH ao longo do pulmão, a qual reflete a variação considerável na P_{CO_2} do sangue. A contribuição mínima para a captação de O_2 em geral realizada no ápice pode ser principalmente atribuída ao fluxo sanguíneo muito baixo nessa região. A diferença no débito de CO_2 entre o ápice e a base é muito menor, pois pode se mostrar mais intimamente relacionada com a ventilação. Em consequência disso, o quociente respiratório (eliminação de CO_2/captação de O_2) é mais elevado no ápice do que na base. Com o exercício, quando a distribuição do fluxo sanguíneo se torna mais uniforme, o ápice assume uma parcela maior da captação de O_2.

▶ EFEITO DO DESEQUILÍBRIO ENTRE VENTILAÇÃO-PERFUSÃO NA TROCA GASOSA TOTAL

Embora as diferenças regionais na troca gasosa discutidas antes sejam relevantes, o mais importante para o corpo como um todo é se o desequilíbrio entre a ventilação e o fluxo sanguíneo afeta a troca gasosa pulmonar geral, isto é, a capacidade de captação de O_2 e de eliminação de CO_2. Acontece que um pulmão com ventilação-perfusão desigual não é capaz de transferir nem O_2 nem CO_2 como um pulmão uniformemente ventilado e perfundido, permanecendo os demais fatores inalterados. Ou, se as mesmas quantidades de gás são transferidas (pois são determinadas pela demanda metabólica do corpo), o pulmão com ventilação-perfusão desigual não consegue manter a P_{O_2} arterial tão alta, nem a P_{CO_2} arterial tão baixa quanto o pulmão homogêneo e com bom equilíbrio entre ventilação-perfusão, com os demais fatores permanecendo, mais uma vez, inalterados.

A razão pela qual um pulmão com desequilíbrio entre ventilação e fluxo sanguíneo apresenta dificuldade de oxigenação do sangue arterial pode ser ilustrada observando-se as diferenças encontradas da região superior para a inferior no pulmão em ortostatismo (**Figura 5.12**). Aqui, a P_{O_2} no ápice é em torno de 40 mmHg mais alta do que na base do pulmão. No entanto, a principal parcela de sangue que deixa o pulmão provém das zonas inferiores, onde a P_{O_2} é baixa. Isso resulta em redução da P_{O_2} arterial. Em contrapartida, o gás alveolar expirado provém de modo mais uniforme do ápice e da base por conta das diferenças de ventilação muito menores do que as de fluxo sanguíneo (**Figura 5.9**). Pelas mesmas razões, a P_{CO_2} arterial estará elevada, pois é mais alta na base do pulmão do que no ápice (**Figura 5.11**).

A **Figura 5.13** demonstra outra razão pela qual a desigualdade entre ventilação e fluxo sanguíneo reduz a P_{O_2} arterial. A figura ilustra três grupos de alvéolos com relações ventilação-perfusão baixa, normal e alta. As concentrações de O_2 do

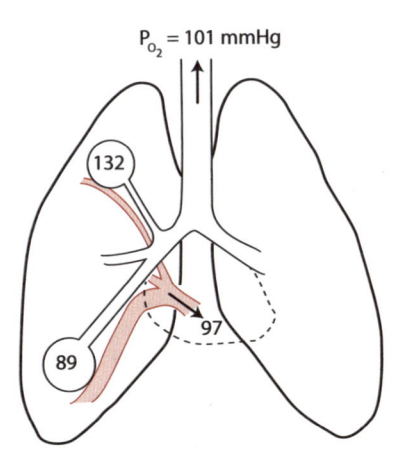

Figura 5.12 Redução da P_{O_2} arterial decorrente do desequilíbrio entre ventilação-perfusão. Nesse diagrama do pulmão em ortostatismo apenas dois grupos de alvéolos são mostrados, um no ápice e outro na base. Os tamanhos relativos das vias aéreas e dos vasos sanguíneos indicam as ventilações e os fluxos sanguíneos relativos. Uma vez que a maior parte do sangue é proveniente da base pouco oxigenada, a redução na P_{O_2} do sangue é inevitável. (Reimpressa de West JB. Blood-flow, ventilation, and gas exchange in the lung. *The Lancet*. 1963;282(7316):1055-1058. Copyright © 1963 Elsevier. Com permissão.)

sangue efluente são de 16, 19,5 e 20 mL por 100 mL, respectivamente. Embora haja um número igual de alvéolos com relação ventilação-perfusão baixa e alta, aqueles com relação ventilação-perfusão alta não conseguem compensar os problemas causados pelas unidades com relação ventilação-perfusão baixa. Devido ao formato não linear da curva de dissociação de oxigênio, as unidades com alta relação ventilação-perfusão não aumentam muito a concentração de oxigênio no sangue apesar da P_{O_2} relativamente alta. Em consequência disso, elas adicionam relativamente pouco oxigênio ao sangue, em comparação ao decréscimo causado pelos alvéolos com relações ventilação-perfusão baixas. Assim, o sangue capilar misto exibe concentração de O_2 mais baixa do que as unidades com relações ventilação-perfusão normais. Essa outra explicação para a redução da P_{O_2} não se aplica à elevação da P_{CO_2}, uma vez que a curva de dissociação de CO_2 é quase linear na faixa normalmente avaliada (discutida adiante).

O resultado efetivo desses mecanismos é a redução da P_{O_2} arterial para abaixo da P_{O_2} alveolar mista – a então chamada diferença de O_2 alveolocapilar. No pulmão saudável em ortostatismo, essa diferença é de magnitude discreta, sendo de apenas aproximadamente 4 mmHg em função do desequilíbrio entre ventilação-perfusão. O seu desenvolvimento é descrito aqui somente para ilustrar como a ventilação e o fluxo sanguíneo desiguais resultam em redução da P_{O_2} arterial. Na doença pulmonar aguda e crônica, a redução da P_{O_2} arterial por meio desse mecanismo pode ser extrema.

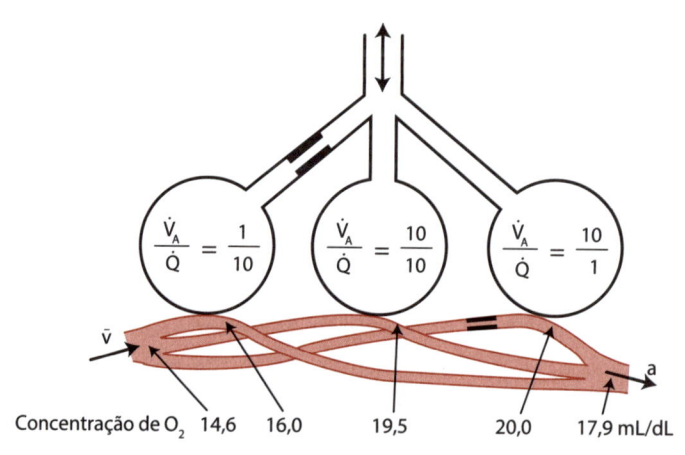

Figura 5.13 Outro motivo para a redução da P_{O_2} arterial pelo desequilíbrio entre ventilação e fluxo sanguíneo. As unidades pulmonares com relação ventilação-perfusão alta adicionam relativamente pouco oxigênio ao sangue em comparação com o decréscimo causado pelos alvéolos com relação ventilação-perfusão baixa. (Modificada com permissão de John Wiley & Sons from West JB. *Ventilation/Blood Flow and Gas Exchange*. 5th ed. Oxford, UK: Blackwell; 1990; permissão concedida através de Copyright Clearance Center, Inc.)

RELAÇÕES VENTILAÇÃO-PERFUSÃO

▶ DISTRIBUIÇÕES DAS RELAÇÕES VENTILAÇÃO-PERFUSÃO

É possível obter informações acerca da distribuição das relações ventilação-perfusão em pacientes portadores de doenças pulmonares por meio da infusão, em uma veia periférica, de uma mistura de gases inertes dissolvidos com várias solubilidades e, depois disso, por meio da medição das concentrações dos gases no sangue arterial e no gás expirado. Os detalhes dessa técnica são muito complexos para serem descritos aqui, pois ela é usada mais em pesquisa do que em laboratório clínico de função pulmonar. A técnica fornece a distribuição da ventilação e do fluxo sanguíneo plotados contra a relação ventilação-perfusão com 50 compartimentos igualmente espaçados em uma escala logarítmica.

A **Figura 5.14** demonstra o resultado típico de uma pessoa jovem saudável. Observe que toda a ventilação e todo o fluxo sanguíneo vão para seções próximas à relação ventilação-perfusão normal de cerca de 1,0 e que, em particular, não há fluxo de sangue para a seção não ventilada (*shunt*). Muitas vezes, as distribuições em portadores de doenças pulmonares são muito diferentes. A **Figura 5.15** exibe o exemplo de um paciente portador de bronquite crônica e enfisema. Note que, embora grande parte da ventilação e do fluxo de sangue vá para seções com relações ventilação-perfusão próximas da normalidade, considerável fluxo sanguíneo vai para seções com relações ventilação-perfusão entre 0,03 e 0,3. O sangue proveniente dessas unidades será pouco oxigenado e reduzirá a P_{O_2} arterial. Há, também, ven-

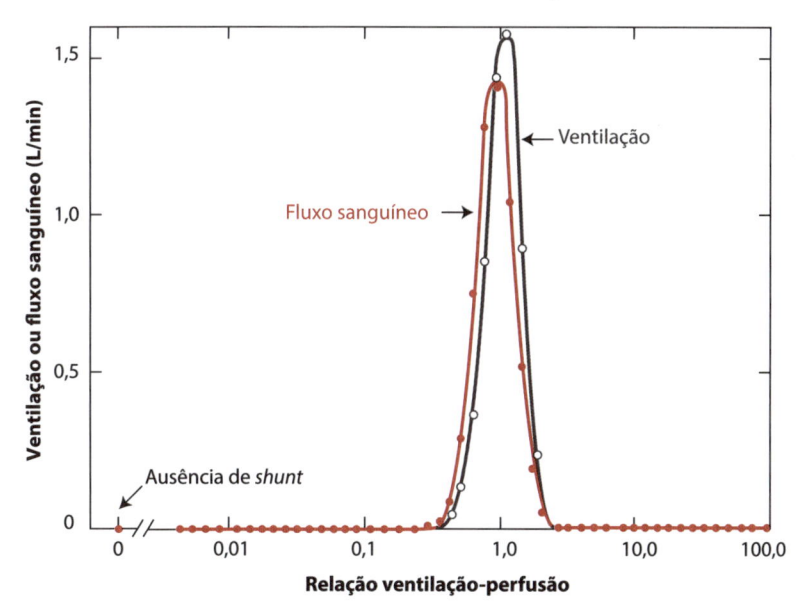

Figura 5.14 **Distribuição das relações ventilação-perfusão em uma pessoa jovem normal.** Observe a dispersão estreita e a ausência de *shunt*. (Redesenhada de Wagner, et al. *J Clin Invest*. 1974;54:54.)

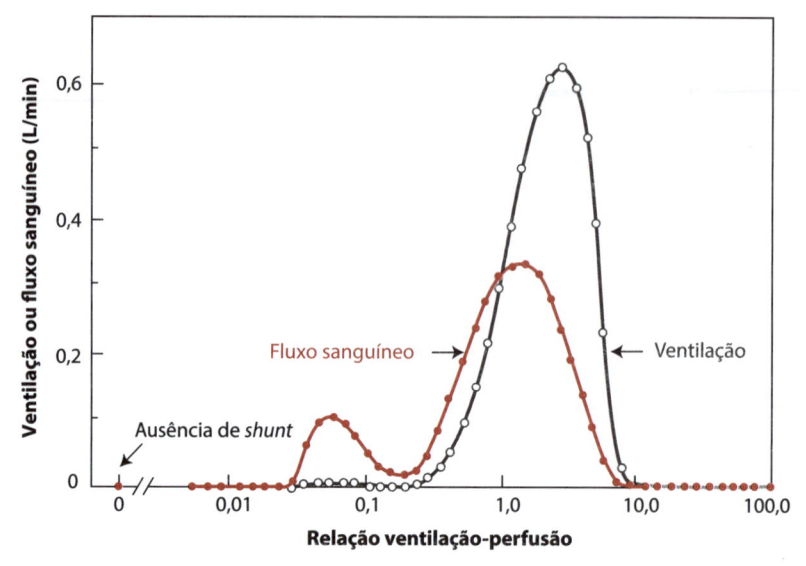

Figura 5.15. Distribuição das relações ventilação-perfusão em um paciente com bronquite crônica e enfisema. Observe particularmente o fluxo sanguíneo para unidades pulmonares com relações ventilação-perfusão muito baixas. Compare com a **Figura 5.14**. (Redesenhada de Wagner, et al. *J Clin Invest*. 1974;54:54.)

tilação excessiva para as unidades pulmonares com relações ventilação-perfusão de valor até 10. Essas unidades são ineficientes na eliminação de CO_2. Esse paciente em particular tem hipoxemia arterial, porém P_{CO_2} arterial normal (ver adiante). Outros padrões são observados em outros tipos de doença pulmonar.

▶ DESEQUILÍBRIO ENTRE VENTILAÇÃO-PERFUSÃO COMO CAUSA DA RETENÇÃO DE DIÓXIDO DE CARBONO

Imagine um pulmão uniformemente ventilado e perfundido e que transfere quantidades normais de O_2 e CO_2. Suponha que, de maneira mágica, o equilíbrio entre a ventilação e o fluxo sanguíneo é repentinamente afetado enquanto tudo permanece inalterado. O que acontece às trocas gasosas? O efeito desse desequilíbrio entre ventilação-perfusão "puro" (i.e., tudo mais permanece constante) é reduzir *tanto* a captação de O_2 *quanto* a eliminação de CO_2 do pulmão. Em outras palavras, o pulmão se torna menos eficiente na sua função de troca gasosa dos dois gases. Portanto, o desequilíbrio entre ventilação e fluxo sanguíneo acarreta hipoxemia e hipercapnia (retenção de CO_2), com os demais fatores permanecendo inalterados.

No entanto, na prática, os pacientes com desigualdade indiscutível na ventilação-perfusão, como aqueles com doença pulmonar obstrutiva crônica (DPOC) ou pneumonia, costumam apresentar P_{CO_2} arterial normal. A razão para isso é que,

RELAÇÕES VENTILAÇÃO-PERFUSÃO

sempre que os quimiorreceptores percebem a elevação de P_{CO_2}, ocorre elevação do estímulo ventilatório (Capítulo 8). O consequente aumento da ventilação para os alvéolos costuma ser eficaz para o retorno ao normal da P_{CO_2} arterial. Entretanto, esses pacientes podem manter a P_{CO_2} normal apenas à custa dessa ventilação incrementada para os seus alvéolos; a ventilação em excesso do que eles em geral requerem é, muitas vezes, denominada *ventilação desperdiçada* e é necessária porque unidades pulmonares com relações ventilação-perfusão anormalmente altas são ineficientes na eliminação de CO_2. Diz-se que tais unidades constituem o *espaço morto alveolar*. Este é um acréscimo ao espaço morto anatômico discutido anteriormente. Em conjunto, o espaço morto alveolar e o anatômico formam o espaço morto fisiológico.

Ao mesmo tempo em que o aumento da ventilação do pulmão com desequilíbrio entre ventilação-perfusão é, de modo geral, eficaz na redução da P_{CO_2} arterial, a eficácia no aumento da P_{O_2} arterial é muito menor. A razão para o comportamento diferente dos dois gases se encontra nos formatos das curvas de dissociação de O_2 e CO_2 (Capítulo 6). A curva de dissociação de CO_2 é quase reta na faixa fisiológica, e o resultado do aumento da ventilação incrementa a eliminação de CO_2 das unidades pulmonares com relações de ventilação-perfusão altas ou baixas. Em contrapartida, a parte superior quase horizontal da curva de dissociação de O_2 significa que apenas unidades com relações ventilação-perfusão moderadamente baixas se beneficiam do aumento da ventilação. As unidades que se encontram muito altas na curva de dissociação (relação ventilação-perfusão elevada) aumentam bem pouco a concentração de O_2 no sangue efluente (**Figura 5.13**). As unidades que apresentam relação ventilação-perfusão muito baixa continuam a enviar sangue com concentração de O_2 próxima à do sangue venoso misto. O resultado efetivo é que a P_{O_2} arterial mista se eleva apenas modestamente, e um pouco de hipoxemia sempre permanece (**Tabela 5.1**).

Tabela 5.1 As quatro causas de hipoxemia com seu gradiente alveolocapilar de P_{O_2} e a resposta da P_{O_2} arterial com a administração de oxigênio a 100%

Causa de hipoxemia	Gradiente A-a	Resposta ao O_2
Hipoventilação	Nenhum	Boa
Limitação da difusão	Aumentado	Boa
Shunt	Aumentado	Pequena, mas geralmente útil
Desigualdade $\dot{V}_A/\dot{Q}$	Aumentado	Boa

Desequilíbrio entre ventilação-perfusão

- A relação ventilação-perfusão $\dot{V}_A/\dot{Q}$ determina a troca gasosa em todas as unidades pulmonares.
- As diferenças regionais entre $\dot{V}_A/\dot{Q}$ no pulmão humano em ortostatismo ocasionam um padrão regional de troca gasosa.

- O desequilíbrio entre $\dot{V}_A/\dot{Q}$ compromete a captação ou a eliminação de todos os gases pelo pulmão.
- Embora a eliminação de CO_2 seja prejudicada pelo desequilíbrio entre $\dot{V}_A/\dot{Q}$, é possível corrigi-la por meio do aumento da ventilação para os alvéolos.
- Em contrapartida, não é possível abolir a hipoxemia resultante do desequilíbrio entre $\dot{V}_A/\dot{Q}$ com incrementos da ventilação.
- O comportamento diferente dos dois gases é resultante dos formatos diferentes das suas curvas de dissociação.

▶ MENSURAÇÃO DO DESEQUILÍBRIO ENTRE VENTILAÇÃO-PERFUSÃO

Como é possível avaliar se há desequilíbrio entre ventilação-perfusão em pulmões doentes? Pode-se utilizar gases radioativos para definir diferenças topográficas na ventilação e no fluxo sanguíneo do pulmão normal em ortostatismo (**Figuras 2.7** e **4.7**). No entanto, na maioria dos pacientes, a discordância entre as unidades intimamente adjacentes é grande e não pode ser distinguida por medidores sobre o tórax. Na prática, analisamos os índices baseados no comprometimento resultante nas trocas gasosas.*

Uma medida útil é o *gradiente alveoloarterial* de P_{O_2}, obtido por meio da subtração da P_{O_2} arterial a partir da chamada P_{O_2} alveolar ideal. Esta última é a P_{O_2} que o pulmão *teria* se não houvesse desequilíbrio entre ventilação-perfusão e se estivesse fazendo as trocas gasosas com o mesmo quociente respiratório do pulmão real. Isso deriva da equação do gás alveolar:

$$P_{A_{O_2}} = P_{I_{O_2}} - \frac{P_{A_{CO_2}}}{R} + F$$

A P_{CO_2} arterial é utilizada para o valor alveolar.

Um exemplo vai esclarecer esse ponto: suponhamos que um paciente que respira ar ao nível do mar apresente P_{O_2} arterial de 50 mmHg, P_{CO_2} arterial de 60 mmHg e um quociente respiratório de 0,8. A P_{CO_2} elevada indica que a hipoventilação está contribuindo para a hipoxemia do paciente. A questão é saber se esta é a única explicação ou se o desequilíbrio entre ventilação-perfusão também está contribuindo para o problema. Isso pode ser determinado calculando-se o gradiente alveoloarterial de P_{O_2}.

A partir da equação do gás alveolar, a P_{O_2} alveolar ideal é dada por:

$$P_{A_{O_2}} = 149 - \frac{60}{0,8} + F = 74 \, mm \, Hg$$

onde a P_{O_2} inspirada é de 149 mmHg, e o pequeno fator F é ignorado. Assim, a diferença da P_{O_2} alveolocapilar é de cerca de (74 − 50) = 24 mmHg. O valor normal é de

---
*Para mais detalhes sobre este tópico difícil, ver West JB, Luks AM. *Fisiopatologia pulmonar de West: princípios básicos*, 10.ed. Porto Alegre: Artmed, 2023.

cerca de 10 a 15 mmHg, embora ele aumente conforme a idade. Se a hipoventilação for a única causa da hipoxemia, o paciente deve ter um valor dentro dessa faixa. O fato de que o valor do paciente está anormalmente alto indica que o desequilíbrio entre ventilação-perfusão é uma causa adicional.

Para se usar essa equação, a P_{O_2} inspirada deve ser acuradamente conhecida, como ocorre quando um paciente está respirando ar ambiente ou recebendo ventilação mecânica. No entanto, a P_{O_2} é variável em algumas formas de administração de oxigênio suplementar (cânula nasal, máscara não reinalante), o que pode dificultar o uso da equação na prática clínica.

Mais informações sobre medição do desequilíbrio entre ventilação-perfusão podem ser encontradas no Capítulo 10.

CONCEITOS-CHAVE

1. As quatro causas de hipoxemia são: hipoventilação, limitação da difusão, *shunt* e desequilíbrio entre ventilação-perfusão.
2. As duas causas de hipercapnia, ou retenção de CO_2, são a hipoventilação e o desequilíbrio entre ventilação-perfusão.
3. *Shunt* é a única causa de hipoxemia em que a P_{O_2} arterial não se eleva ao nível esperado quando o paciente respira O_2 a 100%.
4. A relação ventilação-perfusão determina a P_{O_2} e a P_{CO_2} em todas as unidades pulmonares. Por ser alta no ápice do pulmão, nessa região a P_{O_2} é alta, e a P_{CO_2} é baixa.
5. O desequilíbrio entre ventilação-perfusão reduz a eficiência da troca gasosa do pulmão de todos os gases. No entanto, muitos pacientes com ventilação-perfusão desigual apresentam P_{CO_2} arterial normal, pois aumentam a ventilação alveolar. Em contrapartida, a P_{O_2} arterial é sempre baixa. O comportamento diferente dos dois gases é atribuído aos formatos distintos das duas curvas de dissociação.
6. A diferença da P_{O_2} alveolocapilar constitui uma medida útil do desequilíbrio entre ventilação-perfusão. A P_{O_2} alveolar é calculada a partir da equação do gás alveolar por meio da utilização da P_{CO_2} arterial.

CASO CLÍNICO

Um homem de 60 anos chega à emergência com história de dois dias de dispneia progressiva, tosse e produção de escarro após uma infecção viral do trato respiratório superior. Seu prontuário ambulatorial diz que ele fuma dois maços de cigarro ao dia há muitos anos e que faz acompanhamento no setor de pneumologia para dispneia crônica aos esforços e tosse diária com produção de escarro amarelo. Os testes de função pulmonar realizados na pneumologia confirmaram que ele tinha doença pulmonar obstrutiva crônica (DPOC). Uma gasometria arterial coletada em ar ambiente ambulatorialmente mostrou pH de 7,38, P_{CO_2} de 45 mmHg e P_{O_2} de 73 mmHg.

No setor de emergência, ele apresentava sinais de dificuldade para respirar. Os lábios estavam um pouco azulados e, à ausculta pulmonar, ele apresentava sibilos agudos difusos à expiração. Uma radiografia de tórax mostrou pulmões hiperinsuflados com áreas de transparência anormal, mas sem opacidades focais. Uma gasometria arterial em ar ambiente mostrou pH de 7,30, P_{CO_2} de 55 mmHg e P_{O_2} de 45 mmHg. Como parte do tratamento, ele recebeu oxigênio por cânula nasal a uma taxa de 2 L/min. Foi coletada uma amostra de sangue arterial 30 minutos depois, a qual mostrou que a P_{O_2} tinha aumentado para 90 mmHg.

Questões

- Supondo um quociente respiratório de 0,8, qual era o gradiente alveoloarterial de oxigênio ambulatorialmente, e o que isso nos diz sobre a causa da hipoxemia naquela ocasião?
- Qual era o gradiente alveoloarterial de oxigênio quando o paciente foi visto na emergência? O que isso nos diz sobre a(s) causa(s) da hipoxemia nessa ocasião?
- Por que sua P_{CO_2} era maior na emergência do que no ambulatório?
- O que a variação na P_{O_2} após a administração de oxigênio suplementar nos diz sobre as causas de sua hipoxemia?

? TESTE SEU CONHECIMENTO

Para cada questão, escolha a melhor resposta.

1. Uma gasometria arterial é coletada de um alpinista após a subida a uma altitude de 4.500 metros, onde a pressão barométrica é de 447 mmHg. A P_{O_2} arterial é de 55 mmHg, e a P_{CO_2} arterial é de 32 mmHg. A P_{O_2} do ar umidificado inspirado (em mmHg) é de:
   A. 44
   B. 63
   C. 75
   D. 84
   E. 98

2. Um indivíduo saudável e que mora ao nível do mar e normalmente apresenta uma P_{CO_2} de 40 mmHg e um quociente respiratório de 0,8 toma uma *overdose* de analgésicos opiáceos. Após esse episódio, a ventilação alveolar diminui em 50%. Se não houver alteração na produção de CO_2, nem no consumo de oxigênio, qual é a P_{O_2} alveolar aproximada (em mmHg) nesse indivíduo?
   A. 40
   B. 50
   C. 60
   D. 70
   E. 80

3. No indivíduo descrito na Questão 2, em quanto (%) a concentração de O_2 inspirado precisa aumentar para a P_{O_2} alveolar retornar ao nível anterior à *overdose*?

   A. 7
   B. 11
   C. 15
   D. 19
   E. 23

4. Um paciente está recebendo ventilação mecânica por insuficiência respiratória grave devido a uma pneumonia. Após uma queda na P_{O_2} arterial de 75 mmHg para 55 mmHg, foi observado que a ventilação-minuto havia aumentado de 10 para 15 L/min. Qual dos seguintes seria esperado como resultado dessa alteração na condição clínica do paciente?

   A. Redução da resistência vascular pulmonar
   B. Difusão mais rápida do dióxido de carbono através da membrana alveolocapilar
   C. Aumento da eliminação de dióxido de carbono das unidades com relações de ventilação-perfusão altas e baixas
   D. Aumento da captação de oxigênio apenas nas unidades com alta relação de ventilação-perfusão
   E. Aumento da captação de oxigênio nas unidades com relação de ventilação--perfusão altas e baixas

5. Se um alpinista no cume do Monte Everest (pressão barométrica de 253 mmHg) mantém P_{O_2} alveolar de 34 mmHg e se encontra em estado de equilíbrio (R) ≤ 1, sua P_{CO_2} alveolar (em mmHg) não pode ser superior a:

   A. 5
   B. 9
   C. 11
   D. 13
   E. 15

6. A distribuições das relações ventilação-perfusão ($\dot{V}_A/\dot{Q}$) em dois pacientes, *Pacientes 1 e 2*, são mostradas na figura a seguir. Ambos os pacientes estão respirando ar ambiente.

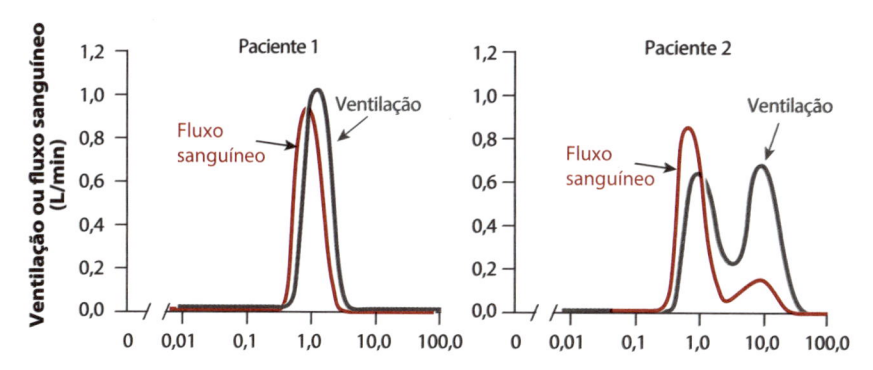

Em comparação com o Paciente 1, qual das seguintes alternativas seria esperado encontrar no Paciente 2?
A. Redução da taxa de difusão através da membrana alveolocapilar
B. Redução na fração de *shunt*
C. Aumento do gradiente alveoloarterial de oxigênio
D. Aumento da P_{O_2} arterial
E. Nenhuma alteração na P_{O_2} arterial

7. Em um modelo experimental, são medidas múltiplas variáveis no sangue coletado dos capilares pulmonares finais na base e no ápice de um pulmão em ortostatismo. Os resultados são mostrados na tabela a seguir.

Local	P_{O_2} (mmHg)	P_{CO_2} (mmHg)	pH
Base	87	43	7,38
Ápice	128	29	7,50

Qual das seguintes alternativas explica melhor as diferenças observadas nesses parâmetros com a passagem da base para o ápice?
A. Redução no número de unidades de *shunt* no ápice pulmonar
B. Aumento no fluxo sanguíneo com a passagem da base para o ápice
C. Aumento na vasoconstrição arteriolar pulmonar no ápice pulmonar
D. Aumento na ventilação com a passagem da base para o ápice
E. Aumento na relação média entre ventilação-perfusão no ápice pulmonar

8. Durante uma hospitalização por lesões sofridas em uma colisão automotiva, um indivíduo previamente saudável sofre uma embolia pulmonar em que a artéria pulmonar do lobo inferior esquerdo é ocluída por um grande trombo. Se a ventilação alveolar permanecer constante em todo o pulmão, qual das alterações a seguir seria esperada em unidades pulmonares nutridas por essa artéria pulmonar?
A. Redução do pH do sangue capilar final
B. Vasoconstrição pulmonar hipóxica
C. Aumento da P_{CO_2} alveolar
D. Aumento da P_{O_2} alveolar
E. Aumento da eliminação de CO_2

9. Um paciente com doença pulmonar crônica é submetido a um teste de exercício cardiopulmonar. Uma gasometria arterial é coletada enquanto se monitoram os gases expirados. Os dados de repouso são mostrados na tabela a seguir.

Produção de CO_2 (mL/min)	Consumo de O_2 (mL/min)	P_{aO_2} (mmHg)	P_{aCO_2} (mmHg)
200	250	49	48

Qual é o gradiente alveoloarterial aproximado de P_{O_2} (em mmHg) no repouso?
A. 10
B. 20
C. 30
D. 40
E. 50

10. Um homem de 52 anos com história de tabagismo pesado chega à emergência apresentando, há dois dias, dispneia, febre e tosse com escarro ferruginoso. A gasometria arterial é realizada na chegada à emergência e após receber oxigênio suplementar. Os resultados são os seguintes:

F_iO_2	pH	P_{aCO_2}	P_{aO_2}	HCO_3^-
0,21	7,48	32	51	23
0,80	7,47	33	55	23

Qual é o mecanismo predominante de sua hipoxemia?
- **A.** Limitação da difusão
- **B.** Hipoventilação
- **C.** *Shunt*
- **D.** Desequilíbrio entre ventilação-perfusão
- **E.** Hipoventilação e desequilíbrio entre ventilação-perfusão

11. Uma mulher de 60 anos previamente saudável é hospitalizada com pneumonia grave em lobo inferior esquerdo. São inseridos cateteres em artéria pulmonar e artéria radial para monitoramento. Os conteúdos de oxigênio arterial e venoso misto são determinados como 17 mL por 100 mL e 12 mL por 100 mL, respectivamente, enquanto o conteúdo de oxigênio capilar final é estimado em 20 mL por 100 mL. A P_{O_2} arterial é de 55 mmHg, e a P_{CO_2} arterial é de 41 mmHg. Qual das seguintes alternativas seria esperado como resultado da condição clínica dessa paciente?
- **A.** Redução da P_{O_2} alveolar
- **B.** Redução do estímulo respiratório
- **C.** Aumento da P_{CO_2} arterial
- **D.** Gradiente alveoloarterial de P_{O_2} normal
- **E.** Resposta subótima à administração de oxigênio suplementar

12. Um homem de 35 anos apresenta uma grande malformação arteriovenosa (fístula) em um dos segmentos mais baixos do lobo inferior direito. Qual das seguintes alterações seria esperada quando o paciente passar da posição supina para o ortostatismo?
- **A.** Redução da P_{O_2} alveolar
- **B.** Redução do gradiente alveoloarterial de oxigênio
- **C.** Aumento da P_{CO_2} arterial
- **D.** Aumento da fração de espaço morto
- **E.** Aumento da fração de *shunt*

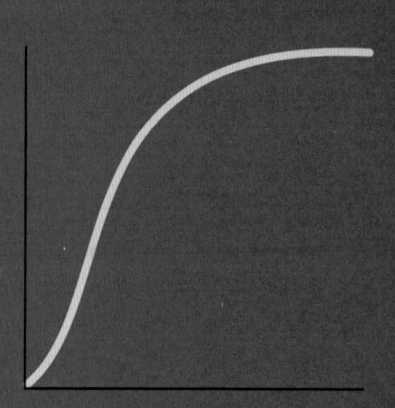

Transporte dos gases pelo sangue

6

Como os gases são transportados entre os pulmões e os tecidos periféricos

▶ Oxigênio
- Oxigênio dissolvido
- Combinação com a hemoglobina
- Curva de dissociação do oxigênio

▶ Dióxido de carbono
- Transporte de dióxido de carbono
- Curva de dissociação do dióxido de carbono

▶ Estado ácido-básico
- Acidose respiratória
- Alcalose respiratória
- Acidose metabólica
- Alcalose metabólica

▶ Troca gasosa sangue-tecido
- Difusão
- P_{O_2} tecidual
- P_{O_2} venosa mista

Agora, abordaremos o transporte dos gases respiratórios – oxigênio e dióxido de carbono – pelo sangue. Primeiro, analisaremos as duas maneiras pelas quais o oxigênio é transportado, dissolvido no sangue e ligado à hemoglobina, incluindo a curva de dissociação de oxigênio e hemoglobina e os fatores que afetam a afinidade do oxigênio pela hemoglobina. Depois, analisaremos as três maneiras pelas quais o dióxido de carbono é transportado no sangue. Em seguida, consideramos o estado ácido-básico do sangue e suas quatro principais anormalidades: alcalose e acidose respiratórias e alcalose e acidose metabólicas. Por fim, discutiremos brevemente a troca gasosa nos tecidos periféricos e os determinantes das concentrações venosa mista e tecidual de oxigênio. Ao final do capítulo, o leitor deverá ser capaz de:

- Descrever os principais mecanismos para o transporte de oxigênio e dióxido de carbono e sua contribuição relativa para as concentrações de oxigênio e dióxido de carbono no sangue.

- Identificar os fatores que alteram a afinidade do oxigênio pela hemoglobina.
- Comparar e contrastar as curvas de dissociação do oxigênio e do dióxido de carbono.
- Utilizar os dados dos gases sanguíneos e o diagrama de Davenport para descrever o estado ácido-básico.
- Predizer as alterações na P_{O_2} tecidual e do sangue venoso misto com base em alterações na oferta de oxigênio e na utilização do oxigênio pelos tecidos.

Nos capítulos anteriores, consideramos a maneira como o ar se move pela membrana alveolocapilar, a difusão dos gases através dela, a movimentação do sangue pela barreira e o papel importante desempenhado pela combinação entre ventilação e perfusão para uma troca gasosa eficiente. Neste capítulo, consideramos a forma como os principais gases respiratórios, o oxigênio e o dióxido de carbono, são transportados no sangue, além dos determinantes primários do estado ácido-básico no sangue e no organismo como um todo. Começamos pelo transporte de oxigênio e de dióxido de carbono.

▶ OXIGÊNIO

O O_2 é transportado no sangue de duas formas: dissolvido e combinado com a hemoglobina.

Oxigênio dissolvido

Essa forma obedece à lei de Henry, ou seja, a quantidade dissolvida é proporcional à pressão parcial (**Figura 6.1**). Para cada mmHg de P_{O_2}, há 0,003 mL de O_2/dL de sangue. Assim, o sangue arterial normal com P_{O_2} de 100 mmHg contém 0,3 mL de O_2/dL.

É fácil perceber que essa forma de transporte de O_2 é inadequada. Suponhamos que o débito cardíaco durante o exercício intenso seja de 30 L/min. Uma vez que o

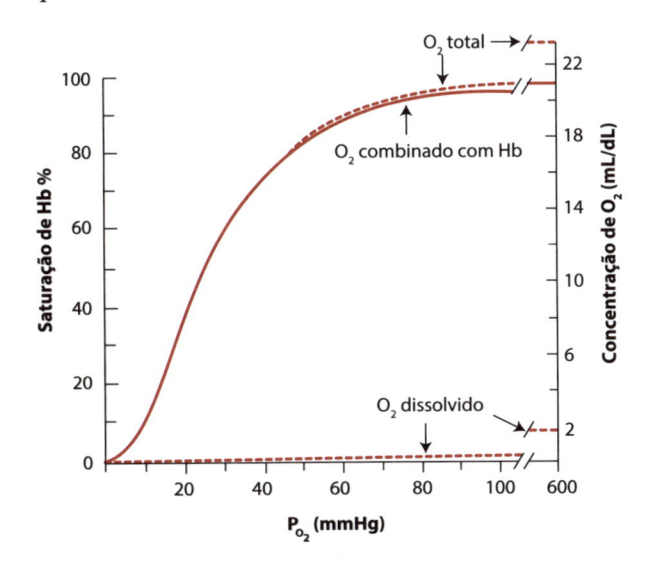

Figura 6.1 Curva de dissociação do O_2 (*linha sólida*) em pH de 7,4, P_{CO_2} de 40 mmHg e 37 °C. A concentração sanguínea total de O_2 também é demonstrada para a concentração de hemoglobina de 15 g/dL de sangue.

sangue arterial contém 0,3 mL de O_2/dL de sangue (i.e., 3 mL de O_2/L de sangue) sob a forma de O_2 dissolvido, a quantidade total que chegará aos tecidos será de apenas 30 × 3 = 90 mL/min. Como as necessidades de oxigênio tecidual podem ser de 2.000 mL de O_2/min ou mais, o transporte de O_2 apenas em solução é insuficiente, havendo necessidade de um método adicional.

Combinação com a hemoglobina

A heme é um composto de ferro-porfirina que se une a cada uma das quatro cadeias de polipeptídeos que, juntas, constituem a proteína globina. As cadeias são de dois tipos, alfa e beta, e as diferenças nas suas sequências de aminoácidos dão origem aos vários tipos de hemoglobina humana. A hemoglobina normal do adulto é conhecida como A. A hemoglobina F (fetal) constitui parte da hemoglobina do recém-nascido e é gradualmente substituída ao longo do primeiro ano de vida pós-natal. Ela tem alta afinidade pelo oxigênio, o que é útil porque o ambiente do feto é muito hipóxico. A hemoglobina S (do inglês *sickle*, foice) apresenta valina no lugar de ácido glutâmico nas cadeias beta. Isso resulta em redução da afinidade do O_2 e desvio da curva de dissociação para a direita; no entanto, o mais importante é que a forma desoxigenada é pouco solúvel e sofre cristalização no eritrócito. Como consequência, a forma da célula muda de bicôncava para uma forma em crescente ou em foice, com maior fragilidade e tendência à formação de trombo. Muitas outras variedades de hemoglobina já foram descritas, algumas com afinidade bizarra pelo O_2, mas elas estão fora do escopo deste texto.*

A hemoglobina normal A pode ter seu íon ferroso oxidado à forma férrica por diversas drogas e substâncias químicas, entre as quais citamos nitritos, sulfonamidas, o antimicrobiano dapsona e anestésicos locais. Essa forma férrica é conhecida como metemoglobina. Há uma causa congênita na qual a enzima metemoglobina-redutase é deficiente no eritrócito. A metemoglobina é pouco eficiente ao se ligar ao oxigênio, bem como ao liberar oxigênio ligado para os tecidos periféricos. A sulfemoglobina constitui outra forma anormal. Esses compostos não são úteis para o transporte de O_2.

Hemoglobina

- Ela tem quatro sítios heme que podem se ligar ao oxigênio.
- A globina tem duas cadeias α e duas cadeias β que podem sofrer várias mutações.
- A hemoglobina A do adulto tem ferro na forma ferrosa. Se ela for oxidada para a forma férrica, a ligação e a liberação de oxigênio para os tecidos serão prejudicadas.
- A hemoglobina F tem elevada afinidade pelo oxigênio, o que ajuda o feto a tolerar o ambiente hipóxico do útero.

---

*N. de R.T. A presença de hemoglobinas anômalas ocasiona as hemoglobinopatias, sendo mais conhecida a anemia falciforme e suas variantes, devido a presença de hemoglobina S (*sickle cell disease*). As manifestações clínicas (crises álgicas, fenômenos trombóticos) são causadas principalmente pelas alterações morfológicas das hemácias.

Curva de dissociação do oxigênio

O O_2 forma uma combinação facilmente reversível com a hemoglobina (Hb), dando origem à oxiemoglobina: $O_2 + Hb \rightleftharpoons HbO_2$. A quantidade ligada a qualquer momento é uma função da P_{O_2}. Imagine uma quantidade de recipientes de vidro (tonômetros) contendo, cada um deles, pequeno volume de sangue, e suponha que seja adicionado a eles gás com várias concentrações de O_2. Após o tempo suficiente para que o gás e o sangue alcancem o equilíbrio, medimos a P_{O_2} do gás e a concentração de O_2 do sangue. A concentração de oxigênio é algumas vezes chamada de conteúdo de oxigênio. Sabendo que 0,003 mL de O_2 serão dissolvidos em cada 100 mL de sangue/mmHg de P_{O_2}, é possível calcularmos o O_2 combinado com a Hb (**Figura 6.1**). Observe que a quantidade de O_2 transportado pela Hb aumenta com rapidez até uma P_{O_2} de cerca de 60 mmHg; no entanto, acima disso, a curva se torna muito mais horizontal.

A quantidade máxima de O_2 que pode ser combinada com a Hb é chamada de *capacidade de O_2*, o que ocorre quando todos os sítios de ligação disponíveis estão ocupados por O_2. Ela pode ser medida por exposição do sangue à P_{O_2} muito alta (p. ex., 600 mmHg) e subtração do O_2 dissolvido. Um grama de Hb pura pode se combinar com 1,39 mL* de O_2, e, uma vez que o sangue normal apresenta aproximadamente 15 g de Hb/dL, a capacidade de O_2 se encontra próxima de 20,8 mL de O_2/dL de sangue.

A *saturação de O_2* constitui a porcentagem dos locais de ligação disponíveis que apresentam ligação com o O_2 e é dada por:

$$\frac{O_2 \text{ combinado com Hb}}{\text{Capacidade de } O_2} \times 100$$

A saturação de O_2 do sangue arterial com P_{O_2} de 100 mmHg é de cerca de 97,5%, enquanto a do sangue venoso misto com P_{O_2} de 40 mmHg gira em torno de 75%. A mudança da Hb a partir do estado completamente oxigenado para o estado desoxigenado (também chamado de estado reduzido) é acompanhada por uma alteração de conformação na molécula. A forma oxigenada constitui o estado R (relaxado), e a forma desoxi, o estado T (tenso).

De modo geral, a concentração de oxigênio do sangue (em mL de O_2/dL de sangue) é fornecida por

$$\left(1{,}39 \times Hb \times \frac{Sat}{100}\right) + 0{,}003 P_{O_2}$$

onde Hb é a concentração de hemoglobina em g/dL, Sat é o percentual de saturação de hemoglobina, e P_{O_2} está em mmHg. A compreensão das relações entre P_{O_2}, saturação

---

* N. de R.T. Algumas medidas mais antigas geram resultados de 1,34 ou 1,36 mL. A razão disso é que, sob as condições normais do corpo, parte da hemoglobina se encontra na forma de metemoglobina que não pode se combinar com o O_2.

de O_2 e concentração de O_2 é importante. Por exemplo, suponhamos que um indivíduo tem uma concentração de Hb de 15 g/dL de sangue e uma P_{O_2} arterial de 100 mmHg. A capacidade de O_2 desse paciente será de 20,8 mL/dL, a saturação de O_2 será de 97,5% (em pH, P_{CO_2} e temperatura normais), o O_2 combinado com a Hb será de 20,8 mL/dL e, considerando o O_2 dissolvido de 0,3 mL, a concentração total de O_2 será de 20,6 mL/dL de sangue. Suponhamos agora que essa pessoa desenvolve anemia e a concentração de Hb cai para 10 g/dL de sangue enquanto a P_{O_2} permanece a mesma. A saturação de O_2 não mudará, mas a capacidade de transporte de O_2 e a concentração de O_2 serão reduzidas (**Figura 6.2**).

A forma da curva de dissociação de O_2 apresenta várias vantagens fisiológicas. A parte superior mais horizontal significa que mesmo que a P_{O_2} no gás alveolar sofra alguma queda, o transporte de O_2 será pouco afetado. Além disso, à medida que os eritrócitos captam O_2 ao longo dos capilares pulmonares (**Figura 3.3**), uma grande diferença de pressão parcial entre o gás alveolar e o sangue continua a existir, mesmo quando grande parte do O_2 já foi transferida. O resultado disso é a aceleração do processo de difusão. A parte inferior mais vertical da curva de dissociação significa que os tecidos periféricos podem retirar grandes quantidades de O_2 com apenas pequena queda na P_{O_2} capilar. Essa manutenção da P_{O_2} do sangue auxilia a difusão de O_2 para as células teciduais.

Visto que a cor da Hb reduzida é roxa, a baixa saturação de O_2 arterial ocasiona *cianose*. Entretanto, isso não é um sinal confiável de dessaturação leve, pois o seu reconhecimento depende de muitas variáveis, como as condições de iluminação e de pigmentação da pele. Uma vez que o importante é a quantidade de Hb reduzida, muitas vezes a cianose é marcante quando há presença de policitemia; no entanto, é de difícil detecção em pacientes anêmicos.

A afinidade do O_2 pela hemoglobina não é estática e, em vez disso, muda de acordo com diversos fatores. A curva de dissociação de O_2 é desviada para a direita, ou seja, a afinidade pelo O_2 da Hb é diminuída pelo aumento na concentração de H^+,

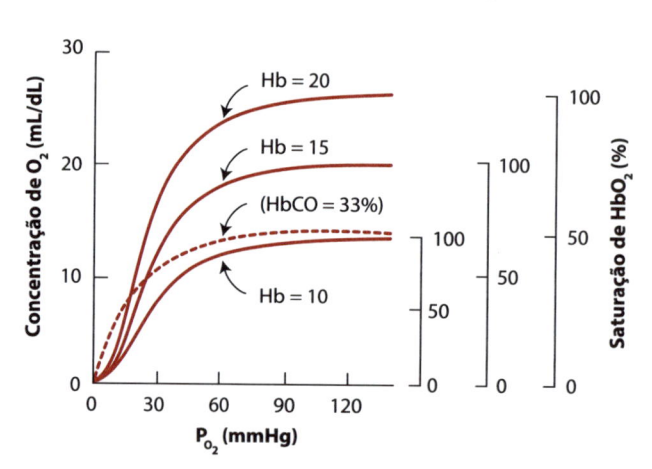

Figura 6.2 Efeitos da anemia e da policitemia na concentração e na saturação de P_{O_2}. Além disso, a *linha pontilhada* representa a curva de dissociação de O_2 quando um terço da hemoglobina normal se encontra ligada ao CO. Observe que a curva está, então, desviada para a esquerda.

na P_{CO_2}, na temperatura e na concentração de 2,3-difosfoglicerato (DPG, do inglês *diphosphoglycerate*) nos eritrócitos (**Figura 6.3**). Alterações opostas desviam a curva para a esquerda. Grande parte do efeito da P_{CO_2}, conhecido como *efeito Bohr*, pode ser atribuída à sua ação na concentração de H^+. Um desvio para a direita significa mais liberação de O_2 à determinada P_{O_2} em um capilar tecidual. Uma forma simples de lembrar desses desvios é levar em conta que um músculo em exercício é ácido, hipercápnico e quente e se beneficia do aumento da liberação de O_2 de seus capilares.

O ambiente da Hb no eritrócito também afeta a curva de dissociação de O_2. O aumento no 2,3-DPG, o qual constitui um produto do metabolismo do eritrócito, desvia a curva para a direita. Uma concentração maior desse material ocorre em casos de hipoxia crônica, por exemplo, em grandes altitudes, ou na presença de doença pulmonar crônica. Consequentemente, a liberação de O_2 para os tecidos periféricos é favorecida. Em contrapartida, o sangue armazenado em um banco de sangue pode sofrer redução de 2,3-DPG, e a liberação de O_2 é, portanto, prejudicada. Uma medida útil da posição da curva de dissociação e da afinidade do O_2 pela hemoglobina é a P_{O_2} para uma saturação de O_2 de 50%. Isso é conhecido como P_{50}. O valor normal para o sangue humano é de cerca de 27 mmHg. Três pontos da curva de dissociação são úteis para lembrar na conversão de uma determinada P_{O_2} em sua saturação aproximada. Eles se referem ao sangue arterial normal: P_{O_2} 100, S_{O_2} 97%; sangue venoso misto normal: P_{O_2} de 40, S_{O_2} de 75%; e de P_{50} de 27, S_{O_2} de 50%.

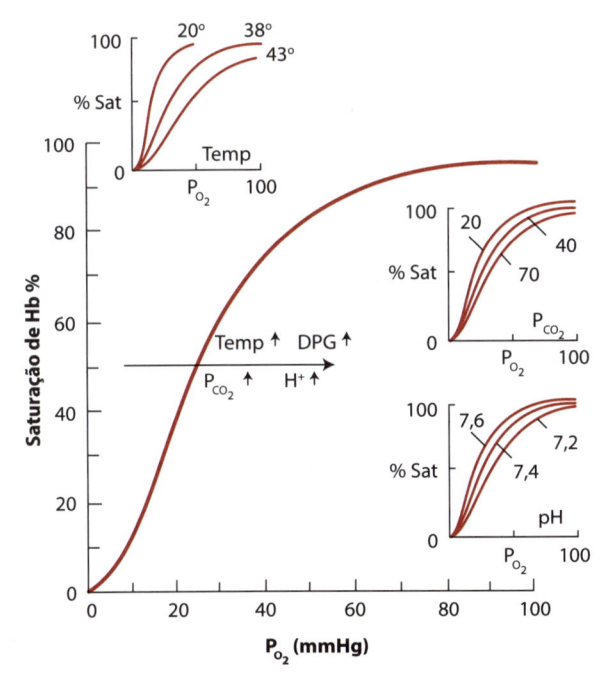

Figura 6.3 Desvio para a direita da curva de dissociação do O_2 pelo aumento de H^+, P_{CO_2}, temperatura e 2,3-DPG.

O monóxido de carbono, encontrado na fumaça de cigarro e do escapamento de automóveis, além de ser produzido pelo fogo, interfere na função do sangue como transportador de O_2 ao combinar-se com a Hb e formar a carboxiemoglobina (COHb). O CO apresenta cerca de 240 vezes mais afinidade pela Hb do que o O_2; isso significa que o CO se combina com a mesma quantidade de Hb que o O_2 quando a pressão parcial de CO for 240 vezes menor. De fato, a curva de dissociação do CO é quase idêntica no formato da curva de dissociação de O_2 da **Figura 6.3**, exceto pelo fato de que o eixo da P_{CO} é extremamente comprimido. Por exemplo, em uma P_{CO} de 0,16 mmHg, cerca de 75% da Hb se combina com CO na forma de COHb. Por essa razão, pequenas quantidades de CO são capazes de saturar uma grande proporção da Hb no sangue, tornando-a, desse modo, indisponível para o transporte de O_2.* Se isso acontecer, é possível que a concentração de Hb e a P_{O_2} do sangue estejam normais; no entanto, a concentração de O_2 estará muito reduzida. A presença de COHb também desvia a curva de dissociação de O_2 para a esquerda (**Figura 6.2**), interferindo, assim, na liberação de O_2. Isso constitui outra característica da toxicidade de CO.

Curva de dissociação do oxigênio

- Pontos de "ancoragem" úteis: P_{O_2} de 40, S_{O_2} de 75%; P_{O_2} de 100, S_{O_2} de 97%; P_{50} de 27, S_{O_2} de 50%.
- A curva sofre desvio para a direita com aumentos de temperatura, de P_{CO_2}, de H^+ e de 2,3-DPG.
- Uma pequena adição de CO ao sangue ocasiona desvio para a esquerda e compromete a liberação de oxigênio.

▶ DIÓXIDO DE CARBONO

Transporte de dióxido de carbono

O CO_2 é transportado no sangue de três maneiras: dissolvido, na forma de bicarbonato e em combinação com proteínas na forma de compostos carbaminos.

1. O *CO_2 dissolvido*, assim como o O_2, obedece à lei de Henry, porém o CO_2 é cerca de 24 vezes mais solúvel do que o O_2, sendo a sua solubilidade de 0,067 mL/dL/mmHg. Embora o CO_2 diluído seja mais importante em seu transporte do que no caso do oxigênio, isso não é suficiente para o transporte de todo o CO_2 produzido nos tecidos até os pulmões.

2. O *bicarbonato* é formado no sangue pela seguinte sequência:

$$CO_2 + H_2O \overset{AC}{\rightleftharpoons} H_2CO_3 \rightleftharpoons H^+ + HCO_3^-$$

---

*N. de R.T. Um exemplo de intoxicação por monóxido de carbono ocorre quando uma pessoa fica em um ambiente fechado no qual há liberação de fumaça, como da descarga de um carro. O tratamento para essa condição é oferecer O_2 a 100% e, quando disponível, oxigênio hiperbárico.

A primeira reação é muito lenta no plasma, porém rápida no eritrócito por conta da presença da enzima *anidrase carbônica* (AC). A segunda reação, dissociação iônica do ácido carbônico, é rápida e sem necessidade de ação enzimática. Quando a concentração desses íons se eleva no eritrócito, o HCO_3^- se difunde para fora; no entanto, o H^+ não consegue com facilidade fazer o mesmo, pois a membrana celular é relativamente impermeável a cátions. Por isso, para manter a neutralidade elétrica, os íons de Cl^- se movem para dentro da célula a partir do plasma, ocorrendo o então chamado *desvio de cloreto* (**Figura 6.4**). O movimento do cloreto acontece de acordo com o equilíbrio de Gibbs-Donnan.*

Alguns dos íons H^+ liberados se ligam à hemoglobina reduzida:

$$H^+ + HbO_2 \rightleftharpoons H^+ \times Hb + O_2$$

Isso ocorre porque a Hb reduzida é menos ácida (i.e., um melhor aceptor de prótons) do que a forma oxigenada. Desse modo, a presença de Hb reduzida no sangue periférico ajuda na captação de CO_2, enquanto a oxigenação que ocorre no capilar pulmonar ajuda na liberação. O fato de que a desoxigenação do sangue aumenta sua capacidade de carrear CO_2 é conhecido como o *efeito Haldane*. Esses eventos associados à captação de CO_2 pelo sangue aumentam o

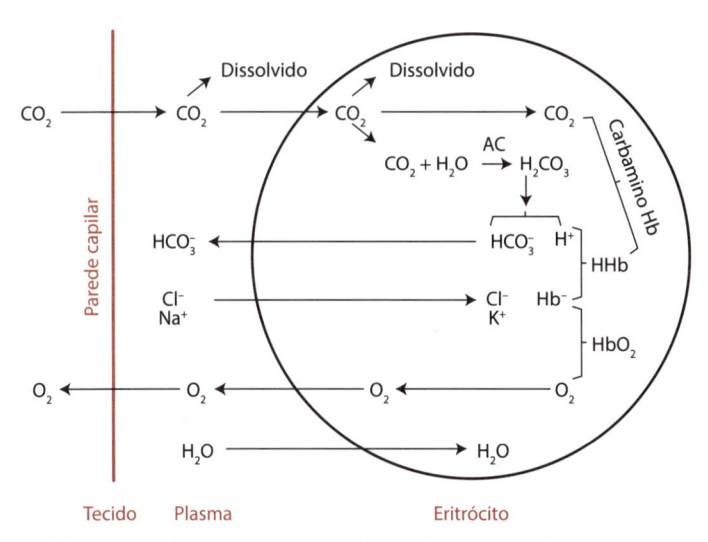

Figura 6.4 Esquema da captação de CO_2 e da liberação de O_2 nos capilares sistêmicos. Eventos exatamente opostos ocorrem nos capilares pulmonares.

---

*N. de R.T. Equilíbrio ou efeito de Gibbs-Donnan refere-se ao comportamento de partículas eletricamente carregadas próximas a uma membrana semipermeável que acarreta uma distribuição não uniforme nos dois lados da barreira. Sua causa habitual é a presença de substâncias com diferentes cargas elétricas que não conseguem atravessar a membrana e que, então, criam uma carga elétrica desigual.

conteúdo osmolar do eritrócito, e, consequentemente, água penetra na célula, aumentando, assim, seu volume. Quando as células passam pelo pulmão, elas se retraem um pouco.

3. Os *compostos carbamino* são formados pela combinação de CO_2 com grupos aminoterminais nas proteínas sanguíneas. A proteína mais importante é a globina da hemoglobina: $Hb \cdot NH_2 + CO_2 \rightleftharpoons Hb \cdot NH \cdot COOH$, gerando carbaminoemoglobina. Essa reação ocorre rapidamente sem enzima, e a Hb reduzida pode se ligar a mais CO_2 na forma de carbaminoemoglobina do que na forma de HbO_2. Dessa forma, mais uma vez, a liberação de O_2 nos capilares periféricos facilita a captação de CO_2, enquanto a oxigenação nos pulmões causa o efeito contrário.

Observe que a grande quantidade de CO_2 se encontra sob a forma de bicarbonato. A quantidade dissolvida é pequena, assim como a forma carbaminoemoglobina. Entretanto, essas proporções não refletem as alterações que ocorrem quando o CO_2 é captado ou liberado pelo sangue. Da diferença arteriovenosa total, cerca de 60% são atribuídos a HCO_3^-; 30%, aos compostos carbamino; e 10%, ao CO_2 dissolvido.

Transporte de dióxido de carbono no sangue

- As reações do bicarbonato são a principal fonte do CO_2 expirado e dependem da anidrase carbônica dos eritrócitos.
- O transporte em solução é responsável por cerca de 10% do CO_2 eliminado pelos pulmões.
- Os compostos carbamino são formados principalmente com a hemoglobina, sendo responsáveis por cerca de 30% do CO_2 eliminado pelos pulmões.
- O transporte de CO_2 na forma de carbaminoemoglobina é potencializado pela desoxigenação do sangue.

Curva de dissociação do dióxido de carbono

A relação entre P_{CO_2} e a concentração total de CO_2 do sangue é demonstrada na **Figura 6.5**. Por analogia com o O_2, muitas vezes é referida (embora de maneira vaga) como a curva de dissociação de CO_2, sendo muito mais linear do que a curva de dissociação de O_2 (**Figura 6.1**). Observe, também, que, quanto menor a saturação de Hb com O_2, maior a concentração de CO_2 em uma dada P_{CO_2}. Como vimos, podemos explicar o *efeito Haldane* pela maior capacidade da Hb reduzida de capturar os íons H^+ produzidos quando o ácido carbônico sofre dissociação e pela maior facilidade da Hb reduzida de formar carbaminoemoglobina. A **Figura 6.6** mostra que a curva de dissociação de CO_2 é consideravelmente mais vertical do que a de O_2. Por exemplo, na faixa entre 40 e 50 mmHg, a concentração de CO_2 se altera em cerca de 4,7 mL/dL em comparação a uma concentração de O_2 de apenas 1,7 mL/dL. Isso explica o motivo pelo qual a diferença entre a P_{O_2} do sangue arterial e a do sangue venoso misto é grande (normalmente, em torno

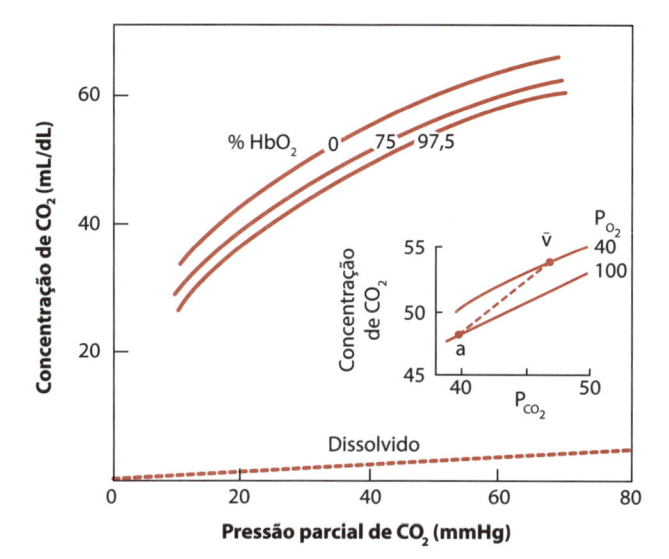

Figura 6.5 **Curvas de dissociação de CO_2 no sangue com diferentes saturações de O_2.** Observe que o sangue oxigenado carreia menos CO_2 na mesma P_{CO_2}. O *gráfico complementar* demonstra a curva "fisiológica" entre o sangue arterial e o venoso misto.

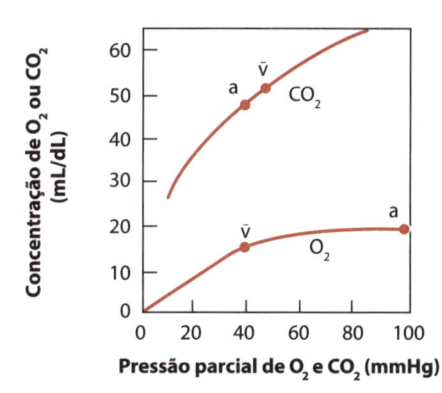

Figura 6.6 **Curvas de dissociação de O_2 e CO_2 típicas representadas nas mesmas escalas.** Observe que a curva do CO_2 é bem mais íngreme. "a" e v̄ se referem a sangue arterial e sangue venoso misto, respectivamente.

de 60 mmHg), e a diferença de P_{CO_2} é pequena (cerca de 5-7 mmHg). Conforme observado no Capítulo 5, isso também explica o porquê de um pequeno aumento na ventilação fazer a P_{CO_2} retornar ao normal, mas não a P_{O_2}, em pacientes com desequilíbrio entre ventilação-perfusão.

Curva de dissociação do dióxido de carbono

- O CO_2 é transportado em três formas: dissolvido, como bicarbonato e como carbaminoemoglobina.
- A curva de CO_2 é mais íngreme e mais linear do que a de O_2.
- A curva de CO_2 é desviada para a direita por aumentos na S_{O_2} (efeito Haldane).

▶ ESTADO ÁCIDO-BÁSICO

O transporte de CO_2 exerce grande efeito sobre o estado ácido-básico do sangue e do corpo como um todo. O pulmão excreta mais de 10.000 mEq de ácido carbônico por dia, em comparação a menos de 100 mEq de ácidos fixos pelo rim. Portanto, alterando a ventilação alveolar e, dessa forma, a eliminação de CO_2, o corpo exerce controle importante sobre seu equilíbrio ácido-básico. Esse assunto será abordado apenas brevemente, pois pertence à área da fisiologia renal.

O pH resultante da solução de CO_2 no sangue e da consequente dissociação do ácido carbônico é dado pela equação de Henderson-Hasselbalch. Ela é derivada conforme mostrado a seguir.

Na equação

$$H_2CO_3 \rightleftharpoons H^+ + HCO_3^-$$

a lei da ação da massa fornece a constante de dissociação do ácido carbônico K_a' como

$$\frac{(H^+) \times (HCO_3^-)}{(H_2CO_3)}$$

Uma vez que a concentração de ácido carbônico é proporcional à de dióxido de carbono dissolvido, podemos mudar a constante e escrever

$$K_A = \frac{(H^+) \times (HCO_3^-)}{(CO_2)}$$

Tomando logaritmos,

$$\log K_A = \log(H^+) + \log \frac{(HCO_3^-)}{(CO_2)}$$

Onde

$$-\log(H^+) = -\log K_A + \log \frac{(HCO_3^-)}{(CO_2)}$$

Já que o pH é o logaritmo negativo,

$$pH = pK_A + \log \frac{(HCO_3^-)}{(CO_2)}$$

Uma vez que o CO_2 obedece à lei de Henry, a concentração de CO_2 (em mEq/L) pode ser substituída por $(P_{CO_2} \times 0{,}03)$. A equação, então, fica:

$$pH = pK_A + \log \frac{(HCO_3^-)}{0{,}03 P_{CO_2}}$$

O valor de pK_a é 6,1, e a concentração normal de HCO_3^- no sangue arterial é de 24 mEq/L. Substituindo, temos:

$$pH = 6{,}1 + \log \frac{24}{0{,}03 \times 40}$$
$$= 6{,}1 + \log 20$$
$$= 6{,}1 + 1{,}3$$

Logo,
$$pH = 7,4$$

Observe que, contanto que a taxa de concentração de bicarbonato ($P_{CO_2} \times 0,03$) continue igual a 20, o pH permanece 7,4. A concentração de bicarbonato é determinada sobretudo pelos rins, e a P_{CO_2}, pelos pulmões. O pH normal tem uma variação entre 7,38 e 7,42.

As relações entre pH, P_{CO_2} e HCO_3^- são convenientemente demonstradas no diagrama de Davenport (**Figura 6.7**). Os dois eixos mostram o HCO_3^- e o pH, enquanto linhas de P_{CO_2} iguais percorrem o diagrama. O ponto A representa o plasma normal. A linha CAB mostra a relação entre HCO_3^- e pH conforme o ácido carbônico é adicio-

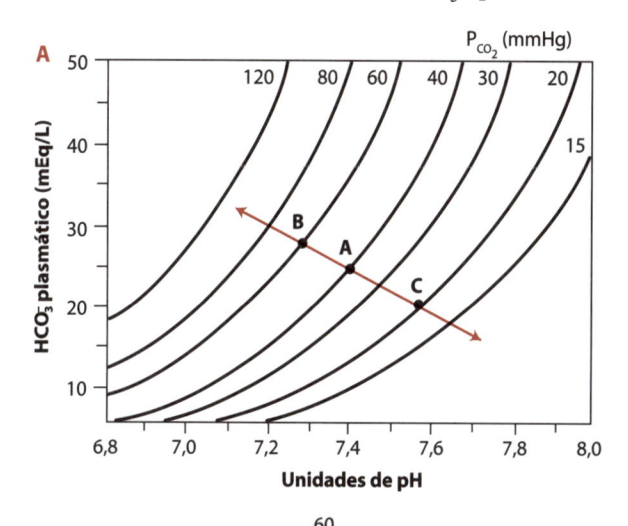

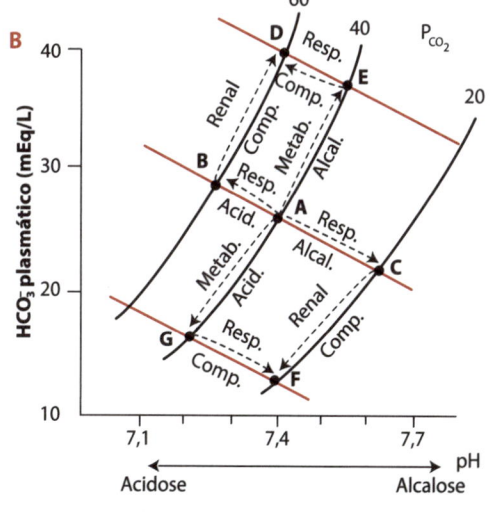

Figura 6.7 Diagrama de Davenport demonstrando as relações entre $H_{CO_3^-}$, pH e P_{CO_2}. A. A figura mostra a linha-tampão normal BAC. **B.** A figura representa as alterações que ocorrem na alcalose e na acidose respiratórias e metabólicas (ver o texto). A distância vertical entre as linhas-tampão DE e BAC constitui o excesso de base, e as linhas entre GF e BAC são o déficit de base (ou o excesso de base negativa).

nado ao sangue total, isto é, faz parte da curva de titulação do sangue e é chamada de *linha-tampão*. A inclinação dessa linha também é mais vertical do que aquela medida no plasma separado do sangue em função da presença de hemoglobina, a qual apresenta uma ação-tampão adicional. Em geral, a inclinação da linha medida no sangue total *in vitro* é um pouco diferente daquela encontrada em um paciente em razão da ação-tampão do líquido intersticial e de outros tecidos corporais.

Se a concentração plasmática de bicarbonato é alterada pelos rins, a linha-tampão é deslocada. O aumento na concentração de bicarbonato desloca a linha-tampão para cima, como mostrado, por exemplo, pela linha DE na **Figura 6.7**. Nesse caso, há um *excesso de base* que é dado pela distância vertical entre as duas linhas-tampão DE e BAC. Em contrapartida, a redução da concentração de bicarbonato desloca a linha-tampão para baixo (linha GF), ocasionando excesso de base negativa, ou *déficit de base*. Um excesso de base maior que 2 mEq/L indica uma alcalose metabólica, ao passo que um excesso de base menor que −2 mEq/L (também chamado de déficit de base) indica uma acidose metabólica.

A relação entre bicarbonato e P_{CO_2} pode ser alterada de quatro maneiras: ambos podem sofrer aumento ou diminuição. Cada um desses quatro distúrbios dá origem a uma alteração característica ácido-básica (**Tabela 6.1**).

Acidose respiratória

A acidose respiratória é causada pela elevação na P_{CO_2}, que reduz a relação HCO_3^-/P_{CO_2}, diminuindo, dessa forma, o pH. Isso corresponde ao movimento de A para B na **Figura 6.7**. Toda vez que a P_{CO_2} sofre elevação, o bicarbonato também aumenta até determinado ponto em razão da dissociação de ácido carbônico produzida. Isso se reflete na inclinação para cima e para a esquerda da linha-tampão do sangue na **Figura 6.7**. No entanto, a relação HCO_3^-/P_{CO_2} diminui. A retenção de CO_2 pode ser provocada por hipoventilação ou desequilíbrio entre ventilação e perfusão.

Se a acidose respiratória persistir, o rim responde conservando HCO_3^-. Ele é estimulado a fazer isso pelo aumento da P_{CO_2} nas células dos túbulos renais, as quais excretam

Tabela 6.1 Quatro tipos de distúrbios ácido-básicos

$$pH = pK + \log \frac{HCO_3^-}{0,03\, P_{CO_2}}$$

	Primária	Compensação
Acidose		
Respiratória	$P_{CO_2} \uparrow$	$HCO_3^- \uparrow$
Metabólica	$HCO_3^- \downarrow$	$P_{CO_2} \downarrow$
Alcalose		
Respiratória	$P_{CO_2} \downarrow$	$HCO_3^- \downarrow$
Metabólica	$HCO_3^- \uparrow$	Variavelmente presente

urina mais ácida, secretando íons H⁺. Os íons H⁺ são excretados como $H_2PO_4^-$ ou NH_4^+; os íons de HCO_3^- são reabsorvidos. O aumento resultante do HCO_3^- do plasma move a relação HCO_3^-/P_{CO_2} de volta para cima, em direção ao seu nível normal. Isso corresponde ao movimento de B para D ao longo da linha P_{CO_2} = 60 mmHg na **Figura 6.7** e é conhecido como *acidose respiratória compensada*. Eventos típicos seriam:

$$pH = 6,1 + \log \frac{24}{0,03 \times 40} = 6,1 + \log 20 = 7,4 \quad \text{(Normal)}$$

$$pH = 6,1 + \log \frac{28}{0,03 \times 60} = 6,1 + \log 15,6 = 7,29 \quad \text{(Acidose respiratória)}$$

$$pH = 6,1 + \log \frac{33}{0,03 \times 60} = 6,1 + \log 18,3 = 7,36 \quad \text{(Acidose respiratória compensada)}$$

Em geral, a compensação renal demora vários dias e não é completa, e, por isso, o pH não retorna totalmente ao seu nível normal de 7,4. A extensão da compensação renal pode ser determinada a partir do *excesso de base*, ou seja, a distância vertical entre as linhas-tampão BA e DE.

Alcalose respiratória

É causada pela redução da P_{CO_2}, a qual aumenta a relação HCO_3^-/P_{CO_2} e, assim, eleva o pH (movimento de A para C na **Figura 6.7**). A diminuição na P_{CO_2} é provocada por hiperventilação, por exemplo, em grandes altitudes (ver Capítulo 9) ou por uma crise de ansiedade. A compensação renal ocorre por meio do incremento na excreção de bicarbonato, fazendo, dessa maneira, a relação HCO_3^-/P_{CO_2} voltar ao normal (C para F ao longo da linha P_{CO_2} = 20 mmHg). Com a hiperventilação prolongada, a compensação renal pode ser quase completa. Há um excesso de base negativa, ou *déficit de base*.

Acidose metabólica

Nesse contexto, "metabólica" significa uma alteração primária no HCO_3^-, ou seja, o numerador da equação de Henderson-Hasselbalch.* Na acidose metabólica, a relação HCO_3^-/P_{CO_2} cai, diminuindo o pH. O HCO_3^- pode ser reduzido pelo acúmulo de ácidos no sangue, como na cetoacidose diabética, após a hipoxia tecidual, que libera ácido láctico, ou na perda de HCO_3^- na diarreia grave. A alteração correspondente na **Figura 6.7** pode ser representada pelo movimento de A em direção a G.

---

*N. de R.T. Em contraponto à clássica equação de Henderson-Hasselbalch, o fisiologista canadense Peter Stewart propôs um novo modelo para o entendimento do equilíbrio ácido-básico. O princípio é que os distúrbios metabólicos são determinados pela diferença entre os íons fortes (SID, do inglês *strong ions difference*), que é a subtração dos cátions fortes (sódio, potássio, cálcio, magnésio) e dos ânions fortes (cloro, lactato). O valor do pH é determinado, então, pela SID, pela concentração plasmática de ácidos fracos não voláteis (tampões) e pela P_{CO_2}. O HCO_3^- seria uma mera consequência, e não causa, no equilíbrio ácido-básico.

Tabela 6.2 Exemplos representativos de causas de anormalidades ácido-básicas primárias

Acidose respiratória	Alcalose respiratória	Acidose metabólica	Alcalose metabólica
Overdose de opiáceos	Crise de ansiedade	Acidose láctica	Vômitos
Doença pulmonar obstrutiva crônica grave	Grandes altitudes	Cetoacidose diabética, relacionada ao jejum ou alcoólica	Diuréticos de alça
Doença neuromuscular	Doença pulmonar hipoxêmica	Uremia	Ingesta excessiva de álcalis
Síndrome de obesidade-hipoventilação		Acidose tubular renal	Hiperaldosteronismo
		Diarreia intensa	

Nesse caso, a compensação respiratória ocorre com o aumento da ventilação, que reduz a P_{CO_2} e eleva a relação HCO_3^-/P_{CO_2} diminuída. O estímulo para incrementar a ventilação é principalmente a ação dos íons H^+ sobre os quimiorreceptores periféricos (Capítulo 8). Na **Figura 6.7**, o ponto se move da direção G para F (embora não tão longe quanto F). Há um déficit de base, ou excesso de base negativa. A compensação respiratória costuma ser muito rápida, enquanto a compensação metabólica de processos primários respiratórios é lenta.

Alcalose metabólica

Nesse caso, o aumento do HCO_3^- eleva a relação HCO_3^-/P_{CO_2} e, assim, o pH. A ingestão excessiva de álcalis e a perda de secreção de ácido gástrico por vômitos constituem as causas. Na **Figura 6.7**, o movimento se dá na direção de A para E. Algumas vezes, ocorre alguma compensação respiratória com a redução da ventilação alveolar, que eleva a P_{CO_2}. O ponto E se move na direção de D (embora não todo o caminho). No entanto, a compensação respiratória na alcalose metabólica pode, muitas vezes, ser pequena e estar ausente. O excesso de base sofre aumento.

Observe que, por vezes, ocorrem distúrbios metabólicos e respiratórios mistos, o que pode dificultar o entendimento da sequência de eventos. Exemplos representativos de processos que causam cada um dos distúrbios ácido-básicos primários estão listados na **Tabela 6.2**.

▶ TROCA GASOSA SANGUE-TECIDO

Difusão

O O_2 e CO_2 se movimentam entre o sangue capilar sistêmico e as células teciduais por meio da difusão simples, exatamente como se movem entre o sangue capilar e o gás alveolar no pulmão. Vimos, no Capítulo 3, que a taxa de transferência de gás através de uma lâmina de tecido é proporcional à área tecidual e à diferença na pressão parcial de gás entre os dois lados e inversamente proporcional à espessura. A espessura da membrana alveolocapilar é inferior a 0,5 μm, mas a distância entre os capilares abertos no músculo em repouso é próxima a 50 μm. Durante o exercício, quando o consumo de O_2 pelos músculos aumenta, outros capilares se abrem, reduzindo, dessa forma, a distância de difusão e aumentando a área para esse processo. Como o CO_2 se difunde com rapidez cerca de 20 vezes maior do que o O_2 pelo tecido (**Figura 3.1**), a eliminação de CO_2 constitui um problema muito menor do que o fornecimento de O_2.

P_{O_2} tecidual

A maneira pela qual a P_{O_2} reduz no tecido entre os capilares abertos adjacentes está mostrada de forma esquemática na **Figura 6.8**. Conforme o O_2 se difunde para fora dos capilares, é consumido pelo tecido, e a P_{O_2} diminui. Em **A**, o equilíbrio entre o consumo e a oferta de O_2 (determinado pela P_{O_2} capilar e pela distância intercapilar) resulta em P_{O_2} adequada em todo o tecido. Em **B**, a distância intercapilar ou o consumo de O_2 sofreu aumento até que a P_{O_2}, em determinado ponto no tecido, caísse para zero, o que é considerado uma situação *crítica*. Em **C**, existe uma região anóxica onde o metabolismo aeróbico (i.e., que utiliza O_2) é impossível. Sob essas condições, o tecido pode voltar-se para a glicólise anaeróbica com a formação de ácido láctico.

Existem evidências de que grande parte da queda da P_{O_2} nos tecidos periféricos ocorre na proximidade imediata da parede capilar e que a P_{O_2} nas células musculares, por exemplo, é muito baixa (1-3 mmHg) e quase uniforme. É possível explicar esse padrão pela presença de mioglobina na célula, que age como um reservatório de O_2 e aumenta sua difusão dentro da célula.

Até quanto a P_{O_2} tecidual pode cair antes de a utilização de O_2 cessar? Em medições realizadas em suspensões de mitocôndrias hepáticas *in vitro*, o consumo de O_2 continua na mesma taxa até que a P_{O_2} caia para perto de 3 mmHg. Dessa forma, parece que o propósito da PO_2 muito mais elevada no sangue capilar é o de assegurar que a pressão seja adequada para a difusão de O_2 à mitocôndria e que, nos locais de utilização de O_2, a PO_2 possa ser muito baixa.

A P_{O_2} anormalmente baixa nos tecidos é chamada de hipoxia tecidual. Com frequência, é causada pela baixa oferta de O_2, a qual pode se expressar pelo débito cardíaco multiplicado pela concentração arterial de O_2, ou $\dot{Q} \times C_{aO_2}$. Os fatores de-

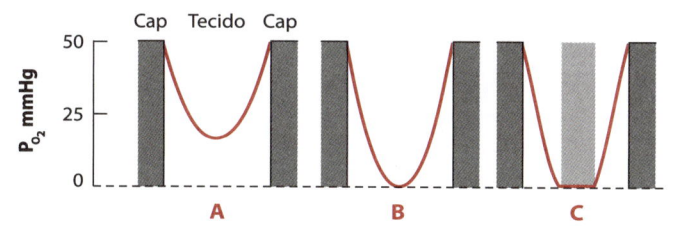

Figura 6.8 **Esquema que mostra a queda da P_{O_2} entre os capilares abertos adjacentes.** Em **A**, o fornecimento de oxigênio está adequado; em **B**, crítico; em **C**, inadequado para o metabolismo aeróbico no núcleo central do tecido.

terminantes foram discutidos no Capítulo 5. A hipoxia tecidual pode ser decorrente de: (1) baixa P_{O_2} no sangue arterial, provocada, por exemplo, por doença pulmonar ("hipoxia hipóxica"); (2) redução da capacidade sanguínea de transportar O_2, como nos casos de anemia ou intoxicação por monóxido de carbono ("hipoxia anêmica"); ou (3) diminuição do fluxo sanguíneo tecidual, tanto generalizado, como em caso de choque, quanto em razão da obstrução local ("hipoxia circulatória"). A quarta causa é alguma substância tóxica que interfira na capacidade dos tecidos de utilizar O_2 disponível ("hipoxia histotóxica"). O cianeto constitui um exemplo, pois impede o uso de O_2 pela citocromo-oxidase.* Nesse caso, a concentração de O_2 no sangue venoso é alta, e o consumo de O_2 pelo tecido é extremamente baixo. O envenenamento por cianeto pode ser causado pela ingestão, por exemplo, de pesticidas para roedores ou de amêndoas amargas. Ele também pode ocorrer em incêndios, dependendo do material sendo queimado, como os produtos de polímeros.

P_{O_2} venosa mista

A concentração de P_{O_2} e O_2 no sangue venoso misto é determinada pelo balanço entre a oferta de O_2 e a sua utilização pelos tecidos. Por exemplo, se a oferta de O_2 diminuir enquanto a sua utilização pelos tecidos permanecer constante, a extração de oxigênio do sangue deve aumentar para satisfazer às demandas metabólicas, reduzindo a concentração de O_2 e a P_{O_2} no sangue venoso misto. Em algumas situações, como na sepse grave ou na intoxicação por cianeto, a utilização de O_2 pelas mitocôndrias está comprometida, caso em que há aumento da concentração de O_2 e da P_{O_2} venosa mista. A **Tabela 6.3** resume algumas das características dos diferentes tipos de hipoxemia e seus efeitos na concentração de O_2 e na P_{O_2} venosa mista e arterial.

Tabela 6.3 Características dos diferentes tipos de hipoxemia ou hipoxia tecidual[a]

	$P_{A_{O_2}}$	$P_{A_{CO_2}}$	$P_{a_{O_2}}$	$P_{a_{CO_2}}$	$C_{a_{O_2}}$	$S_{a_{O_2}}$	$P\bar{v}_{O_2}$	$C\bar{v}_{O_2}$	A administração de O_2 é útil?
Pulmões									
Hipoventilação	↓	↑	↓	↑	↓	↓	↓	↓	Sim
Comprometimento da difusão	O	O	↓	O	↓	↓	↓	↓	Sim
Shunt	O	O	↓	O	↓	↓	↓	↓	Sim[b]
Desequilíbrio $\dot{V}_A/\dot{Q}$	Varia	↑ ou O	↓	↑ ou O	↓	↓	↓	↓	Sim

(*Continua*)

---

*N. de R.T. A citocromo-oxidase é a última enzima na cadeia respiratória de transporte de elétrons dentro da mitocôndria. O final do processo enzimático culmina na diferença transmembrana de potencial eletroquímico dos prótons que a ATP-sintetase utiliza para gerar ATP (a molécula que a célula utiliza para armazenar energia). O bloqueio da atividade da citocromo-oxidase, então, impede a respiração celular.

(Continuação)

Tabela 6.3 Características dos diferentes tipos de hipoxemia ou hipoxia tecidual[a]

	$P_{A_{O_2}}$	$P_{A_{CO_2}}$	$P_{a_{O_2}}$	$P_{a_{CO_2}}$	$C_{a_{O_2}}$	$S_{a_{O_2}}$	$P_{\bar{v}_{O_2}}$	$C_{\bar{v}_{O_2}}$	A administração de O_2 é útil?
Sangue									
Anemia	○	○	○	○	↓	○	↓	↓	Sim[b]
Envenenamento por CO	○	○	○	○	↓	○[c]	↓	↓	Sim[b]
Metemoglobinemia	○	○	○	○	↓	↓[d]	↓	↓	Não
Tecido									
Envenenamento por cianeto	○	○	○	○	○	○	↑	↑	Não

[a]○, normal; ↑ aumentado; ↓ diminuído.
[b]De algum valor (porém, limitado) em razão do aumento do oxigênio dissolvido (ver **Figura 5.4** para *shunt*).
[c]Saturação de O_2 é calculada pela hemoglobina não ligada ao CO.*
[d]Quando a saturação de O_2 é medida por oximetria de pulso.

*N. de R.T. Os oxímetros habitualmente utilizados medem a saturação da hemoglobina pelo oxigênio, mas desconsideram a hemoglobina ligada ao monóxido de carbono. Por isso, pacientes intoxicados com CO podem apresentar cianose com saturação aparentemente adequada. Existem oxímetros que medem a saturação de CO pela hemoglobina, mas são menos disponíveis.

CONCEITOS-CHAVE

1. A maior parte do O_2 transportado no sangue se encontra ligada à hemoglobina. A quantidade máxima capaz de se ligar é chamada de "capacidade de O_2". A saturação de O_2 constitui a quantidade combinada com a hemoglobina dividida pela capacidade e é igual à proporção dos locais de ligação ocupados pelo O_2.

2. A curva de dissociação do O_2 é desviada para a direita (i.e., a afinidade pelo O_2 da hemoglobina é reduzida) com aumentos de P_{CO_2}, H^+, temperatura e 2,3-DPG.

3. A maior parte do CO_2 no sangue se encontra sob a forma de bicarbonato e, em quantidades menores, na forma dissolvida e de compostos de carbamino.

4. A curva de dissociação do CO_2 é muito mais íngreme e mais linear do que a do O_2.

5. O estado ácido-básico do sangue é determinado pela equação de Henderson-Hasselbalch e, especialmente, pela relação entre concentração de bicarbonato e P_{CO_2}. As anormalidades ácido-básicas incluem a acidose e a alcalose respiratórias e metabólicas.

6. A P_{O_2}, em alguns tecidos, é inferior a 5 mmHg, e o propósito da P_{O_2} muito mais alta no sangue capilar é o de fornecer gradiente adequado para a difusão. Os fatores que determinam a oferta de O_2 para os tecidos incluem a concentração de O_2 no sangue e o fluxo sanguíneo.

CASO CLÍNICO

Uma mulher de 85 anos chega à emergência com fadiga progressiva e dispneia aos esforços. Ela nunca fumou e nega tosse, dor torácica ou produção de escarro, mas diz que as fezes apresentam aspecto escuro ou preto nas últimas semanas. Ela usa ácido acetilsalicílico para o tratamento de doença arterial coronariana estável. Ao exame, ela apresenta palidez palmar e conjuntival. Os pulmões estão limpos à ausculta e, com exceção de uma leve taquicardia (batimentos cardíacos rápidos), seu exame cardíaco é normal. Um exame retal foi realizado e as fezes apresentaram resultado positivo para a presença de eritrócitos. Uma amostra de sangue venoso foi coletada e revelou uma concentração de hemoglobina de 5 g/dL (normal: 14-15 g/dL).

Questões

- Se fosse realizada gasometria arterial, que alterações você esperaria encontrar na P_{O_2} e na saturação de oxigênio?
- Qual seria a concentração de oxigênio arterial esperada?
- Por que a frequência cardíaca está aumentada?
- Qual seria a concentração de oxigênio esperada no sangue venoso misto?

TESTE SEU CONHECIMENTO

Para cada questão, escolha a melhor resposta.

1. Uma mulher de 52 anos apresenta hemorragia maciça de trato gastrintestinal superior, e sua concentração de hemoglobina cai de 13 para 6 g/dL. Qual seria o padrão esperado de alterações na saturação de hemoglobina-O_2, na P_{aCO_2}, na concentração de oxigênio arterial (C_{aO_2}) e no conteúdo venoso misto de oxigênio ($C\bar{v}_{O_2}$) nesse momento?

Opção	Saturação de Hb-O_2	P_{aCO_2}	C_{aO_2}	$C\bar{v}_{O_2}$
A	Reduzida	Aumentada	Reduzida	Reduzido
B	Sem alteração	Sem alteração	Reduzida	Reduzido
C	Sem alteração	Sem alteração	Sem alteração	Sem alteração
D	Reduzida	Sem alteração	Sem alteração	Reduzido
E	Sem alteração	Reduzida	Reduzida	Aumentado

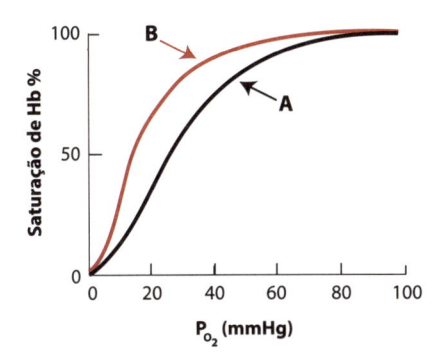

2. A figura a seguir mostra a relação entre a saturação de hemoglobina-O_2 e a P_{O_2}.

Qual dos fatores a seguir poderia explicar o desvio na relação da *curva A* para a *curva B*?
   A. Exercício intenso
   B. Hipotermia
   C. Hipoventilação
   D. Aumento de 2,3-difosfoglicerato
   E. Acidose láctica

3. Um mergulhador profissional de 38 anos chega à emergência com doença por descompressão. Antes de ser colocado em uma câmara hiperbárica para o tratamento, ele apresenta uma P_{O_2} arterial de 120 mmHg e uma P_{CO_2} arterial de 41 mmHg enquanto recebe oxigênio por cânula nasal. Após ser colocado na câmara, a pressão barométrica é elevada para 3 atm (2.280 mmHg), e seu conteúdo de oxigênio arterial aumenta de 20 mL de O_2 por dL de sangue para 23 mL de O_2 por dL de sangue. Qual dos fatores a seguir é primariamente responsável pela melhora observada no conteúdo de oxigênio arterial?
   A. Aumento na quantidade de oxigênio dissolvido no plasma
   B. Aumento na saturação de hemoglobina-oxigênio
   C. Aumento na P_{50} da hemoglobina
   D. Aumento na ligação do oxigênio com os grupos de amina terminais da hemoglobina
   E. Desvio para a esquerda na curva de dissociação de hemoglobina-oxigênio

4. Um homem de 43 anos é levado à emergência com estado mental alterado. Ele foi encontrado no banco da frente do carro com a garagem fechada e o motor ainda funcionando. Enquanto respira ar ambiente, sua S_pO_2 é de 99%; a cor da pele é normal; o lactato sérico é de 8 mmol/L (normal: < 2 mmol/L); a hemoglobina é de 14,5 g/dL (normal: 13-15 g/dL) e a P_{O_2} arterial é de 90 mmHg. Uma radiografia não demonstra opacidades focais. Após a internação, é colocado um cateter de artéria pulmonar, e é constatada uma saturação de oxigênio venoso misto de 50%. Qual é o mecanismo das anormalidades observadas nesse paciente?
   A. Deslocamento do oxigênio dos locais de ligação com a hemoglobina
   B. Aumento da atividade da citocromo-oxidase mitocondrial
   C. Oxidação do ferro na molécula heme

114 FISIOLOGIA RESPIRATÓRIA

   D. Desvio para a direita na curva de dissociação da hemoglobina-oxigênio
   E. Desequilíbrio entre ventilação-perfusão

5. Qual das seguintes alterações tem mais chance de ocorrer à medida que o sangue se move através do leito capilar de um músculo do lado arterial para o venoso da circulação?

   A. Redução da concentração de bicarbonato
   B. Redução da P_{50} da hemoglobina
   C. Redução do armazenamento de dióxido de carbono na solução física
   D. Aumento da carbaminoemoglobina
   E. Desvio para a direita na relação entre a concentração de dióxido de carbono e a P_{CO_2}

6. Como parte de uma experiência, é feita a medida em dois pontos no tempo da concentração de oxigênio e P_{O_2} do sangue venoso misto ($C_{\bar{v}O_2}$) do músculo quadríceps. Os valores são mostrados na tabela a seguir.

Variável	Momento 1	Momento 2
P_{O_2} do quadríceps (mmHg)	5	2
$C_{\bar{v}O_2}$ (mL/dL)	15	12

   Qual das seguintes alternativas poderia explicar a alteração observada nesses valores entre o Momento 1 e o Momento 2?

   A. Envenenamento por cianeto
   B. Redução da concentração de hemoglobina
   C. Redução da temperatura do quadríceps
   D. Aumento do débito cardíaco
   E. Aumento da fração de oxigênio inspirada

7. Um paciente com doença pulmonar obstrutiva crônica chega à emergência com piora da dispneia. Uma gasometria arterial é coletada e revela pH de 7,20, P_{aCO_2} de 50 mmHg e P_{aO_2} de 50 mmHg. Qual das seguintes é a descrição mais apropriada para o estado ácido-básico do paciente?

   A. Acidose metabólica completamente compensada
   B. Acidose respiratória completamente compensada
   C. Combinação de acidose metabólica e respiratória
   D. Acidose metabólica não compensada
   E. Acidose respiratória não compensada

8. Os resultados da gasometria arterial de um paciente na UTI são pH de 7,25, P_{aCO_2} de 32 mmHg e HCO_3^- de 25 mEq/L. Qual das seguintes é a interpretação mais apropriada do estado ácido-básico?

   A. Acidose respiratória aguda
   B. Erro laboratorial
   C. Acidose metabólica com compensação respiratória
   D. Alcalose metabólica com compensação respiratória
   E. Alcalose respiratória com compensação metabólica

9. Uma pessoa saudável sobe de helicóptero desde o nível do mar até o pico de uma montanha a 4.000 metros de altitude. Se você coletasse uma gasometria arterial

enquanto a pessoa respira ar ambiente imediatamente após a chegada ao topo, qual dos seguintes conjuntos de resultados seria esperado?

Opção	pH	P_{aCO_2} (mmHg)	P_{aO_2} (mmHg)	HCO_3^- (mEq/L)
A	7,32	50	55	25
B	7,39	41	90	24
C	7,49	32	58	23
D	7,50	31	92	24
E	7,43	30	63	20

10. Um homem de 46 anos é hospitalizado após ser resgatado de um incêndio em um depósito de artigos de decoração. Ele apresentava dispneia e tonturas na avaliação inicial, mas agora apresenta redução do nível de consciência. A saturação de oxigênio arterial é de 99% enquanto recebe oxigênio suplementar. Uma radiografia de tórax não mostra opacidades focais, e um eletrocardiograma mostra apenas taquicardia. Nos exames laboratoriais, a P_{O_2} arterial é de 200 mmHg, a hemoglobina é de 15 g/dL e o nível de ácido láctico está elevado. Um cateter de artéria pulmonar é colocado, e a saturação de oxigênio venosa mista é de 85%. Qual das seguintes alternativas mais provavelmente explica a condição clínica do paciente?

A. Carboxiemoglobinemia
B. Envenenamento por cianeto
C. Choque hipovolêmico
D. Metemoglobinemia
E. Edema pulmonar

11. Uma mulher de 41 anos está recebendo ventilação mecânica após uma *overdose* por drogas. No quinto dia da internação, ela desenvolve febre (39 °C), e é detectada uma infecção na corrente sanguínea. A gasometria arterial naquela manhã mostrava uma P_{O_2} arterial de 72 mmHg que não havia mudado em comparação com a gasometria da véspera. Qual das seguintes alterações fisiológicas seria esperada?

A. Redução da produção de CO_2
B. Redução da fração de *shunt*
C. Aumento da concentração de oxigênio arterial
D. Aumento da saturação de oxigênio arterial
E. Aumento de P_{50} para a hemoglobina

12. Uma gasometria arterial é realizada em um paciente da emergência e revela o seguinte: pH de 7,48, P_{aCO_2} de 45 mmHg e HCO_3^- de 32 mEq/L. Qual das situações clínicas a seguir poderia explicar esses achados?

A. Crise de ansiedade
B. *Overdose* de opiáceos
C. Doença pulmonar obstrutiva crônica grave
D. Diabetes melito não controlado
E. Vômitos

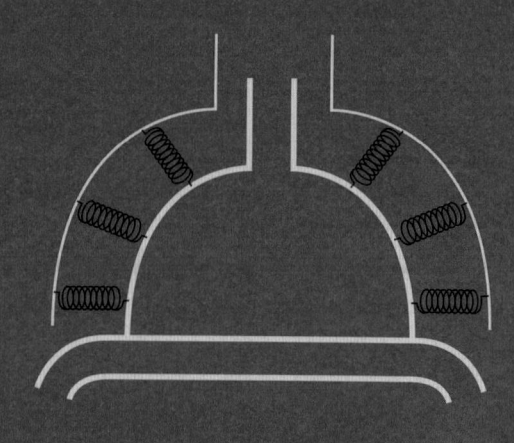

Mecânica da respiração

Como os pulmões se sustentam e se movimentam

7

- ▶ Músculos da respiração
  - Inspiração
  - Expiração
- ▶ Propriedades elásticas do pulmão
  - Curva pressão-volume
  - Complacência
  - Tensão superficial
- ▶ Causas das diferenças regionais na ventilação
  - Fechamento das vias aéreas
- ▶ Propriedades elásticas da parede torácica
- ▶ Resistência das vias aéreas
  - Fluxo aéreo através de tubos
  - Mensuração da resistência das vias aéreas
  - Pressões durante o ciclo respiratório
  - Local principal da resistência das vias aéreas
  - Fatores determinantes da resistência das vias aéreas
  - Compressão dinâmica das vias aéreas
  - Teste de expiração forçada
- ▶ Outras causas do desequilíbrio da ventilação
- ▶ Resistência tecidual
- ▶ Trabalho respiratório
  - Trabalho realizado no pulmão
  - Trabalho respiratório total
- ▶ Mecânica da respiração com pressão positiva

Vamos, agora, verificar as forças que movimentam o pulmão e a parede torácica, bem como as resistências que elas superam. Em primeiro lugar, consideramos os músculos da respiração, tanto da inspiração quanto da expiração. Depois, revisamos os fatores que determinam as propriedades elásticas do pulmão, inclusive os elementos teciduais e a tensão superficial ar-líquido. Em seguida, examinamos o mecanismo das diferenças regionais na ventilação e, também, o fechamento das vias aéreas de menor calibre. Assim como o pulmão, a parede torácica é elástica, de modo que analisamos a interação entre os dois. Abordamos, então, os princípios físicos da resistência das vias aéreas, junto com suas medidas, a localização de sua maior intensidade e fatores fisiológicos que a afetam. A compressão dinâmica das vias aéreas durante a expiração forçada é analisada. Por fim, considera-se o trabalho necessário para mover os pulmões e a parede torácica, além da mecânica da ventilação com pressão positiva. Ao final do capítulo, o leitor deverá ser capaz de:

- Comparar e contrastar os papéis dos músculos inspiratórios e expiratórios da respiração.
- Identificar os fatores que aumentam ou diminuem a complacência pulmonar.
- Descrever o efeito do surfactante pulmonar na tensão superficial e na estabilidade alveolar.
- Descrever as causas das diferenças regionais na ventilação.
- Delinear as alterações nas vias aéreas e na pressão intrapleural durante o ciclo respiratório.
- Identificar os fatores que determinam a resistência das vias aéreas.
- Descrever o mecanismo e as consequências da compressão dinâmica das vias aéreas.

▶ MÚSCULOS DA RESPIRAÇÃO

Inspiração

O músculo da respiração mais importante é o *diafragma*. Ele consiste em uma lâmina muscular fina, em forma de cúpula, inserida nas costelas inferiores. É suprido pelos nervos frênicos provenientes dos segmentos cervicais 3, 4 e 5. Quando se contrai, os conteúdos abdominais são forçados para baixo e para frente, aumentando a dimensão vertical da cavidade torácica. Além disso, as margens costais são elevadas e movimentadas para fora, promovendo aumento no diâmetro transverso do tórax (**Figura 7.1**).

Na respiração corrente normal, o nível do diafragma se move cerca de 1 cm; contudo, na inspiração e expiração forçadas, pode ocorrer uma excursão total de até 10 cm. Quando um lado do diafragma está paralisado, ele se move *para cima* em vez de *para baixo*, pois a pressão intratorácica diminui. Isso é denominado

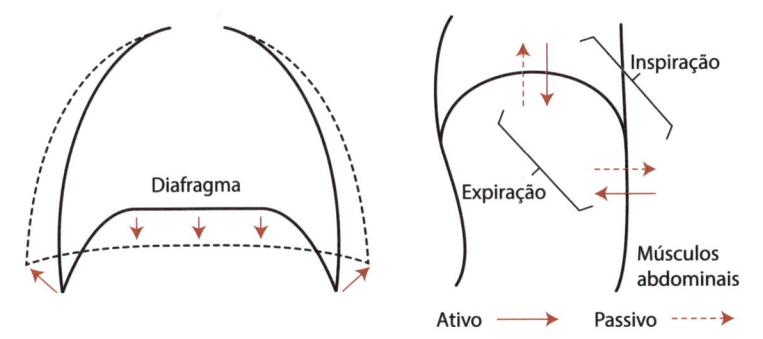

Figura 7.1 **Na inspiração, o diafragma em forma de cúpula se contrai, os conteúdos abdominais são forçados para baixo e para fora e a caixa torácica é ampliada.** Ambos promovem o aumento do volume do tórax. Na expiração forçada, os músculos abdominais se contraem e empurram o diafragma para cima.

movimentação paradoxal e pode ser demonstrado na fluoroscopia* quando o paciente faz uma inspiração.

Os *músculos intercostais externos* conectam as costelas adjacentes e inclinam-se para baixo e para frente (**Figura 7.2**). Quando se contraem, as costelas são tracionadas para cima e para frente, promovendo o aumento dos diâmetros lateral e anteroposterior do tórax. A dimensão lateral aumenta em função do movimento de "alça de balde" das costelas. Os músculos intercostais são supridos pelos nervos intercostais provenientes da medula espinal no mesmo nível. A paralisia dos músculos intercostais por si só não afeta gravemente a respiração em repouso, pois o diafragma é muito eficiente.

Os *músculos acessórios da inspiração* incluem os músculos escalenos, os quais elevam as duas primeiras costelas, e o esternocleidomastóideo, que realiza a elevação do esterno. A atividade desses músculos é pequena, se é que existe alguma, durante a respiração tranquila; entretanto, com o exercício, eles podem se contrair com vigor. Outros músculos que desempenham mínima função são os da asa do nariz, que promovem a abertura das narinas, e os pequenos músculos da cabeça e do pescoço.

Expiração

Durante a respiração tranquila, a expiração é passiva. O pulmão e a parede torácica são elásticos e tendem a retornar às suas posições de equilíbrio após serem ativamente expandidos ao longo da inspiração. Durante o exercício e a hiperventilação voluntária, a expiração passa a ser ativa. Os músculos mais importantes da expiração são os da *parede abdominal*, englobando o reto abdominal, os oblíquos internos e externos e o transverso. Quando esses músculos se contraem, a pressão intra-abdominal se eleva

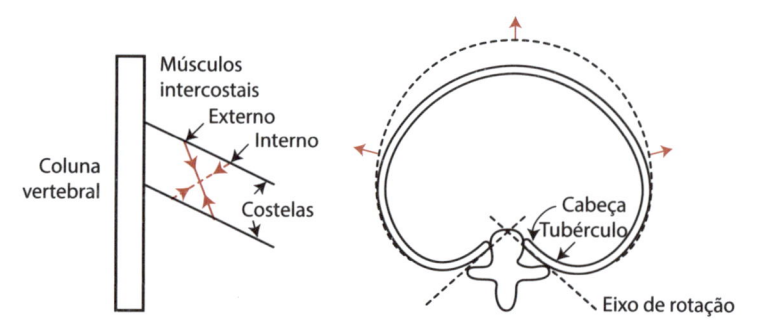

Figura 7.2 Quando os músculos intercostais externos se contraem, as costelas são tracionadas para cima e para frente, ocasionando rotação costal em torno do eixo que une o tubérculo e a cabeça de uma costela. Em consequência disso, os diâmetros lateral e anteroposterior do tórax aumentam. Os intercostais internos exercem ação oposta.

---

*N. de R.T. Fluoroscopia é uma técnica radiológica empregada para obter imagens em movimento (em tempo real). Consiste em uma fonte de raios X e uma tela fluorescente. Os aparelhos mais modernos também possuem um intensificador de imagem e uma câmera de vídeo eletrônica (CCD), que podem fornecer imagens digitalizadas.

e o diafragma é empurrado para cima. Esses músculos também se contraem forçadamente durante a tosse, a êmese e a defecação.

Os *músculos intercostais internos* auxiliam a expiração ativa tracionando as costelas para baixo e para dentro (em oposição à ação dos músculos intercostais externos), diminuindo, desse modo, o volume torácico. Além disso, eles tensionam os espaços intercostais para evitar que se salientem para fora durante a expiração. Estudos experimentais demonstram que as ações dos músculos respiratórios, em especial os intercostais, são mais complicadas do que é sugerido brevemente aqui.

Músculos respiratórios

- A inspiração é sempre ativa; a expiração é passiva durante o repouso, mas ativa durante esforços.
- O diafragma é o músculo mais importante da inspiração; é suprido pelos nervos frênicos, que se originam dos segmentos cervicais 3, 4 e 5.
- A contração dos músculos abdominais é importante na expiração ativa.

▶ PROPRIEDADES ELÁSTICAS DO PULMÃO

Curva pressão-volume

Vamos imaginar que tenhamos um pulmão animal excisado, canulamos a traqueia e o colocamos dentro de um recipiente (**Figura 7.3**). Quando reduzimos a pressão dentro do recipiente até que fique inferior à pressão atmosférica, o pulmão se expande, e um espirômetro é capaz de medir sua mudança de volume. A pressão é mantida em cada nível, conforme indicada pelos pontos, na figura, por alguns

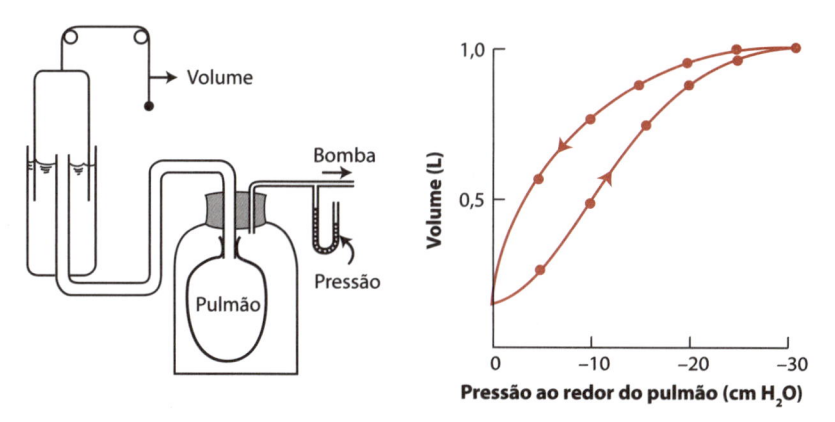

Figura 7.3 **Mensuração da curva pressão-volume de pulmão excisado.** O pulmão é mantido em cada pressão por alguns segundos enquanto seu volume é medido. A curva não é linear e se torna mais horizontal a pressões de expansão elevadas. Observe que as curvas de insuflação e desinsuflação não são as mesmas; isso é chamado de histerese.

segundos, para permitir que o pulmão entre em repouso. Dessa maneira, podemos ilustrar a curva pressão-volume do pulmão.

Na **Figura 7.3**, a pressão de expansão ao redor do pulmão é gerada por uma bomba; no entanto, em humanos, ela é desenvolvida pelo aumento de volume da caixa torácica. O fato de que o espaço intrapleural entre o pulmão e a parede torácica é muito menor do que o espaço entre o pulmão e o recipiente, na **Figura 7.3**, não ocasiona diferença importante. O espaço intrapleural contém apenas alguns mililitros de líquido.

A **Figura 7.3** mostra que as curvas que o pulmão determina durante a insuflação e a desinsuflação são diferentes. Esse comportamento é conhecido como *histerese*. Observe que o volume pulmonar em qualquer pressão durante a desinsuflação é maior do que durante a insuflação.* Note, também, que o pulmão sem pressão de expansão alguma apresenta um pouco de ar em seu interior. De fato, mesmo que a pressão ao redor do pulmão seja elevada acima da atmosférica, um pouco de ar não é expirado, pois as vias aéreas de pequeno calibre se fecham, aprisionando o ar nos alvéolos (compare com a **Figura 7.9**). Esse *fechamento das vias aéreas* ocorre em volumes pulmonares mais elevados com o avanço da idade e, também, em alguns tipos de doenças pulmonares, incluindo o enfisema.

Na **Figura 7.3**, a pressão dentro das vias aéreas e dos alvéolos pulmonares é igual à atmosférica, a qual é zero no eixo horizontal. Assim, esse eixo também mede a diferença de pressão entre as partes interna e externa do pulmão. Isso é chamado de *pressão transpulmonar* e é numericamente igual à pressão ao redor do pulmão quando a pressão alveolar é atmosférica. Também é possível medir a relação pressão-volume do pulmão demonstrada na **Figura 7.3** por meio da insuflação com pressão positiva, deixando a superfície pleural exposta à atmosfera. Nesse caso, o eixo horizontal poderia ser nomeado de "pressão das vias aéreas", cujos valores seriam positivos. As curvas seriam idênticas àquelas demonstradas na **Figura 7.3**.

Complacência

A inclinação da curva pressão-volume, ou a modificação de volume por unidade de pressão alterada, é conhecida como *complacência*. Assim, a equação é:

$$\text{Complacência} = \frac{\Delta V}{\Delta P}$$

Na faixa normal (pressão de expansão de cerca de −5 a −10 cm H_2O), o pulmão é notavelmente distensível ou muito complacente. A complacência do pulmão humano é de cerca de 200 mL/cm H_2O. No entanto, em nível de pressões de expansão elevadas, o pulmão é mais rígido, e a sua complacência é menor, conforme mostrado pela inclinação mais horizontal da curva.

---

*N. de R.T. O conhecimento do fenômeno da histerese é fundamental para o ajuste da ventilação mecânica em doenças pulmonares com redução da complacência (p. ex., síndrome da angústia respiratória aguda [SARA]), nas quais os ajustes da pressão para abertura dos alvéolos colapsados e aquela para manutenção dos alvéolos abertos, por meio da aplicação da pressão positiva no final da expiração (PEEP, do inglês *positive end-expiratory pressure*), não são os mesmos.

MECÂNICA DA RESPIRAÇÃO 121

A complacência não é uma propriedade fixa do pulmão, podendo mudar como resultado de múltiplos fatores. Uma complacência *reduzida* é causada por aumento de tecido fibroso no pulmão (fibrose pulmonar) ou por edema alveolar, o que impede a insuflação de alguns alvéolos. A complacência também reduz se o pulmão permanecer não ventilado por um longo período, em especial se o volume for baixo. Em parte, isso pode ser causado por atelectasia (colapso) de algumas unidades, porém aumentos na tensão superficial também ocorrem (ver a seguir). Até certo ponto, a complacência também sofrerá redução se a pressão pulmonar venosa for elevada ou se o pulmão se tornar ingurgitado com sangue. O *aumento* da complacência ocorre em caso de enfisema pulmonar e no envelhecimento normal do pulmão.

A complacência de um pulmão depende de seu tamanho. É óbvio que a modificação de volume por unidade de pressão alterada será maior no pulmão humano do que no de um camundongo. Por essa razão, a complacência por unidade de volume pulmonar, ou *complacência específica*, é, muitas vezes, medida quando desejamos tirar conclusões acerca das propriedades elásticas intrínsecas do tecido pulmonar.

A pressão ao redor do pulmão é inferior à atmosférica na **Figura 7.3** (e no tórax *in vivo*) em função da retração elástica do pulmão. O que é responsável pelo comportamento elástico do pulmão, isto é, por sua tendência a retornar ao volume de repouso após a distensão? Podemos dizer que é o tecido elástico, o qual é visível nos cortes histológicos. É possível observar fibras de elastina e colágeno nas paredes alveolares e ao redor dos vasos e brônquios. Provavelmente, o comportamento elástico do pulmão está menos relacionado com o simples alongamento dessas fibras do que com sua organização geométrica. Podemos fazer uma analogia com uma meia de náilon, a qual é muito distensível em razão da sua configuração emaranhada, apesar de ser muito difícil esticar as fibras de náilon individuais. As alterações na retração elástica que ocorrem no pulmão com a idade e nos casos de enfisema são presumivelmente causadas pelas alterações nesse tecido elástico.

Comportamento pressão-volume do pulmão

- A curva de pressão-volume não é linear, com o pulmão ficando mais rígido em volumes maiores.
- A curva demonstra histerese entre insuflação e desinsuflação.
- A complacência é a inclinação $\Delta V/\Delta P$.
- O comportamento depende das proteínas estruturais (colágeno, elastina) e da tensão superficial.

Tensão superficial

Outro fator importante no comportamento da pressão-volume do pulmão é a tensão superficial do filme líquido que reveste o alvéolo. A tensão superficial constitui a força (p. ex., em dinas) que atua ao longo da linha imaginária de 1 cm de comprimento na superfície do líquido (**Figura 7.4A**). Ela surge porque as forças de atração entre as moléculas adjacentes do líquido são muito mais fortes do que aquelas entre

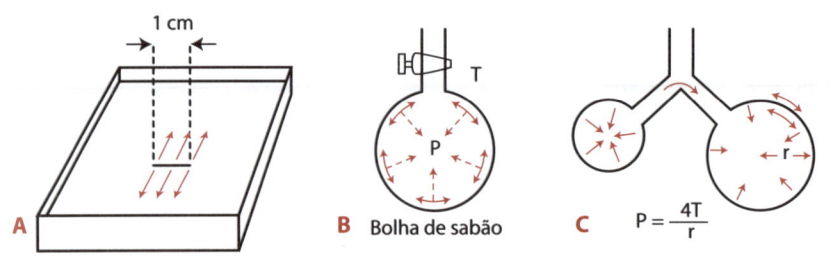

Figura 7.4 A. Tensão superficial é a força (p. ex., em dinas) que atua sobre uma linha imaginária de 1 cm de comprimento em uma superfície líquida. **B.** As forças superficiais em uma bolha de sabão tendem a reduzir a área da superfície e a gerar pressão dentro da bolha. **C.** Uma vez que a bolha menor gera uma pressão maior, ela enche a bolha maior.

o líquido e o gás, fazendo com que a área da superfície líquida se torne a menor possível. Esse comportamento é observado com clareza em uma bolha de sabão insuflada na extremidade de um tubo (**Figura 7.4B**). As duas superfícies da bolha se contraem o quanto podem, formando uma esfera (menor área de superfície para um dado volume) e gerando uma pressão que pode ser prevista pela lei de Laplace:

$$P = \frac{4T}{r}$$

onde P é pressão, T é tensão superficial e r é raio. Quando apenas uma superfície está envolvida em um alvéolo esférico revestido por líquido, o numerador apresenta o número 2 em vez de 4.

A primeira evidência de que a tensão superficial pode contribuir para o comportamento de pressão-volume do pulmão foi obtida quando se descobriu que os pulmões insuflados com solução salina possuem complacência muito maior (são mais fáceis de serem distendidos) do que quando cheios de ar (**Figura 7.5**). Uma vez que a solução

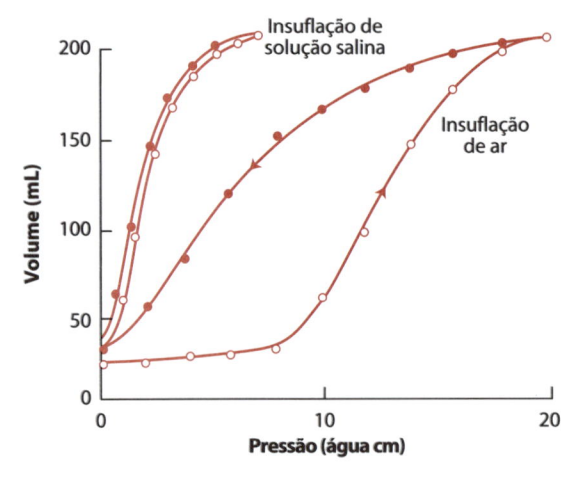

Figura 7.5 Comparação das curvas pressão-volume de pulmões (de gato) cheios de ar e de solução salina. *Círculos brancos*, insuflação; *círculos vermelhos*, desinsuflação. Observe que o pulmão cheio de solução salina apresenta maior complacência e muito menos histerese do que o pulmão cheio de ar. (De Radford EP. *Tissue Elasticity*. Washington, DC: American Physiological Society; 1957.)

salina abole as forças da tensão superficial, porém presumivelmente não afeta as forças teciduais do pulmão, essa observação significa que a tensão superficial contribuiu com grande parte da força de retração estática do pulmão. Algum tempo depois, pesquisadores que estudavam a espuma do edema proveniente de pulmões de animais expostos a gases nocivos observaram que as pequenas bolhas de ar da espuma eram extremamente estáveis. Eles reconheceram que isso indicava tensão superficial muito baixa, uma observação que levou à importante descoberta do *surfactante* pulmonar.

Hoje se sabe que algumas células que revestem os alvéolos secretam um material – surfactante – que reduz de maneira acentuada a tensão superficial do líquido de revestimento alveolar. O surfactante é um fosfolipídeo cujo constituinte importante é a dipalmitoil fosfatidilcolina (DPFC). As células epiteliais alveolares são de dois tipos. As do tipo I apresentam forma de "ovo frito", com longas extensões citoplasmáticas que se espalham delgadamente sobre as paredes alveolares (**Figura 1.1**). As células do tipo II são mais compactas (**Figura 7.6**), e a microscopia eletrônica mostra corpos lamelados dentro delas projetados para os alvéolos e que se transfor-

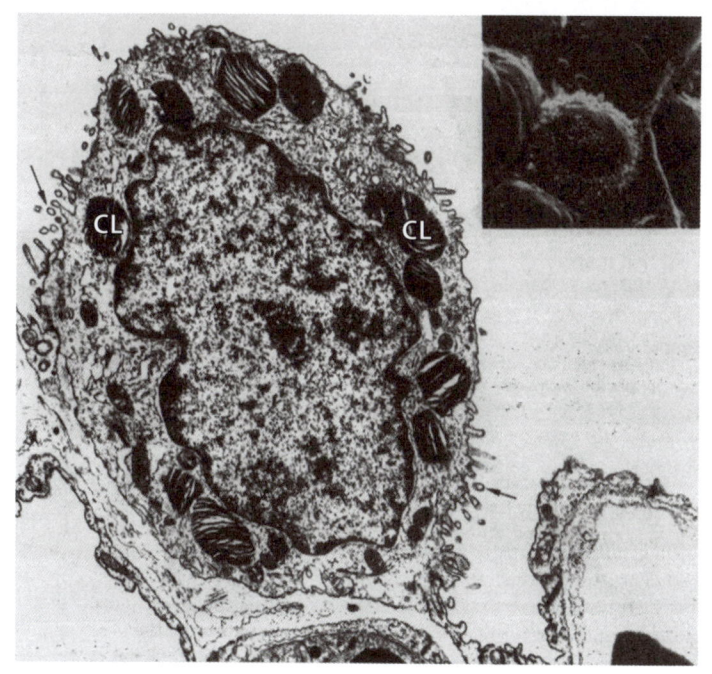

Figura 7.6. Micrografia eletrônica das células epiteliais alveolares do tipo II (× 10.000). Observe os corpos lamelados (CL), o núcleo grande e as microvilosidades (*setas*). *O detalhe no canto superior direito* constitui uma micrografia eletrônica de varredura que demonstra a vista da superfície de uma célula do tipo II com sua distribuição característica de microvilosidades (× 3.400). (Republicada com permissão de Springer from Weibel ER, Gil J. In: West JB, ed. *Bioengineering Aspects of the Lung*. New York, NY: Marcel Dekker; 1977; permissão concedida por meio de Copyright Clearance Center, Inc.)

mam em surfactante. É possível eliminar um pouco do surfactante dos pulmões de animais por meio da lavagem com solução salina.

O fosfolipídeo DPFC é sintetizado no pulmão a partir de ácidos graxos tanto extraídos do sangue quanto sintetizados pelo próprio pulmão. A síntese é rápida, assim como o *turnover* do surfactante. Se o fluxo sanguíneo para uma região do pulmão for abolido em consequência de um êmbolo, por exemplo, o surfactante pode sofrer depleção na região em questão. O surfactante é formado relativamente tarde na vida fetal, e crianças que nascem sem as quantidades adequadas desenvolvem síndrome da angústia respiratória aguda (SARA), podendo morrer se não receberem suporte ventilatório.

Os efeitos desse material sobre a tensão superficial podem ser estudados com uma balança de superfície (**Figura 7.7**). Isso consiste em uma bandeja contendo solução salina na qual é colocada uma pequena quantidade do material de teste. A área da superfície é, então, alternadamente expandida e comprimida por uma barreira móvel, enquanto a tensão superficial é medida a partir da força exercida sobre uma tira de platina. A solução salina pura fornece a tensão superficial de cerca de 70 dinas/cm (70 mN/m) sem considerar a área da sua superfície. A adição de detergente reduz a tensão superficial, porém, mais uma vez, esta é independente da área. Quando lavados pulmonares são colocados em solução salina, obtém-se a curva demonstrada na **Figura 7.7B**. Observe que a tensão superficial muda muito com a área da superfície e que há histerese (compare com a **Figura 7.3**). Note, também, que a tensão superficial reduz para valores extremamente baixos quando a área é pequena.

Como o surfactante reduz tanto a tensão superficial? As moléculas de DPFC são hidrofóbicas em uma extremidade, hidrofílicas na outra e se alinham na superfície. Quando isso ocorre, as forças de repulsão intermolecular se opõem às forças de atração normal entre as moléculas da superfície líquida responsáveis pela tensão superfi-

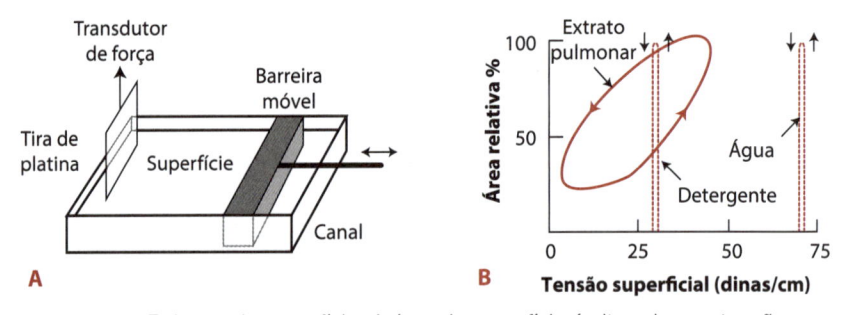

Figura 7.7 A. Balança de superfície. A área da superfície é alterada, e a tensão superficial é medida a partir da força exercida sobre uma tira de platina mergulhada na superfície. **B.** Tensão superficial e a área obtida com a balança de superfície. Observe que os lavados pulmonares revelam mudança na tensão superficial com a área e que a tensão mínima é muito pequena. Os eixos foram escolhidos para permitir a comparação com a curva pressão-volume do pulmão (**Figuras 7.3** e **7.5**).

cial. A redução na tensão superficial é maior quando a membrana é comprimida, pois as moléculas de DPFC são aglomeradas e repelem umas às outras ainda mais.

Quais são as vantagens fisiológicas do surfactante? Primeiro, a redução da tensão superficial nos alvéolos aumenta a complacência do pulmão e reduz o trabalho da expansão a cada respiração. Em seguida, a estabilidade do alvéolo é promovida. Os 500 milhões de alvéolos parecem ser inerentemente instáveis, pois, muitas vezes, áreas de atelectasia (colapso) se formam na presença de doença. Esse é um assunto complexo, mas uma forma de ver o pulmão é considerá-lo uma coleção de milhões de bolhas minúsculas (embora isso seja obviamente uma grande simplificação). Em uma organização como essa, as bolhas pequenas tendem a sofrer colapso e a promover o enchimento das maiores. A **Figura 7.4C** mostra que a pressão gerada por uma determinada força superficial em uma bolha é inversamente proporcional ao seu raio, fazendo com que, se as tensões superficiais forem as mesmas, a pressão dentro de uma bolha pequena exceda àquela dentro de uma bolha grande. Entretanto, a **Figura 7.7** mostra que, quando há presença de lavados pulmonares, uma pequena área de superfície é associada à pequena tensão superficial. Dessa forma, a tendência de um alvéolo pequeno se esvaziar em grandes alvéolos é aparentemente menor.

A terceira função do surfactante é ajudar a manter os alvéolos secos. Assim como as forças de tensão superficial tendem a colapsar os alvéolos, elas também apresentam tendência a sugar líquido para fora dos capilares. Na prática, a tensão superficial da superfície curva dos alvéolos reduz a pressão hidrostática no tecido do lado externo dos capilares. Ao diminuir essas forças superficiais, o surfactante evita a transudação do líquido.

Quais são as consequências da perda do surfactante? Com base nas suas funções discutidas anteriormente, acreditamos que seja o enrijecimento dos pulmões (baixa complacência), a presença de áreas de atelectasia e os alvéolos cheios de transudato. De fato, essas são as características fisiopatológicas da síndrome da angústia respiratória neonatal, a qual ocorre quando bebês prematuros nascem antes que quantidades adequadas de surfactante tenham sido produzidas. Esses recém-nascidos são tratados com a instilação de surfactante sintético nos pulmões.*

Existe outro mecanismo que, aparentemente, contribui para a estabilidade dos alvéolos nos pulmões. As **Figuras 1.2, 1.7** e **4.3** nos lembram de que todos os alvéolos (exceto aqueles imediatamente adjacentes à superfície pleural) são circundados por outros e, portanto, apoiados uns pelos outros. Em uma estrutura como essa, com muitos elos, qualquer tendência de um grupo de unidades a reduzir ou a aumentar seu volume em relação ao restante das outras estruturas sofre oposição. Por exemplo, se um grupo de alvéolos tende a se colapsar, grandes forças de expansão serão desenvolvidas sobre eles, já que o parênquima ao seu redor se encontra expandido. Esse apoio oferecido às unidades pulmonares por aqueles que as circundam é de-

---

*N. de R.T. Ensaios clínicos utilizando surfactante para tratamento da SARA em adultos não demonstraram eficácia desta terapia, provavelmente porque há mecanismos fisiopatológicos diferentes da SARA em recém-nascidos.

nominado *interdependência*. Os mesmos fatores explicam o desenvolvimento de baixas pressões ao redor dos grandes vasos sanguíneos e das vias aéreas à medida que o pulmão se expande (**Figura 4.2**).

> ### Surfactante pulmonar
>
> - Reduz a tensão superficial da camada de revestimento alveolar.
> - É produzido por células epiteliais alveolares do tipo II.
> - Contém DPFC.
> - Sua falta resulta em redução da complacência pulmonar, atelectasia alveolar e tendência ao desenvolvimento de edema pulmonar.

▶ CAUSAS DAS DIFERENÇAS REGIONAIS NA VENTILAÇÃO

Vimos, na **Figura 2.7**, que as regiões pulmonares inferiores ventilam mais do que as superiores, e agora é o momento conveniente para discutir a causa dessas diferenças topográficas. Mostramos que a pressão intrapleural é menos negativa na base do que no ápice do pulmão (**Figura 7.8**). A razão disso é o peso do órgão. Tudo que é sustentado requer pressão maior na parte inferior do que na superior, a fim de equilibrar as forças do peso que atuam para baixo. O pulmão, que é parcialmente sustentado pelo gradil costal e pelo diafragma, não é exceção. Assim, a pressão perto da base é maior (menos negativa) do que no ápice.

A **Figura 7.8** exibe a maneira pela qual o volume de uma parte do pulmão (p. ex., um lobo) se expande à medida que a pressão circundante diminui (compare com

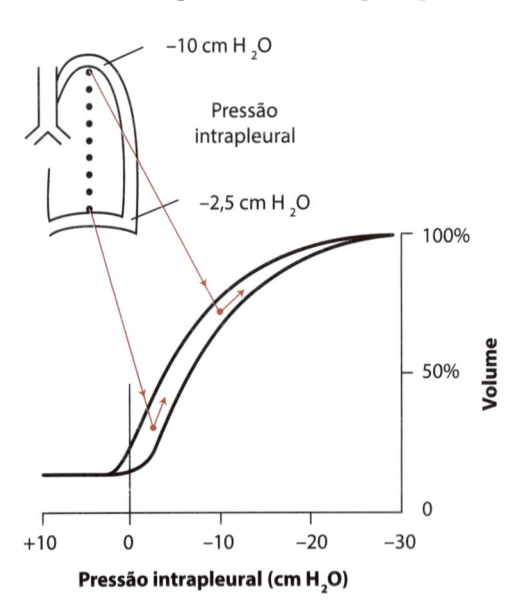

Figura 7.8 Explicação das diferenças regionais de ventilação de cima para baixo no pulmão. Em razão do peso pulmonar, a pressão intrapleural é menos negativa na base do que no ápice. Em consequência disso, a base pulmonar é relativamente comprimida em seu estado de repouso, porém é capaz de se expandir mais na inspiração do que o ápice. (De West JB. *Ventilation/Blood Flow and Gas Exchange*. 5th ed. Oxford, UK: Blackwell; 1990.)

a **Figura 7.3**). A pressão dentro do pulmão é a mesma que a pressão atmosférica. Observe que o pulmão é mais fácil de ser insuflado a baixos volumes do que a grandes volumes, quando se torna mais rígido. Como a pressão de expansão na base do pulmão é pequena, essa região apresenta um pequeno volume de repouso. Entretanto, por estar situado em uma parte íngreme da curva pressão-volume, expande-se bem na inspiração. Por outro lado, o ápice do pulmão tem volume alto em repouso, está situado em uma parte mais plana da curva pressão-volume, tem grande pressão de expansão e muda pouco seu volume na inspiração.*

Agora, quando falamos de diferenças regionais na ventilação, referimo-nos à alteração de volume por unidade de volume em repouso. A **Figura 7.8** deixa claro que a base do pulmão apresenta tanto maior alteração de volume quanto menor volume de repouso em comparação ao ápice. Assim, sua ventilação é maior. Observe o paradoxo de que, embora seja relativamente pouco expandida em comparação ao ápice, a base do pulmão é mais bem ventilada. A mesma explicação pode ser usada para a maior ventilação do pulmão dependente nas posições laterais e em supino.

Uma alteração marcante na distribuição da ventilação ocorre a baixos volumes pulmonares. A **Figura 7.9** é semelhante à **Figura 7.8**, com exceção de que representa a situação no volume residual (VR) (i.e., após a expiração máxima; ver **Figura 2.2**). Agora, as pressões intrapleurais são menos negativas, pois o pulmão não é tão bem expandido e as forças de retração elástica são menores. Entretanto, as diferenças entre o

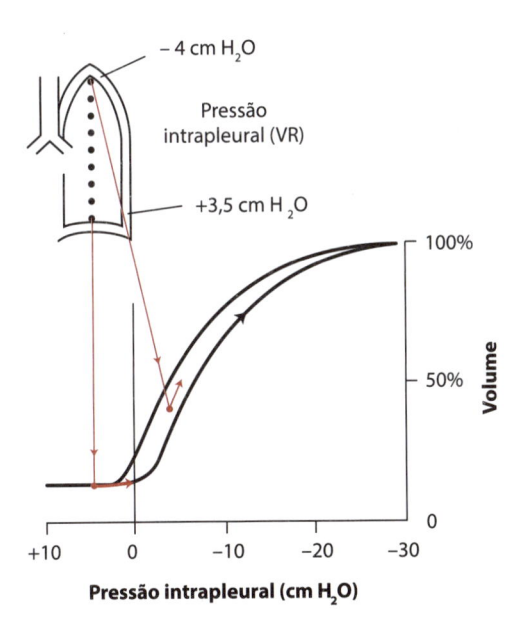

Figura 7.9 Situação em volumes pulmonares muito baixos. Agora, as pressões intrapleurais são menos negativas, e a pressão na base excede a pressão das vias aéreas (atmosférica). Consequentemente, ocorre fechamento das vias aéreas nessa região, e nenhum gás penetra com pequenas inspirações (De West JB. *Ventilation/Blood Flow and Gas Exchange*. 5th ed. Oxford, UK: Blackwell; 1990.)

---

*Essa explicação é uma grande simplificação, pois o comportamento da pressão-volume de uma parte de uma estrutura como o pulmão pode não ser idêntico àquele de todo o órgão.

ápice e a base continuam presentes em função do peso do órgão. Observe que, então, a pressão intrapleural na base excede a das vias aéreas (atmosférica). Sob essas condições, a base pulmonar não está sendo expandida, mas comprimida, e a ventilação é impossível até que a pressão intrapleural local fique abaixo da pressão atmosférica. Em contrapartida, o ápice do pulmão se encontra em uma parte favorável da curva pressão-volume e ventila bem. Assim, a distribuição normal da ventilação é invertida, e as regiões superiores ventilam melhor do que as zonas inferiores.

Diferenças regionais na ventilação

- O peso do pulmão em posição supina causa uma pressão intrapleural maior (menos negativa) ao redor da base em comparação ao ápice.
- Devido à curva pressão-volume não linear, os alvéolos da base se expandem mais do que aqueles do ápice.
- Se uma pequena inspiração é feita a partir do volume residual (VR), o extremo da base pulmonar não é ventilado.

Fechamento das vias aéreas

A região comprimida do pulmão na base não tem todos os seus gases expirados. Na prática, as vias aéreas de menor calibre, provavelmente na região dos bronquíolos respiratórios (**Figura 1.4**), fecham-se primeiro, aprisionando, assim, os gases nos alvéolos distais. Esse *fechamento das vias aéreas* ocorre em pessoas jovens saudáveis com volumes pulmonares muito baixos. Entretanto, em pessoas idosas aparentemente saudáveis, o fechamento das vias aéreas nas regiões mais baixas do pulmão ocorre em altos volumes e pode estar presente ao nível da capacidade residual funcional (CRF) (**Figura 2.2**). A razão disso é que o pulmão envelhecido perde um pouco da retração elástica, e, por isso, as pressões intrapleurais se tornam menos negativas, aproximando-se da situação demonstrada na **Figura 7.9**. Nessas circunstâncias, as regiões pulmonares dependentes (i.e., as mais inferiores) podem ser apenas intermitentemente ventiladas, o que leva à troca gasosa deficiente (Capítulo 5). Uma situação semelhante ocorre com frequência em pacientes com enfisema.

▶ PROPRIEDADES ELÁSTICAS DA PAREDE TORÁCICA

Assim como o pulmão, a caixa torácica também é elástica. Isso pode ser ilustrado com a colocação de ar no espaço intrapleural (pneumotórax). A **Figura 7.10** mostra que a pressão normal fora do pulmão é subatmosférica, exatamente como no recipiente da **Figura 7.3**. Quando ar é introduzido no espaço intrapleural, elevando a pressão ao nível da pressão atmosférica, o pulmão se colapsa, e a parede torácica se expande. Isso mostra que, sob as condições de equilíbrio, a parede torácica é tracionada para fora ao mesmo tempo em que o pulmão é tracionado para dentro, e as duas trações equilibram uma à outra.

É possível observarmos essas interações com mais clareza quando ilustramos a curva pressão-volume do pulmão e da parede torácica (**Figura 7.11**). Para isso, a

MECÂNICA DA RESPIRAÇÃO 129

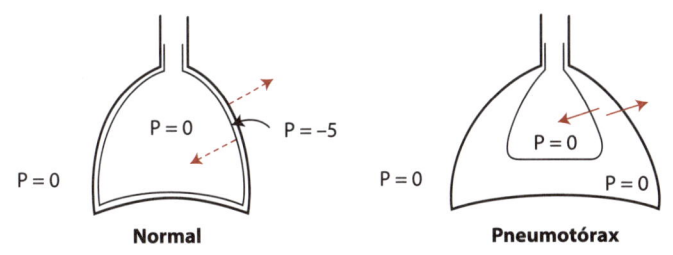

Figura 7.10 A tendência do pulmão de se retrair ao seu volume desinsuflado é equilibrada pela tendência da caixa torácica de se expandir. Como resultado, a pressão intrapleural é subatmosférica. O pneumotórax permite que o pulmão colapse e que o tórax se expanda.

pessoa inspira ou expira em um espirômetro e, depois, relaxa os músculos respiratórios, enquanto se mede a pressão das vias aéreas ("pressão de relaxamento"). A propósito, essa manobra não é fácil para uma pessoa destreinada. A **Figura 7.11**

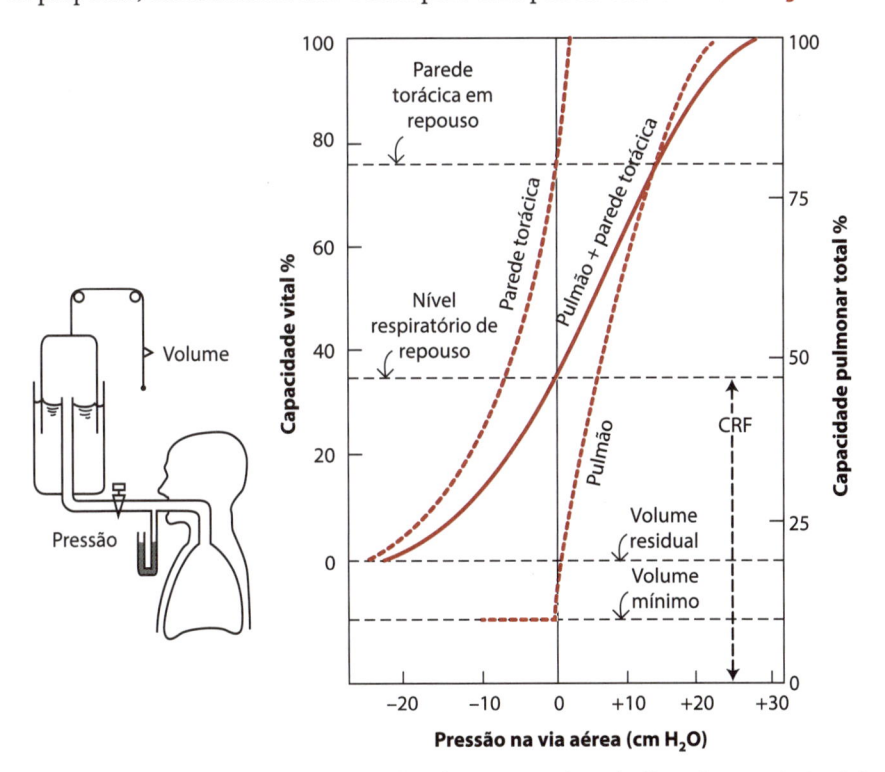

Figura 7.11 Curva pressão-volume de relaxamento do pulmão e da parede torácica. A pessoa inspira (ou expira) até certo volume do espirômetro, a válvula é fechada, e o indivíduo, então, relaxa os músculos inspiratórios. A curva para pulmão mais caixa torácica pode ser explicada pela adição das curvas individuais do pulmão e da parede torácica.

mostra que, na CRF, a pressão de relaxamento do pulmão mais a parede torácica é atmosférica. Na verdade, a CRF constitui o volume de equilíbrio quando a retração elástica do pulmão é equilibrada pela tendência normal da parede torácica de se projetar para fora. Em volumes superiores, a pressão é positiva; em volumes menores, a pressão é subatmosférica.

A **Figura 7.11** também mostra a curva apenas para o pulmão, a qual é similar àquela da **Figura 7.3**, exceto que, para efeito de esclarecimento, não se apresenta histerese e as pressões são positivas em vez de negativas. Elas consistem nas pressões que seriam encontradas pela experiência da **Figura 7.3** se, depois de o pulmão ter alcançado determinado volume, a conexão com o espirômetro fosse clampeada, o recipiente fosse aberto para a atmosfera (para que o pulmão relaxasse em relação à via aérea fechada) e a pressão da via aérea fosse medida. Observe que, sob pressão zero, o pulmão se encontra em seu *volume mínimo*, o qual é inferior ao VR.

A terceira curva é apenas para a parede torácica. Podemos imaginar sua medida em uma pessoa com parede torácica normal e ausência de pulmão. Observe que, na CRF, a pressão de relaxamento é negativa. Em outras palavras, nesse volume, a caixa torácica tende a projetar-se para fora. A pressão de relaxamento alcança a atmosférica não antes de o volume aumentar em cerca de 75% da capacidade vital, ou seja, não antes de a parede torácica encontrar sua posição de equilíbrio. Em todos os volumes, a pressão de relaxamento do pulmão somada à da parede torácica constitui a adição das pressões pulmonares e da parede torácica medidas separadamente. Já que a pressão (em um dado volume) é inversamente proporcional à complacência, isso quer dizer que o inverso da complacência total do pulmão e da parede torácica é a soma do inverso da complacência do pulmão e da caixa torácica medidas de forma separada, ou $1/C_T = 1/C_P + 1/C_{PT}$.

Curva pressão-volume de relaxamento

- As propriedades elásticas do pulmão e da parede torácica determinam seu volume combinado.
- Na CRF, a tração para dentro do pulmão é equilibrada pela tração para fora da parede torácica.
- O pulmão se retrai em quaisquer volumes acima do mínimo.
- A parede torácica tende a expandir em volumes até cerca de 75% da capacidade vital.

▶ RESISTÊNCIA DAS VIAS AÉREAS

Fluxo aéreo através de tubos

Se o ar flui através de um tubo (**Figura 7.12**), há diferença de pressão entre as extremidades. A diferença de pressão depende da velocidade e do padrão do fluxo. Em velocidades de fluxo baixas, as linhas de fluxo são paralelas às laterais do tubo (**A**), o que é conhecido como fluxo laminar. À medida que a velocidade do fluxo aumenta,

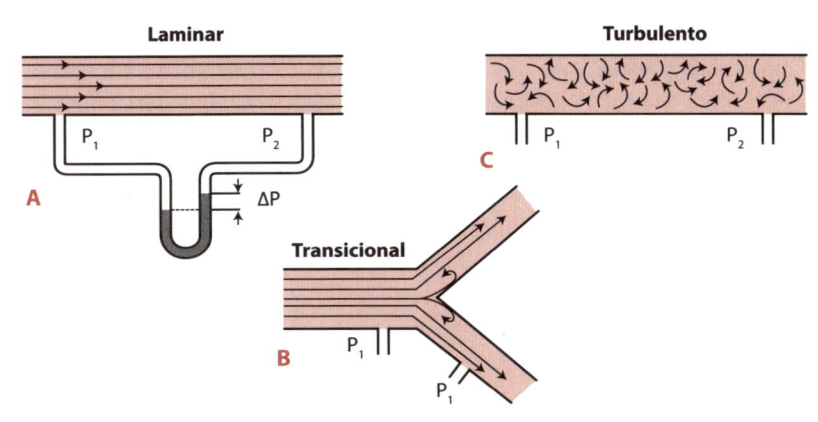

Figura 7.12 Padrões de fluxo aéreo em tubos. Em (**A**), o fluxo é laminar; em (**B**), transicional com formação de redemoinhos nas ramificações; em (**C**), turbulento. A resistência é $(P_1 - P_2)$/fluxo.

ocorre o desenvolvimento de instabilidade, sobretudo nas ramificações. Aqui, pode ocorrer separação das linhas de fluxo da parede, com a formação de redemoinhos locais (**B**). Em velocidades de fluxo ainda mais elevadas, observamos a completa desorganização das linhas de fluxo, consistindo em turbulência (**C**).

A relação pressão-fluxo característica do *fluxo laminar* foi descrita primeiro pelo médico francês Poiseuille. Em tubos circulares retos, a velocidade do volume de fluxo é dada por:

$$\dot{V} = \frac{P\pi r^4}{8nl}$$

onde P é a pressão propulsora (ΔP na **Figura 7.12A**); r é o raio; n, a viscosidade; e l, o comprimento. Pode ser observado que a pressão motriz é proporcional à taxa de fluxo, ou $P = K\dot{V}$. Como a resistência ao fluxo R é a pressão motriz dividida pelo fluxo, temos:

$$R = \frac{8nl}{\pi r^4}$$

Observe a importância fundamental do raio do tubo; se o raio for reduzido à metade, a resistência aumenta 16 vezes! Entretanto, dobrar o comprimento apenas dobra a resistência. Note, também, que a viscosidade do gás, e não sua densidade, afeta a relação pressão-fluxo sob condições de fluxo laminar.*

Outra característica do fluxo completamente laminar é que o gás no centro do tubo se move duas vezes mais rápido do que a velocidade média. Dessa forma, uma porção de gás se movimenta rapidamente ao longo do eixo do tubo (**Figura 7.12A**). Essa alteração de velocidade pelo diâmetro do tubo é conhecida como *perfil de velocidade*.

---

*N. de R.T. A viscosidade é a propriedade dos fluidos correspondente ao transporte microscópico da quantidade de movimento por difusão molecular. Já a densidade (também chamada de massa volumétrica) de um corpo define-se como o quociente entre a massa e o volume desse corpo.

O *fluxo turbulento* possui propriedades diferentes. Nesse caso, a pressão não é proporcional à velocidade do fluxo, mas, aproximadamente, ao seu quadrado: $P = K\dot{V}^2$. Além disso, a viscosidade do gás se torna relativamente sem importância, porém o aumento da densidade do gás exacerba a queda da pressão para um determinado fluxo. O fluxo turbulento não apresenta alta velocidade de fluxo axial, uma característica do fluxo laminar.

Se o fluxo será laminar ou turbulento vai depender, em grande extensão, do número de Reynolds, Re, o que é dado por:

$$Re = \frac{2rvd}{n}$$

onde d é a densidade; v, a velocidade média; r, o raio; e n, a viscosidade. Uma vez que a densidade e a velocidade se encontram no numerador, e a viscosidade, no denominador, a expressão fornece a relação entre a inércia e as forças viscosas. Em tubos retos de musculatura lisa, é provável que ocorra turbulência quando o número de Reynolds excede 2.000. A expressão demonstra que a turbulência é mais provável quando a velocidade do fluxo é alta, e o diâmetro do tubo, grande (para uma dada velocidade). Observe, também, que um gás de baixa densidade, como o hélio, tende a produzir menos turbulência.*

Em um sistema de tubos tão complicado como a árvore brônquica, com suas inúmeras ramificações, as alterações no calibre e nas superfícies irregulares das paredes dificultam a aplicação dos princípios anteriores. Na prática, para que o fluxo laminar ocorra, as condições de entrada do tubo são fundamentais. Se a formação de redemoinhos ocorre contra o fluxo em um local de ramificação, o distúrbio é mantido no sentido do fluxo por alguma distância antes de desaparecer. Assim, em um sistema de ramificação rápida como o pulmão, é provável que o fluxo laminar completamente desenvolvido (**Figura 7.12A**) ocorra nas vias aéreas bem pequenas, onde os números de Reynolds são muito baixos (~1, nos bronquíolos terminais). Na maior parte da árvore brônquica, o fluxo é transicional (**B**), ao passo que a turbulência verdadeira pode ocorrer na traqueia, sobretudo com o exercício, quando as velocidades do fluxo são altas. De modo geral, a pressão propulsora é determinada pela velocidade do fluxo e por seu quadrado: $P = K_1\dot{V} + K_2\dot{V}^2$.

Fluxos laminar e turbulento

- No fluxo laminar, a resistência é inversamente proporcional à quarta potência do raio do tubo.
- No fluxo laminar, o perfil da velocidade demonstra que o gás no centro do trajeto tem mais velocidade do que nas outras partes.

---

*N. de R.T. Como o hélio é um gás inerte de baixa densidade, uma mistura de oxigênio e hélio (heliox – 21% de oxigênio e 79% de hélio, ou 30 e 70%) é utilizada no tratamento de exacerbações graves de pneumopatias obstrutivas, como, por exemplo, na crise asmática.

MECÂNICA DA RESPIRAÇÃO 133

- É mais provável que o fluxo turbulento ocorra com números de Reynolds elevados, ou seja, quando as forças de inércia preponderam sobre a viscosidade.

Mensuração da resistência das vias aéreas

A resistência das vias aéreas constitui a diferença de pressão entre os alvéolos e a boca, dividida pela velocidade do fluxo (**Figura 7.12**). A pressão na boca é facilmente medida por um manômetro. A pressão alveolar pode ser deduzida a partir de medidas realizadas em um pletismógrafo de corpo inteiro. Mais informações sobre essa técnica são fornecidas no Capítulo 10.

Pressões durante o ciclo respiratório

Vamos supor que meçamos as pressões nos espaços intrapleural e alveolar durante a respiração normal em repouso.* A **Figura 7.13** mostra que, antes de a inspiração começar, a pressão intrapleural é de −5 cm H_2O em função da força de retração do pulmão (compare com as **Figuras 7.3** e **7.10**). A pressão alveolar é zero (atmosférica), pois, com a ausência de fluxo aéreo, não ocorre queda de pressão ao longo das vias aéreas. Entretanto, para que o fluxo inspiratório possa acontecer, a pressão alveolar reduz, estabelecendo, dessa forma, a pressão motriz (**Figura 7.12**). De fato, a

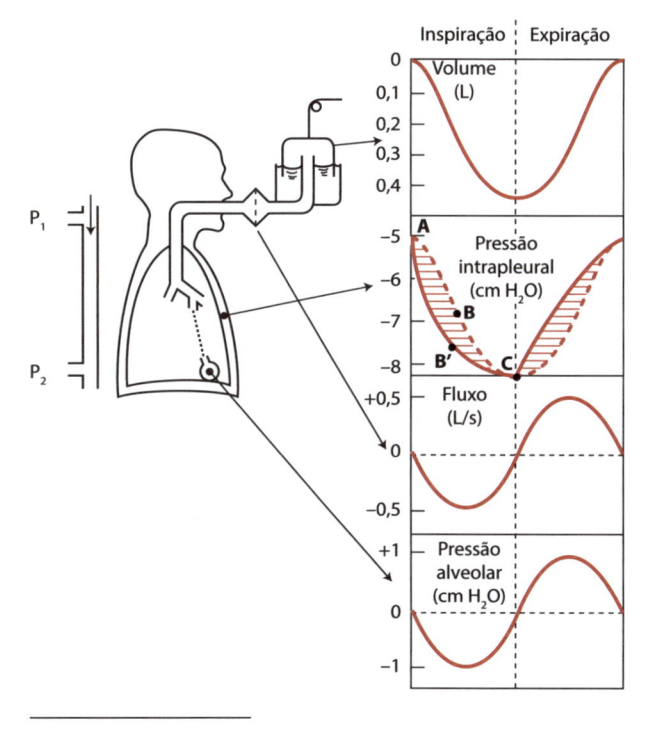

Figura 7.13 Pressões durante o ciclo respiratório. Se não houvesse resistência de via aérea, a pressão alveolar permaneceria zero, e a pressão intrapleural seguiria a *linha pontilhada* ABC, que é determinada pela retração elástica do pulmão. A queda na pressão alveolar é responsável pela *parte hachurada* da pressão intrapleural (ver o texto).

---

*A pressão intrapleural pode ser estimada com a colocação de um cateter-balão no esôfago.

magnitude da diminuição depende da velocidade do fluxo e da resistência das vias aéreas. Em indivíduos normais, a mudança na pressão alveolar é cerca de apenas 1 cm H_2O, porém, em pacientes com obstrução ao fluxo aéreo, pode ser muitas vezes superior.

A pressão intrapleural cai durante a inspiração por dois motivos. Primeiro, à medida que o pulmão expande, aumenta sua retração elástica (**Figura 7.3**). Isso, de forma isolada, levaria a pressão intrapleural a se mover ao longo da linha pontilhada ABC. Além disso, no entanto, a redução na pressão alveolar causa uma queda adicional na pressão intrapleural,* representada pela área hachurada, de modo que o verdadeiro caminho da linha é AB´C. Dessa forma, a distância vertical entre as linhas ABC e AB´C reflete a pressão alveolar em qualquer instante. Como uma equação de pressões: (boca − intrapleural) = (boca − alveolar) + (alveolar − intrapleural).

Na expiração, alterações parecidas acontecem. Agora, a pressão intrapleural é *menos* negativa do que seria na ausência de resistência das vias aéreas, pois a pressão alveolar é positiva. De fato, com a expiração forçada, a pressão intrapleural vai acima de zero.

Observe que a forma do traçado da pressão alveolar é similar àquela do fluxo. Na verdade, seriam idênticas se a resistência da via aérea continuasse constante durante o ciclo. A curva da pressão intrapleural ABC demonstraria, também, a mesma forma do traçado do volume se a complacência do pulmão permanecesse constante.

Local principal da resistência das vias aéreas

À medida que as vias aéreas vão em direção à periferia do pulmão, tornam-se cada vez mais numerosas, porém muito mais estreitas (ver **Figuras 1.3** e **1.5**). Com base na equação de Poiseuille e o componente (raio)[4], seria natural pensar que a principal parte da resistência se encontra nas vias aéreas muito estreitas. Na verdade, acreditou-se nisso por muitos anos. Entretanto, as medidas diretas da queda de pressão ao longo da árvore brônquica demonstraram que o principal local de resistência se encontra nos brônquios de tamanho médio e que os bronquíolos muito pequenos contribuem relativamente com pouca resistência. A **Figura 7.14** mostra que a maior parte da queda de pressão acontece nas vias aéreas até a sétima geração. Menos de 20% pode ser atribuído às vias aéreas com menos de 2 mm de diâmetro (em torno da oitava geração). A razão para esse paradoxo aparente é o número prodigioso de vias aéreas de menor calibre.

O fato de que as vias aéreas periféricas contribuem tão pouco para a resistência é importante para a detecção precoce da doença na via aérea. Uma vez que constituem a "zona silenciosa", é possível que uma doença importante nas vias aéreas de menor calibre esteja presente antes que os exames de função pulmonar comumente usados possam detectar alguma anormalidade. Essa questão será considerada com mais detalhes no Capítulo 10.

---

*Existe, também, a contribuição da resistência tecidual, a qual é considerada adiante, neste capítulo.

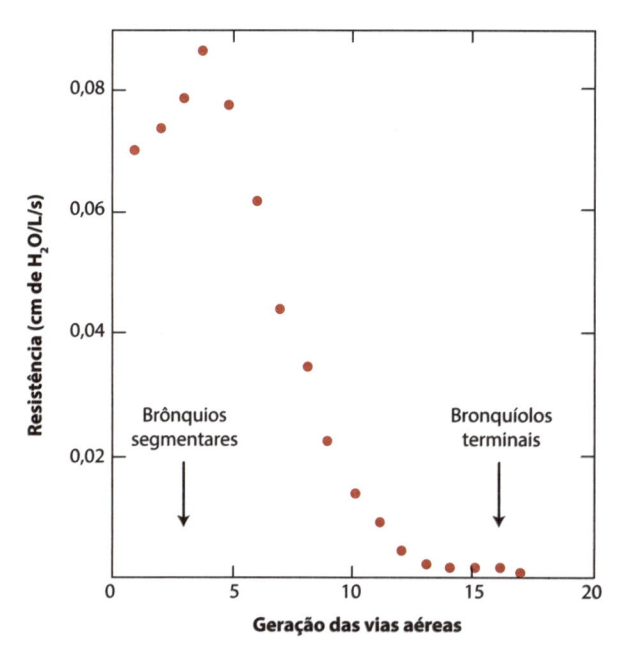

Figura 7.14 Identificação do local principal da resistência das vias aéreas. Observe que os brônquios de tamanho intermediário contribuem para a maior parte da resistência e que relativamente pouco está localizado nas vias aéreas de menor calibre. (Redesenhada de Pedley TJ, et al. Respir Physiol. 1970;9:387.)

Fatores determinantes da resistência das vias aéreas

O volume pulmonar exerce efeito importante sobre a resistência das vias aéreas. Assim como os vasos sanguíneos extra-alveolares (**Figura 4.2**), os brônquios são sustentados pela tração radial do tecido pulmonar circundante, e seus calibres aumentam à medida que o pulmão se expande (compare com a **Figura 4.6**). A **Figura 7.15** mostra que, conforme o volume pulmonar sofre redução, a resistência das vias aéreas cresce

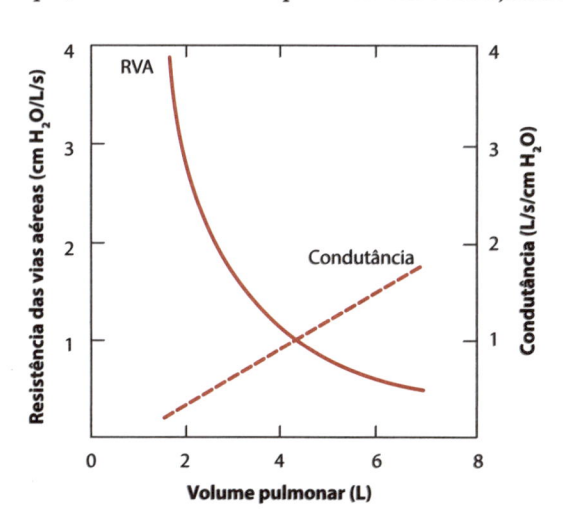

Figura 7.15 Variação da resistência das vias aéreas (RVA) com o volume pulmonar. Se a recíproca da resistência da via aérea (condutância) for ilustrada, o gráfico será uma linha reta. (Redesenhada de Briscoe WA, Dubois AB. J Clin Invest. 1958;37:1279.)

com rapidez. Se a recíproca da resistência (condutância) for ilustrada em relação ao volume pulmonar, é possível obter a relação linear aproximada.

Em volumes pulmonares muito baixos, as vias aéreas de menor calibre podem se fechar totalmente, em especial na base pulmonar, onde o pulmão se expande bem menos (**Figura 7.9**). Muitas vezes, os pacientes que apresentam maior resistência das vias aéreas respiram a altos volumes pulmonares, o que ajuda a diminuir a resistência das vias aéreas.

A contração da *musculatura lisa brônquica* torna menor o calibre das vias aéreas, aumentando a resistência. Isso pode ocorrer reflexamente por meio da estimulação dos receptores na traqueia e nos brônquios de grosso calibre por fatores irritativos, como o tabagismo. O nervo vago fornece a inervação motora. O tônus da musculatura lisa é controlado pelo sistema nervoso autônomo. Há dois tipos de receptores β-adrenérgicos: os receptores $β_1$ ocorrem principalmente no coração, enquanto os receptores $β_2$ relaxam a musculatura lisa nos brônquios, vasos sanguíneos e útero. A estimulação dos receptores adrenérgicos, por exemplo, pela epinefrina, causa broncodilatação. Os agonistas $β_2$-adrenérgicos seletivos, comumente administrados por via inalatória, são bastante usados no tratamento da asma e da doença pulmonar obstrutiva crônica (DPOC).

A atividade parassimpática promove a broncoconstrição, como faz a acetilcolina. Os agentes antimuscarínicos são usados na DPOC e, algumas vezes, na asma. A queda na P_{CO_2} do gás alveolar causa aumento na resistência da via aérea, resultante aparentemente da ação direta sobre a musculatura lisa dos bronquíolos. A injeção de histamina na artéria pulmonar provoca a constrição dos músculos lisos localizados nos ductos alveolares.

A *densidade e a viscosidade* do gás inspirado afetam a resistência oferecida ao fluxo. A resistência é aumentada durante um mergulho profundo porque o aumento da pressão eleva a densidade do gás. Essa alteração na resistência pode ser mitigada respirando-se uma mistura de hélio e O_2 (heliox, Capítulo 9). O fato de que as alterações de densidade, em vez de na viscosidade, exercem tal influência sobre a resistência evidencia que o fluxo não é puramente laminar nas vias aéreas de tamanho médio, onde fica o principal local de resistência (**Figura 7.14**).

Resistência das vias aéreas

- Mais elevada nos brônquios de tamanho médio; baixa nas vias aéreas de menor calibre.
- Diminui conforme o volume pulmonar aumenta, pois as vias aéreas se encontram abertas.
- O músculo liso brônquico é controlado pelo sistema nervoso autônomo; a estimulação de receptores $β_2$-adrenérgicos promove a broncodilatação.
- A inalação de gás denso, como na prática do mergulho, aumenta a resistência.

Compressão dinâmica das vias aéreas

Suponhamos que uma pessoa inspire até a capacidade pulmonar total e depois expire o máximo possível até o VR. Podemos registrar uma *curva fluxo-volume* como A na **Figura 7.16**, a qual mostra que o fluxo cresce muito rápido até um valor alto (pico de fluxo expiratório), porém, depois, declina ao longo de grande parte da expiração. Uma característica marcante dessa curva fluxo-volume é a quase impossibilidade de transpor seus limites. Em outras palavras, não importa se começamos a expirar lentamente e depois com mais rapidez, como em **B**, ou se fazemos uma expiração menos forçada, como em **C**: a parte descendente da curva fluxo-volume toma praticamente o mesmo traçado. Assim, algo consistente está limitando o fluxo expiratório, e, ao longo da maior parte do volume pulmonar, a velocidade do fluxo expiratório é independente de esforço.

Podemos obter mais informações acerca desse curioso gráfico ilustrando os dados de outra maneira, como na **Figura 7.17**. Para isso, a pessoa realiza uma *série* de inspirações máximas (ou expirações) seguida de expirações (ou inspirações) completas com vários graus de esforço. Se as velocidades de fluxo e as pressões intrapleurais forem ilustradas no *mesmo* volume pulmonar em cada inspiração e expiração, é possível obter as então chamadas *curvas pressão-fluxo isovolumétricas*. Observa-se que, em altos volumes pulmonares, a taxa de fluxo expiratório continua a crescer com o esforço, como pode ser esperado. Entretanto, em médios e baixos volumes, a taxa de fluxo alcança o platô e não pode ser aumentada com a elevação da pressão intrapleural. Sob essas condições, o fluxo é, portanto, *independente de esforço*.

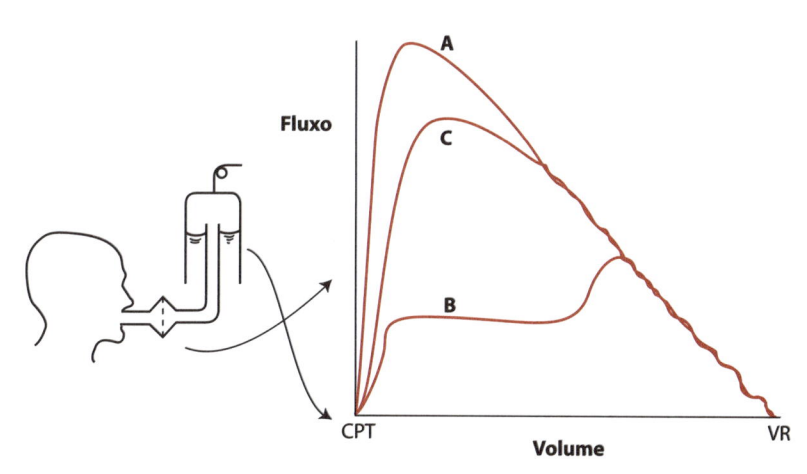

Figura 7.16 Curvas fluxo-volume. Em (**A**), a inspiração máxima foi seguida de expiração forçada. Em (**B**), a expiração foi inicialmente lenta e depois forçada. Em (**C**), o esforço expiratório foi submáximo. Nos três casos, as partes descendentes das curvas são quase superpostas.

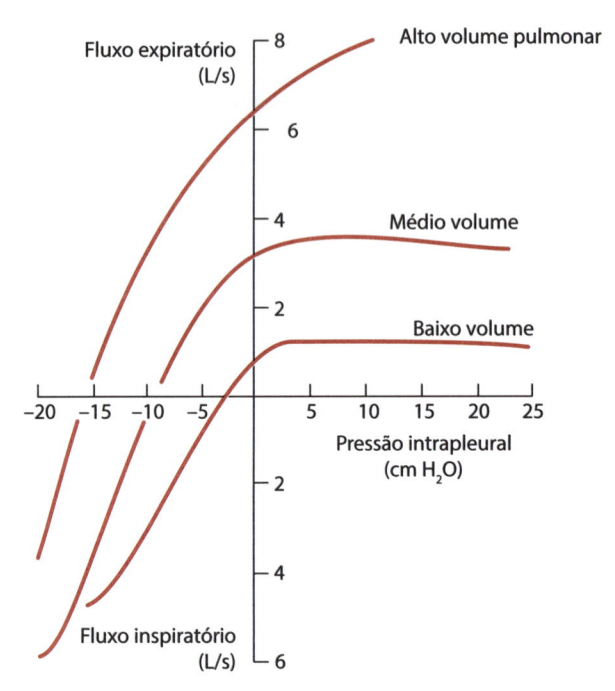

Figura 7.17 Curvas fluxo-volume isovolumétricas ilustradas para três volumes pulmonares. Cada uma delas foi obtida a partir de uma série de inspirações e expirações forçadas (ver o texto). Observe que, em alto volume pulmonar, a elevação na pressão intrapleural (obtida pelo aumento do esforço expiratório) resulta em fluxo expiratório maior. No entanto, em médios e baixos volumes, o fluxo se torna independente do esforço depois de determinada pressão intrapleural ter sido excedida. (Redesenhada de Fry DL, Hyatt RE. *Am J Med*. 1960;29:672.)

A razão para esse comportamento extraordinário é a compressão das vias aéreas pela pressão intratorácica, a chamada compressão dinâmica das vias aéreas. A **Figura 7.18** mostra, de maneira esquemática, as forças que agem ao longo de uma via aérea, dentro do pulmão. A pressão fora da via aérea é mostrada como intrapleural, embora isso seja uma grande simplificação. Em (**A**), antes que a inspiração tenha começado, a pressão na via aérea é zero em todo o lugar (ausência de fluxo), e, pelo fato de a pressão intrapleural ser –5 cm H_2O, há uma pressão de 5 cm H_2O (i.e., uma pressão transmural) que mantém aberta a via aérea. À medida que a inspiração começa (**B**), tanto a pressão alveolar quanto a intrapleural reduzem 2 cm H_2O (mesmo volume pulmonar de [**A**], negligenciando a resistência tecidual), e o fluxo começa. Em razão da queda da pressão ao longo da via aérea, a pressão interior é de –1 cm H_2O, e há a pressão de 6 cm H_2O que mantém a via aérea aberta. No final da inspiração (**C**), mais uma vez o fluxo é zero, existindo uma pressão transmural na via aérea de 8 cm H_2O.

MECÂNICA DA RESPIRAÇÃO

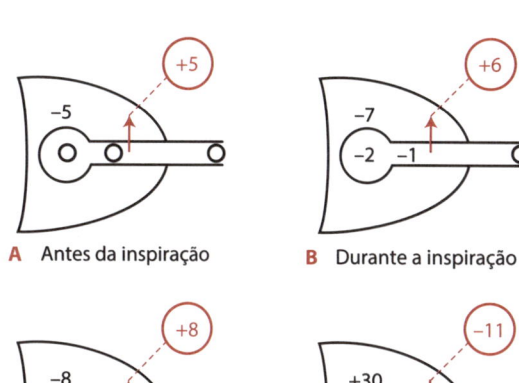

A Antes da inspiração
B Durante a inspiração
C Final da inspiração
D Expiração forçada

Figura 7.18 A-D Esquema mostrando o motivo pelo qual as vias aéreas são comprimidas durante a expiração forçada. Observe que a diferença de pressão ao longo das vias aéreas as mantém abertas, exceto durante a expiração forçada. Ver o texto para mais detalhes.

Por fim, no início da expiração forçada (**D**), tanto a pressão intrapleural quanto a alveolar aumentam em 38 cm H_2O (mesmo volume pulmonar em **C**). Devido à redução da pressão ao longo da via aérea à medida que o fluxo começa, há, agora, a pressão de −11 cm H_2O, tendendo a *fechar* as vias aéreas. Ocorre compressão das vias aéreas, e a pressão a jusante que limita o fluxo se torna a pressão fora da via aérea, ou pressão intrapleural. Desse modo, a pressão propulsora efetiva se torna a pressão alveolar menos a intrapleural. É o mesmo mecanismo do resistor de Starling que limita o fluxo sanguíneo na zona 2 do pulmão, onde a pressão venosa passa a ser insignificante, assim como a pressão na boca (**Figuras 4.8** e **4.9**). Observe que, se a pressão intrapleural é elevada ainda mais por maior esforço muscular na tentativa de expelir gás, a pressão propulsora efetiva não é alterada, porque a diferença entre as pressões alveolar e intrapleural é determinada pelo volume pulmonar. Assim, o fluxo é independente de esforço.

O fluxo máximo diminui com o volume pulmonar (**Figura 7.16**), pois a diferença entre a pressão alveolar e a intrapleural diminui, e as vias aéreas se tornam mais estreitas. Observe, também, que o fluxo é independente da resistência das vias aéreas a jusante ao ponto de colapso, chamado de *ponto de igual pressão*. À medida que a expiração progride, o ponto de igual pressão se move distalmente, mais fundo no pulmão. Isso acontece porque a resistência das vias aéreas cresce conforme o volume pulmonar diminui, e, por isso, a pressão dentro das vias aéreas cai com mais rapidez com a distância dos alvéolos.

Compressão dinâmica das vias aéreas

- Limita o fluxo aéreo em pessoas saudáveis durante a expiração forçada.
- Pode ocorrer em pulmões doentes em taxas de fluxo expiratório relativamente baixas, reduzindo, assim, a capacidade de exercício.
- Durante a compressão dinâmica, o fluxo é determinado pela pressão alveolar menos a pressão intrapleural (e não a pressão na boca) e, assim, independe do esforço.
- É exagerada em doenças como o enfisema devido à redução da retração elástica pulmonar e à perda da tração radial nas vias aéreas.

Diversos fatores exacerbam esse mecanismo de limitação do fluxo. Um deles é qualquer elevação na resistência das vias aéreas periféricas, uma vez que isso maximiza a queda da pressão ao longo delas, reduzindo, assim, a pressão intrabrônquica durante a expiração (19 cm H_2O em **D**). Outro fator é um volume pulmonar baixo, pois isso reduz a pressão motriz (alveolar-intrapleural). A pressão motriz também é reduzida se houver diminuição da pressão de retração, como no enfisema. Ainda nessa doença, a tração radial nas vias aéreas é diminuída, e elas são comprimidas mais prontamente. De fato, ao mesmo tempo em que esse tipo de limitação de fluxo é observado apenas durante a expiração forçada em pessoas saudáveis, pode acontecer durante as expirações não forçadas, em pacientes portadores de doenças pulmonares obstrutivas graves.

Teste de expiração forçada

No laboratório de função pulmonar, podem-se obter informações sobre a resistência das vias aéreas em um paciente com doença pulmonar pela medida da taxa de fluxo durante a expiração máxima. A **Figura 7.19** mostra o registro do espirômetro obtido quando um paciente faz inspiração máxima e depois exala o mais rápido e completamente que puder. O volume exalado no primeiro segundo é chamado de volume expiratório forçado, ou VEF_1, e o volume total exalado é a capacidade vital forçada, ou CVF (esta costuma ser um pouco menor do que a capacidade vital me-

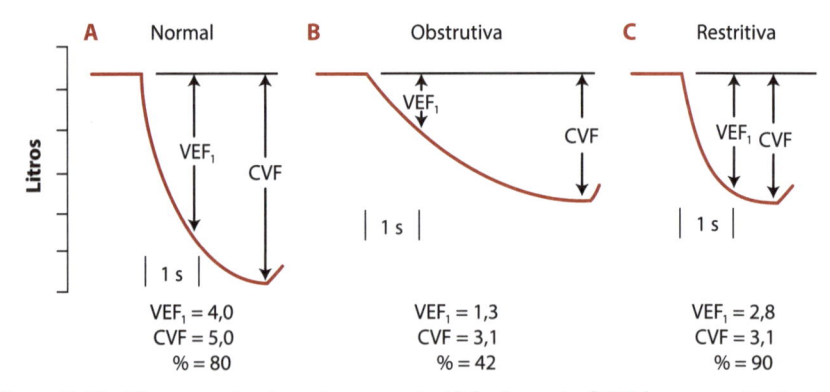

Figura 7.19 Mensuração do volume expiratório forçado (VEF_1) e capacidade vital forçada (CVF).

dida em uma exalação lenta, como na **Figura 2.2**). Em geral, o VEF$_1$ é de cerca de 80% da CVF, embora a relação diminua com o envelhecimento normal.

Em condições de doença, podem ser diferenciados dois padrões gerais. Em doenças *restritivas*, como a fibrose pulmonar, em que o problema primário é a expansão do sistema respiratório na inalação, tanto o VEF$_1$ quanto a CVF estão reduzidos, mas a relação VEF$_1$/CVF% costuma estar normal ou aumentada.* Em doenças *obstrutivas*, como a DPOC ou a asma brônquica, nas quais o problema primário é a obstrução ao fluxo aéreo na expiração, o VEF$_1$ está reduzido muito mais do que a CVF, gerando uma baixa relação VEF$_1$/CVF%. Um padrão misto restritivo e obstrutivo também pode ser visto, embora medidas adicionais do volume pulmonar sejam necessárias para identificar esse padrão (Capítulo 10).

Uma medida relacionada é a *taxa de fluxo expiratório forçado*, ou FEF$_{25-75\%}$, que consiste na média dos fluxos no meio da curva da expiração. Em geral, esta se aproxima muito do VEF$_1$, embora, algumas vezes, ela esteja reduzida quando o VEF$_1$ é normal. Outros índices também são medidos a partir da curva de expiração forçada. Detalhes adicionais são fornecidos no Capítulo 10.

Teste de expiração forçada

- Mede o VEF$_1$ e a CVF.
- É um teste simples usado na avaliação de pacientes com dispneia crônica.
- Diferencia entre doença obstrutiva e restritiva.

▶ OUTRAS CAUSAS DO DESEQUILÍBRIO DA VENTILAÇÃO

A causa das diferenças regionais na ventilação no pulmão foi discutida anteriormente. Além dessas diferenças topográficas, existe uma incongruência adicional na ventilação em qualquer nível vertical no pulmão normal, o que pode ser exacerbado em muitas doenças.

A **Figura 7.20** exibe um mecanismo de desequilíbrio da ventilação. Se considerarmos uma unidade pulmonar (**Figura 2.1**) como uma câmara elástica conectada à atmosfera por meio de um tubo, a quantidade de ventilação depende da complacência da câmara e da resistência do tubo. Na **Figura 7.20**, a unidade **A** apresenta distensibilidade e resistência da via aérea normais. É possível observar que a sua alteração de volume na inspiração é grande e rápida para que esteja completa antes que a expiração para todo o pulmão comece (*linha vertical pontilhada*). Em contrapartida, a unidade **B** apresenta baixa complacência, e sua alteração de volume é rápida, porém pequena. Por fim, a unidade **C** apresenta grande resistência das vias aéreas fazendo com que a inspiração seja lenta e incompleta antes de o pulmão co-

---

*N. de R.T. A relação VEF$_1$/CVF% é conhecida como índice de Tiffeneau, embora, do ponto de vista matemático, seja uma razão e não um índice (pois são variáveis da mesma grandeza, isto é, de volume).

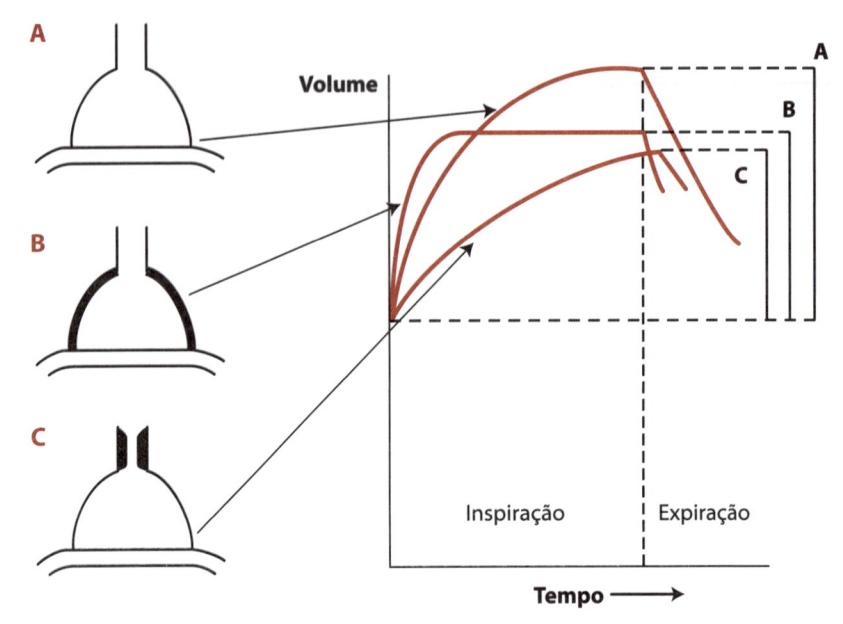

Figura 7.20 Efeitos da redução da complacência (**B**) e aumento da resistência da via aérea (**C**) sobre a ventilação das unidades pulmonares em comparação com o normal (**A**). Nas duas situações, o volume inspirado é anormalmente baixo. (Modificada de West JB. *Ventilation/Blood Flow and Gas Exchange*. 5th ed. Oxford, UK: Blackwell; 1990.)

meçar a exalar. Observe que, quanto mais curto o tempo disponível para a inspiração (frequência respiratória rápida), menor o volume inspirado. Diz-se que tal unidade apresenta uma *constante de tempo* longa, cujo valor é fornecido pelo produto da complacência e da resistência. Dessa forma, a desigualdade da ventilação pode ser resultante de alterações tanto da distensibilidade local quanto da resistência da via aérea, e o padrão de desigualdade dependerá da frequência da respiração.

Outro possível mecanismo de desigualdade da ventilação é a difusão incompleta dentro das vias aéreas da zona respiratória (**Figura 1.4**). Vimos, no Capítulo 1, que o mecanismo dominante da ventilação pulmonar, além dos bronquíolos terminais, é a difusão. De modo geral, isso ocorre com tanta rapidez que diferenças na concentração de gás no ácino são praticamente abolidas em frações de segundos. Entretanto, se existe dilatação das vias aéreas na região dos bronquíolos respiratórios, como em algumas doenças, a distância a ser coberta pela difusão pode ser profundamente ampliada. Nessas circunstâncias, o gás inspirado não é distribuído de maneira uniforme na zona respiratória em razão da desigualdade da ventilação *ao longo* das unidades pulmonares.

▶ RESISTÊNCIA TECIDUAL

Quando o pulmão e a parede torácica se movimentam, alguma pressão é necessária para sobrepor as forças viscosas dos tecidos, já que um desliza sobre o outro. Assim, parte da parte hachurada da **Figura 7.13** deve ser atribuída a essas forças teciduais. Entretanto, essa resistência tecidual é cerca de apenas 20% da resistência total (tecido + via aérea) em pessoas jovens normais, embora possa aumentar em algumas doenças. Essa resistência total é, algumas vezes, chamada de *resistência pulmonar* com o intuito de distingui-la da resistência da via aérea.

▶ TRABALHO RESPIRATÓRIO

Há necessidade de trabalho para mover o pulmão e a parede torácica. Nesse contexto, é mais conveniente medir o trabalho como pressão × volume.

Trabalho realizado no pulmão

Pode ser ilustrado em uma curva pressão-volume (**Figura 7.21**). Durante a inspiração, a pressão intrapleural segue a curva ABC, e o trabalho realizado no pulmão é dado pela área 0ABCD0. Dessa área, o trapezoide 0AECD0 representa o trabalho necessário para superar as forças elásticas, e a área hachurada ABCEA demonstra o trabalho que se sobrepõe à resistência viscosa (vias aéreas e tecido) (compare com a **Figura 7.13**). Quanto maior a resistência das vias aéreas, ou a taxa de fluxo inspiratório, mais negativa (para a direita) será a excursão da pressão intrapleural entre **A** e **C**, e maior será a área.

Na expiração, a área AECFA compreende o trabalho necessário para superar a resistência das vias aéreas (+ tecido). Normalmente, encontra-se dentro do trapezoide 0AECD0, e, dessa forma, o trabalho pode ser realizado pela energia armazenada nas estruturas elásticas expandidas que ocorrem durante a expiração passiva. A diferença entre as áreas AECFA e 0AECD0 representa o trabalho dissipado na forma de calor.

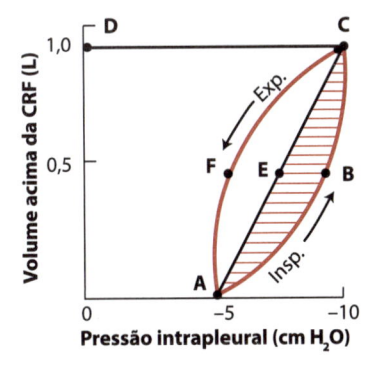

Figura 7.21 Curva pressão-volume do pulmão demonstrando o trabalho inspiratório realizado para superar as forças elásticas (*área 0AECD0*) e viscosas (*área ABCEA hachurada*).

Quanto maior a frequência respiratória, mais rápida a velocidade do fluxo, e maior a área de trabalho elástico *ABCEA*. Por outro lado, quanto maior o volume corrente, maior a área de trabalho elástico *0AECD0*. É interessante saber que pacientes que apresentam complacência reduzida (pulmões rígidos) tendem a ter respirações curtas e rápidas, enquanto aqueles com obstrução grave de vias aéreas, muitas vezes, respiram lentamente. Esses padrões tendem a reduzir o trabalho realizado nos pulmões.

Trabalho respiratório total

O trabalho respiratório total responsável por movimentar o pulmão e a parede torácica é difícil de ser medido, embora estimativas tenham sido obtidas por meio da ventilação artificial em pacientes paralisados (ou voluntários "completamente relaxados") em um tipo de ventilador de "pulmão de ferro".* De maneira alternativa, o trabalho total pode ser calculado medindo o gasto de O_2 da respiração e assumindo uma figura para a eficiência dada por:

$$\text{Eficiência \%} = \frac{\text{Trabalho necessário para ventilar o pulmão}}{\text{Energia total gasta (ou gasto de } O_2)} \times 100$$

Acredita-se que a eficiência seja de cerca de 5 a 10%.

O gasto de O_2 da respiração tranquila é extremamente baixo, sendo inferior a 5% do consumo total de O_2 em repouso. Com a hiperventilação voluntária, é possível que aumente em 30%. Em pacientes com doença pulmonar obstrutiva, o gasto de O_2 da respiração pode limitar a capacidade de exercício.

▶ MECÂNICA DA VENTILAÇÃO COM PRESSÃO POSITIVA

Conforme observado antes, os pacientes em respiração espontânea geram uma pressão motriz ao aumentar o tamanho do tórax, reduzindo dessa maneira a pressão abaixo da pressão atmosférica. Os pacientes que desenvolvem insuficiência respiratória grave costumam necessitar de suporte ventilatório mecânico. Com os ventiladores mecânicos modernos, a pressão motriz é primariamente estabelecida ao se aumentar a pressão na boca (**Figura 7.22**).** Essa intervenção, chamada de ventilação com pressão positiva, pode ser feita usando-se um de vários métodos ou modos diferentes de suporte ventilatório e reduz de forma considerável o trabalho respiratório realizado pelo paciente. Os

---

*N. de R. T. O "pulmão de ferro" (*iron lung*) é um ventilador mecânico que funciona de forma não invasiva criando uma pressão negativa ao redor do tórax. É mais fisiológico que os ventiladores convencionais, que necessitam de um tubo traqueal (= invasivo), e seu mecanismo é produzir pressão positiva dentro da via aérea. O "pulmão de ferro" foi desenvolvido em 1937 para tratamento da insuficiência ventilatória relacionada à epidemia de poliomielite.

**Em muitos modos de ventilação mecânica, os pacientes ainda conseguem iniciar as respirações contraindo o diafragma e reduzindo um pouco a pressão nas vias aéreas no início da inspiração. A maior parte da pressão motriz, porém, é gerada pela elevação da pressão na boca.

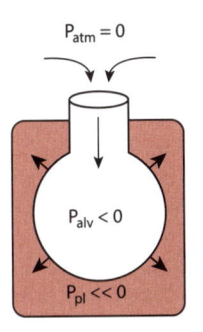

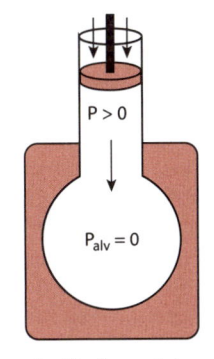

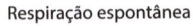

MECÂNICA DA RESPIRAÇÃO 145

Figura 7.22 Comparação entre respiração espontânea e respiração com pressão positiva. Ao início da inspiração, na respiração espontânea, a pressão alveolar (P_{alv}) cai abaixo da pressão atmosférica. Na ventilação mecânica, no início da inspiração, a pressão na boca é elevada acima da pressão alveolar.

princípios de complacência, resistência das vias aéreas e diferenças regionais na ventilação ainda se aplicam à ventilação mecânica, e os pacientes podem até mesmo desenvolver compressão dinâmica das vias aéreas, dependendo dos parâmetros do ventilador e de aspectos de sua doença primária. O assunto da ventilação mecânica é complicado e está fora do escopo deste livro. Informações adicionais podem ser encontradas no Capítulo 10 do *Fisiopatologia pulmonar* de West: *princípios básicos*, 10. ed.

CONCEITOS-CHAVE

1. A inspiração é ativa, mas a expiração durante o repouso é passiva. O músculo mais importante da respiração é o diafragma.
2. A curva pressão-volume do pulmão não é linear e demonstra histerese. A pressão de retração do pulmão é atribuída tanto ao seu tecido elástico quanto à tensão superficial da camada de revestimento alveolar.
3. O surfactante pulmonar é um fosfolipídeo produzido pelas células epiteliais alveolares do tipo II. A falta de surfactante, como ocorre em alguns bebês prematuros, leva à baixa complacência e à insuficiência respiratória.
4. A parede torácica é elástica, assim como o pulmão, mas normalmente tende a se expandir. Na CRF, a retração para dentro do pulmão e a tração para fora da parede torácica são equilibradas.
5. No fluxo laminar, assim como nas vias aéreas de menor calibre, a resistência é inversamente proporcional à quarta potência do raio.
6. A resistência das vias aéreas é reduzida aumentando-se o volume pulmonar e estimulando-se os receptores β_2-adrenérgicos.
7. A compressão dinâmica das vias aéreas durante a expiração forçada resulta em fluxo independente de esforço. Logo, a pressão propulsora consiste na pressão alveolar menos a intrapleural. Em pacientes com doença pulmonar obstrutiva crônica, pode ocorrer compressão dinâmica mesmo com exercício leve, causando incapacidade grave.

CASO CLÍNICO

Um homem de 30 anos chega à emergência com dispneia progressiva, dor torácica em aperto e sibilos nos últimos dois dias. Desde os 5 anos de idade ele tem asma, uma doença associada com estreitamento episódico das vias aéreas. Ele observa que os sintomas costumam ser exacerbados por esforços, particularmente quando feitos em ambiente externo e nos meses de inverno. Ao exame, ele parece ansioso, está usando a musculatura acessória da respiração e tem sibilos audíveis em todos os campos pulmonares à ausculta. Uma radiografia torácica mostra pulmões hiperinsuflados, mas sem opacidades focais.

Questões

- Se uma das pequenas vias aéreas de seus pulmões tem o diâmetro reduzido em 50%, qual é o aumento na resistência das vias aéreas?
- Que alterações seriam esperadas na pressão alveolar durante a inspiração e a expiração em comparação com uma pessoa normal?
- Como a hiperinsuflação observada afeta a resistência das vias aéreas durante sua exacerbação da asma?
- O que acontece com a complacência pulmonar como resultado da hiperinsuflação?

TESTE SEU CONHECIMENTO

Para cada questão, escolha a melhor resposta.

1. As pressões inspiratória e expiratória máximas são medidas em um paciente submetido a uma avaliação para dispneia aos esforços. Os resultados são mostrados na tabela a seguir.

Teste	Valor previsto	Valor medido	Porcentagem do previsto
Pressão inspiratória (cm H_2O)	120	115	96
Pressão expiratória (cm H_2O)	110	45	41

A fraqueza de qual dos seguintes grupos musculares poderia contribuir para o padrão de resultados observados durante o teste?

A. Diafragma
B. Intercostais externos
C. Reto abdominal
D. Escaleno
E. Esternocleidomastóideo

2. A figura a seguir mostra a relação pressão-volume medida em dois conjuntos diferentes de pulmões excisados, pulmão A e pulmão B.

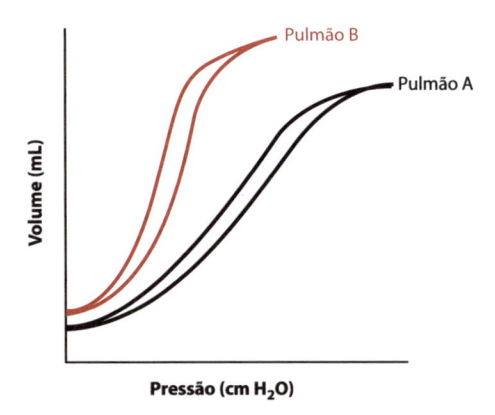

Qual dos fatores a seguir poderia explicar a posição da relação pressão-volume para o pulmão B em relação ao pulmão A?
A. Atelectasia de segmentos pulmonares basais
B. Redução do diâmetro das vias aéreas em todo o pulmão
C. Redução do número de fibras elásticas
D. Redução da concentração de surfactante no espaço alveolar
E. Aumento da quantidade de tecido fibroso

3. Duas bolhas apresentam a mesma tensão superficial, porém a bolha X apresenta diâmetro três vezes maior do que a bolha Y. A razão da pressão na bolha X em relação àquela na bolha Y é de:
A. 0,3:1
B. 0,9:1
C. 1:1
D. 3:1
E. 9:1

4. São obtidas medidas detalhadas da ventilação, perfusão e pressão intrapleural em um astronauta na posição de ortostatismo ao nível do mar e novamente após a sua chegada à Estação Espacial Internacional. Em comparação com os valores ao nível do mar, qual das seguintes alternativas seria esperada após a chegada à estação espacial?
A. Redução da perfusão no ápice pulmonar
B. Aumento do volume de repouso na base pulmonar
C. Aumento da variabilidade da perfusão entre base e ápice
D. Aumento da variabilidade da ventilação entre base e ápice
E. Pressão intrapleural menos negativa na base pulmonar

5. Um homem de 24 anos previamente saudável sofreu uma transecção completa da medula espinal em uma colisão de motocicleta. Durante sua recuperação, ele é submetido a diversas avaliações da função pulmonar. À fluoroscopia, o diafragma desce para o abdome durante a inspiração em repouso. Sua pressão expiratória

máxima é de 25% daquela prevista para sua idade e seu tamanho, e a força da tosse está marcadamente reduzida. Com base no padrão dos resultados, qual dos seguintes é o nível mais alto ao qual pode ter havido a transecção da medula espinal?

A. C2
B. C4
C. C6
D. C8
E. T2

6. Qual das afirmações a seguir caracteriza melhor o estado funcional do sistema respiratório no ponto marcado pela seta no espirograma abaixo?

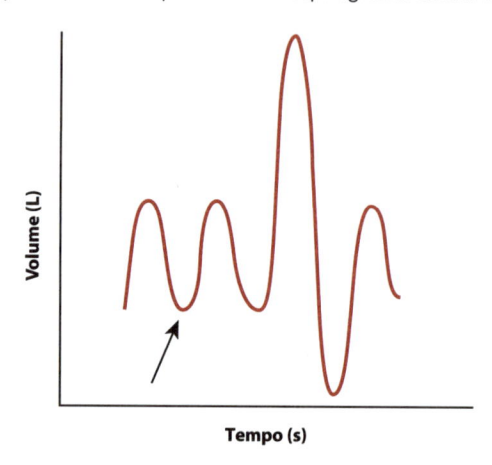

A. Resistência das vias aéreas está em seu valor mínimo
B. A retração elástica pulmonar é equilibrada pela retração elástica da parede torácica
C. A pressão intrapleural é maior do que a pressão atmosférica
D. A resistência associada aos vasos extra-alveolares está em seu valor mínimo
E. A pressão transmural através da parede alveolar está em seu valor máximo

7. A figura a seguir mostra o *fluxo aéreo* inspiratório e expiratório durante a respiração espontânea em repouso em uma pessoa saudável. Os pontos A, B e C denotam diferentes pontos no tempo durante o ciclo respiratório único. Qual das seguintes afirmações é verdadeira em relação aos pontos de tempo mostrados na figura?

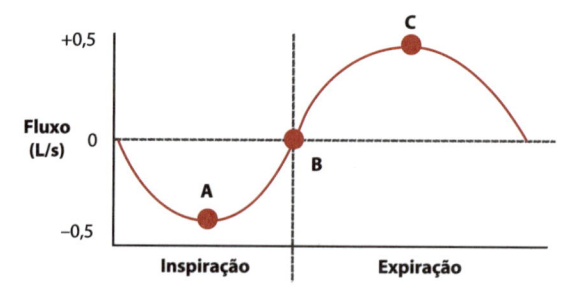

A. A resistência das vias aéreas é menor no ponto B
B. A pressão alveolar é positiva no ponto A
C. A pressão motriz para o fluxo aéreo é maior no ponto B
D. A pressão motriz para o fluxo aéreo é menor no ponto C
E. A pressão intrapleural está em seu valor mais negativo no ponto C

8. Um paciente anestesiado com paralisia dos músculos respiratórios e com pulmões normais é ventilado com pressão positiva. Se o anestesiologista aumentar o volume pulmonar 2 litros acima da CRF e mantiver o pulmão nesse volume por 5 segundos, a combinação mais provável de pressões (em cm H_2O) será:

Opção	Boca	Alveolar	Intrapleural
A	0	0	−5
B	0	+10	−5
C	+10	+10	−10
D	+20	+20	+5
E	+10	0	−10

9. Duas unidades pulmonares, A e B, são insufladas a partir do mesmo volume inicial com pressões motrizes iguais. A mesma alteração no volume é obtida nas duas unidades, e elas apresentam a mesma pressão transpulmonar ao final da insuflação. A unidade pulmonar B precisou de uma maior quantidade de tempo para obter a alteração de volume desejada do que a unidade A. Qual das características a seguir da unidade B poderia explicar as diferenças em relação à unidade pulmonar A?

A. Fibrose
B. Aumento de fibras elásticas
C. Aumento da atividade parassimpática
D. Pneumonia
E. Edema pulmonar

10. Durante uma exacerbação de asma, uma criança de 18 meses desenvolve inflamação das vias aéreas que resulta em aumento de 1 mm na espessura da mucosa das vias aéreas ao redor de toda a circunferência das vias aéreas inferiores. Em quanto mudaria a resistência das vias aéreas em uma via aérea cujo lúmen fosse de 4 mm de diâmetro antes dessa exacerbação da asma?

A. 1/2
B. 2
C. 4
D. 16
E. 64

11. Uma mulher de 30 anos dá à luz uma menina de apenas 29 semanas de gestação. Logo após o nascimento, o bebê desenvolve crescente dificuldade respiratória e hipoxemia, necessitando de ventilação mecânica. O fisioterapeuta observa que a resistência das vias aéreas está normal, mas a complacência é menor do que a esperada. Qual dos fatores a seguir é provavelmente responsável pela insuficiência respiratória nesse caso?

A. Redução da atividade de macrófagos alveolares
B. Redução da concentração de surfactante alveolar
C. Aumento da produção de muco nas vias aéreas
D. Aumento da contração da musculatura lisa das vias aéreas
E. Aumento do edema das paredes das vias aéreas

12. Um homem de 20 anos é solicitado a realizar uma espirometria como parte de uma pesquisa. Na primeira tentativa, ele deliberadamente exala com apenas 50% de seu esforço máximo. Na segunda tentativa, ele exala e faz 100% de seu esforço máximo. Se você analisasse os dados da segunda tentativa, que padrão de alteração no pico de fluxo expiratório e no fluxo da parte final da expiração seria esperado em comparação com a primeira tentativa?

Opção	Pico de fluxo expiratório	Fluxo expiratório final
A	Sem alteração	Sem alteração
B	Redução	Sem alteração
C	Aumento	Aumento
D	Aumento	Sem alteração
E	Sem alteração	Aumento

13. Um homem de 69 anos com longa história de tabagismo apresenta queixa de dispneia progressiva nos últimos 12 meses. Ao exame, observa-se que ele tem sibilos expiratórios difusos e fase expiratória longa. Uma radiografia de tórax é realizada e mostra volumes pulmonares muito grandes, diafragma rebaixado e áreas hiperlucentes, consistentes com enfisema. Qual dos seguintes padrões seria esperado em um teste de expiração forçada (espirometria) nesse paciente?

Opção	VEF_1	CVF	VEF_1/CVF
A	Normal	Normal	Normal
B	Redução	Normal	Normal
C	Redução	Redução	Normal
D	Redução	Redução	Redução
E	Normal	Redução	Normal

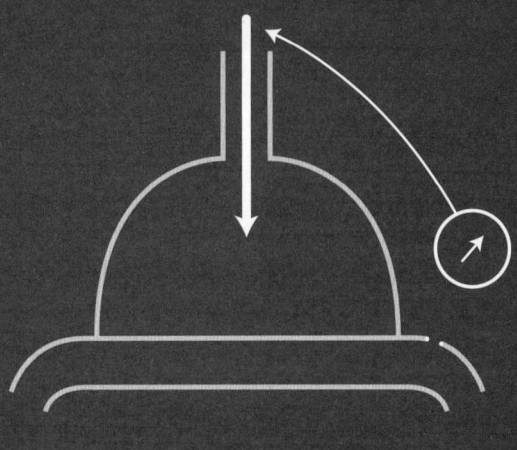

Controle da ventilação
Como as trocas gasosas são reguladas

8

- ▶ Centros de controle central
  - Tronco encefálico
  - Córtex
  - Outras partes do cérebro
- ▶ Efetores
- ▶ Sensores
  - Quimiorreceptores centrais
  - Quimiorreceptores periféricos
  - Receptores pulmonares
  - Outros receptores
- ▶ Respostas integradas
  - Resposta ao dióxido de carbono
  - Resposta ao oxigênio
  - Resposta ao pH
  - Resposta ao exercício
- ▶ Controle ventilatório durante o sono
- ▶ Padrões respiratórios anormais durante o sono

Vimos que a função principal do pulmão é trocar O_2 e CO_2 entre o sangue e o ar e, assim, manter os níveis normais de P_{O_2} e P_{CO_2} no sangue arterial. Neste capítulo, veremos que, apesar das demandas completamente diferentes para captação de O_2 e eliminação de CO_2 realizadas pelo corpo, a P_{O_2} e a P_{CO_2} arteriais são, de modo geral, mantidas dentro de limites estritos. Nós descrevemos a forma como o controle cuidadoso da ventilação possibilita essa importante regulação das trocas gasosas. Em primeiro lugar, consideramos os centros de controle do sistema nervoso central (SNC) e, depois, os vários quimiorreceptores e outros receptores que os abastecem com informações. Em seguida, descrevemos as respostas integradas ao dióxido de carbono, à hipoxia e ao pH. Ao final do capítulo, o leitor deverá ser capaz de:

- Descrever o local e a função dos vários elementos do controlador central.
- Descrever os estímulos e as respostas primários dos quimiorreceptores centrais e periféricos.

152 FISIOLOGIA RESPIRATÓRIA

- Delinear os mecanismos pelos quais os diferentes receptores pulmonares modulam o padrão ventilatório.
- Predizer as alterações na ventilação em resposta a mudanças na P_{O_2}, na P_{CO_2}, no pH e aos esforços.
- Identificar uma pessoa com respiração de Cheyne-Stokes.

Os três elementos básicos do sistema de controle respiratório (**Figura 8.1**) são:

1. *Sensores*, que reúnem informações e as levam para os
2. *Centros de controle central* no cérebro, os quais coordenam as informações e, por sua vez, enviam impulsos para os
3. *Efetores* (músculos respiratórios), que promovem a ventilação.

Veremos que, geralmente, o aumento da atividade dos efetores diminui o estímulo sensitivo para o cérebro, por exemplo, ao reduzir a P_{CO_2} arterial. Esse é um exemplo de retroalimentação (*feedback*) negativa.

▶ CENTROS DE CONTROLE CENTRAL

O processo automático normal da respiração se origina em impulsos provenientes do tronco encefálico. O córtex pode prevalecer sobre esses centros caso o controle voluntário seja desejado. Outras informações provenientes de outras partes do cérebro ocorrem sob determinadas condições.

Tronco encefálico

A natureza periódica da inspiração e da expiração é controlada pelo padrão gerador central que compreende grupos de neurônios localizados na ponte e no bulbo. São reconhecidos três grupos principais de neurônios.

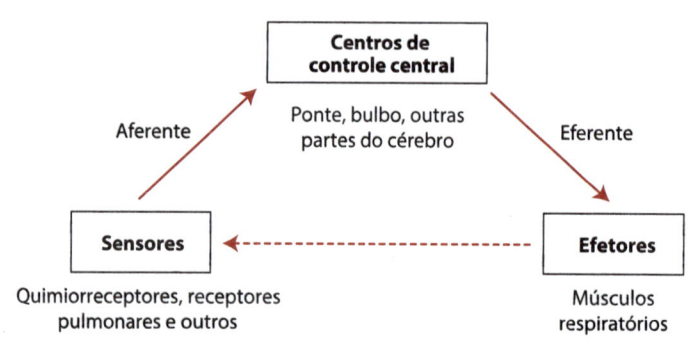

Figura 8.1 Elementos básicos do sistema de controle respiratório. Informações provenientes de vários sensores são levadas ao centro de controle central, cujo estímulo é levado para os músculos respiratórios. Alterando a ventilação, os músculos respiratórios reduzem os estímulos aos sensores (retroalimentação negativa).

1. *Centro respiratório bulbar*, que se localiza na formação reticular do bulbo, debaixo do assoalho do quarto ventrículo. Há um grupo de células na região ventrolateral conhecido como *complexo pré-Botzinger*, que parece ser essencial para a geração do ritmo respiratório. Além disso, um grupo de células na região dorsal do bulbo (*grupo respiratório dorsal*) está associado principalmente à inspiração; o outro grupo (*grupo respiratório ventral*) está associado à expiração. Esses grupos de células têm a propriedade periódica e intrínseca de gerar estímulos, sendo responsáveis pelo ritmo básico da ventilação. Quando todos os estímulos aferentes conhecidos são abolidos, essas células geram descargas repetitivas de potenciais de ação, as quais resultam em impulsos nervosos que vão para o diafragma e para os outros músculos inspiratórios. O padrão de ritmo intrínseco da área inspiratória tem início com um período latente de vários segundos durante o qual não há atividade. Os potenciais de ação começam a surgir, aumentando progressivamente ao longo dos segundos posteriores. Durante esse tempo, a atividade do músculo inspiratório se torna mais intensa em um padrão "ascendente". Por fim, os potenciais de ação inspiratórios cessam, e o tônus da musculatura inspiratória retorna ao nível pré-inspiratório.

    A ascensão inspiratória pode ser "desligada" prematuramente por impulsos inibitórios originários do *centro pneumotáxico* (ver a seguir). Dessa maneira, a inspiração se torna mais curta, e, em consequência disso, a frequência respiratória aumenta. A liberação de impulsos das células inspiratórias é posteriormente modulada pelos impulsos provenientes dos nervos vago e glossofaríngeo. Na verdade, estes terminam no trato solitário, o qual está situado perto da área inspiratória.

    A *área expiratória* se encontra quiescente durante a respiração tranquila normal, pois a ventilação é obtida pela contração ativa dos músculos inspiratórios (principalmente o diafragma), seguida do relaxamento passivo da parede torácica até sua posição de equilíbrio (Capítulo 7). No entanto, na respiração forçada, por exemplo, ao exercício, a expiração se torna ativa como resultado da atividade das células expiratórias. Observe que ainda não existe consenso quanto a como o ritmo intrínseco da respiração é controlado pelos centros bulbares.

2. *Centro apnêustico*, na região inferior da ponte. Essa área é assim chamada porque, se o cérebro de um animal de laboratório for seccionado logo acima desse local, paradas inspiratórias prolongadas (apneia) interrompidas por esforços expiratórios transitórios ocorrerão. Aparentemente, os impulsos provenientes do centro exercem efeito **excitatório** na área inspiratória do bulbo, tendendo a prolongar os potenciais de ação em ascensão. Não se sabe se o centro apnêustico desempenha alguma função na respiração humana normal, embora, em alguns tipos de danos cerebrais graves, observe-se esse tipo de respiração anormal.

3. O *centro pneumotáxico* se encontra na região superior da ponte. Conforme indicado antes, essa área parece "desligar" ou inibir a inspiração, regulando, dessa forma, o volume da inspiração e, secundariamente, a frequência respiratória. Isso foi demonstrado de maneira experimental em animais, por meio da esti-

mulação elétrica direta do centro pneumotáxico. Alguns pesquisadores acreditam que o papel desse centro seja a "sintonia fina" do ritmo respiratório, pois é possível existir ritmo normal na ausência desse centro.

> ### Centros respiratórios
>
> - Responsáveis pela geração do padrão rítmico da inspiração e da expiração.
> - Localizados no bulbo e na ponte do tronco encefálico.
> - Recebem estímulos dos quimiorreceptores, de receptores, inclusive pulmonares, e do córtex.
> - O principal eferente é para os nervos frênicos, mas também há impulsos para outros músculos respiratórios.

Córtex

A respiração se encontra sob controle voluntário até certo nível, sendo o córtex capaz de prevalecer limitadamente sobre a função do tronco encefálico. A redução pela metade da P_{CO_2} arterial pela hiperventilação não é difícil, embora a alcalose consequente possa causar tetania com a contração dos músculos da mão e do pé (espasmo carpopodal). Dessa maneira, a redução pela metade da P_{CO_2} eleva o pH arterial em cerca de 0,2 unidade (**Figura 6.7**).

A hipoventilação voluntária é mais difícil. A duração da interrupção respiratória é limitada por vários fatores, inclusive pela P_{O_2} e pela P_{CO_2} arteriais. O período precedente de hiperventilação aumenta o tempo de interrupção respiratória, em especial se oxigênio for inalado. No entanto, há o envolvimento de outros fatores que não os químicos. Podemos perceber isso ao ver que, no limite da apneia, se for inalada uma mistura de gás que promova a *elevação* da P_{CO_2} e a *redução* da P_{O_2} arteriais, mais um período de apneia será possível.

Outras partes do cérebro

Outras partes do cérebro, como o sistema límbico e o hipotálamo, podem alterar o padrão da respiração, por exemplo, em estados emocionais como raiva e medo.

▶ EFETORES

Os músculos da respiração incluem o diafragma, os intercostais, os abdominais e os acessórios, como o esternocleidomastóideo e o escaleno. As ações desses músculos foram descritas no início do Capítulo 7. Impulsos são também enviados aos músculos nasofaríngeos para manter a patência das vias aéreas superiores. Isso é particularmente importante durante o sono. No que diz respeito ao controle da ventilação, é fundamental que esses vários grupos musculares trabalhem de maneira coordenada; esta é a responsabilidade do controlador central. Existem evidências de que algumas crianças recém-nascidas, em particular as prematuras, apresentam atividade descoordenada da musculatura respiratória, especialmente durante o sono. Por exemplo, os músculos torácicos podem tentar inspirar enquanto os abdominais expiram.

▶ SENSORES

Quimiorreceptores centrais

Um quimiorreceptor consiste em um receptor que responde a alguma alteração na composição química do sangue ou de outro líquido ao seu redor. Os receptores mais importantes envolvidos no controle minuto a minuto da ventilação são aqueles situados perto da superfície ventral do bulbo, nos arredores da saída dos nervos IX e X. Em animais, a aplicação local de H^+ ou CO_2 dissolvido nessa área estimula a respiração em poucos segundos. No passado, acreditava-se que o próprio centro respiratório bulbar era o local da ação do CO_2, mas, na atualidade, aceita-se que os quimiorreceptores estejam anatomicamente separados. Algumas evidências sugerem que se localizam cerca de 200 a 400 μm abaixo da superfície ventral do bulbo (**Figura 8.2**).

Os quimiorreceptores centrais são circundados por líquido extracelular cerebral (LEC) e respondem a alterações na concentração de H^+. Um aumento na concentração de H^+ estimula a ventilação, enquanto uma diminuição a inibe. A composição do LEC ao redor dos receptores é controlada pelo líquido cerebrospinal (LCS), pelo fluxo de sangue e pelo metabolismo local.

Desses fatores, o LCS é aparentemente o mais importante. Encontra-se separado do sangue pela barreira hematoencefálica, a qual é relativamente impermeável aos

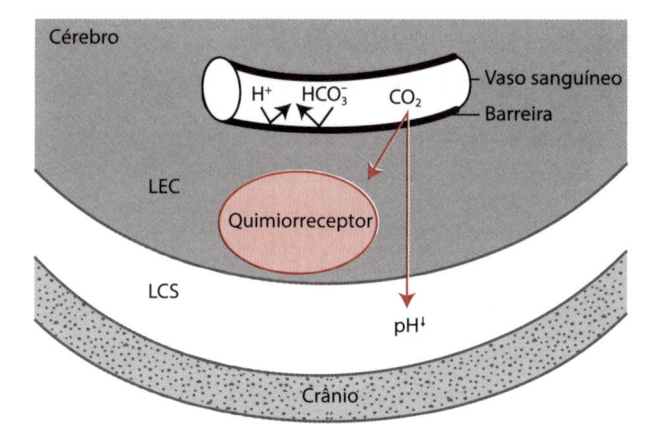

Figura 8.2 Ambiente dos quimiorreceptores centrais. Encontram-se banhados em líquido extracelular cerebral (LEC), pelo qual o CO_2 se difunde com facilidade a partir dos vasos sanguíneos para o líquido cerebrospinal (LCS). O CO_2 reduz o pH do LCS, estimulando, assim, o quimiorreceptor. Os íons HCO_3^- e o H^+ não atravessam facilmente a barreira hematoencefálica.

íons H⁺ e HCO_3^-, embora as moléculas de CO_2 se difundam por ela com facilidade. Quando a P_{CO_2} sanguínea aumenta, o CO_2 proveniente dos vasos sanguíneos cerebrais se difunde para o LCS, liberando íons H⁺ que estimulam os quimiorreceptores. Assim, o nível de CO_2 no sangue regula a ventilação, sobretudo por seu efeito sobre o pH do LCS, embora evidências recentes sugiram que o CO_2 também possa exercer um efeito direto sobre os quimiorreceptores centrais independentemente das alterações no H⁺. A hiperventilação resultante reduz a P_{CO_2} no sangue e, portanto, no LCS. A vasodilatação cerebral que acompanha a elevação da P_{CO_2} arterial aumenta a difusão do CO_2 para o LCS e o LEC. O quimiorreceptor central não responde a mudanças na P_{O_2}.

O pH normal do LCS é de 7,32, e, devido ao fato de conter muito menos proteína do que o sangue, possui uma capacidade de tamponamento muito menor. Como resultado, a alteração no pH do LCS para uma dada alteração na P_{CO_2} é maior do que no sangue. Se o pH do LCS for modificado por um período prolongado, ocorre alteração compensatória no HCO_3^- resultante do transporte através da barreira hematoencefálica. Entretanto, de modo geral, o pH do LCS não retorna totalmente para 7,32. A mudança no pH do LCS ocorre com mais rapidez do que a do pH do sangue arterial pela compensação renal (**Figura 6.7**), um processo que leva 2 a 3 dias. Uma vez que o pH do LCS retoma um valor próximo ao normal mais rápido do que o pH do sangue, também exerce efeito mais importante sobre as alterações no nível da ventilação e da P_{CO_2} arterial.

Temos um exemplo dessas alterações quando observamos um paciente com doença pulmonar crônica (DPOC) e retenção de CO_2 de longa data, o qual pode ter pH do LCS próximo ao normal e, portanto, ventilação anormalmente reduzida para sua P_{CO_2} arterial. O mesmo padrão pode ocorrer em pacientes muito obesos que hipoventilam devido a uma combinação de mecânica respiratória anormal e alterações no controle ventilatório. Uma situação semelhante é observada em pessoas normais expostas, por alguns dias, à atmosfera contendo 3% de CO_2.

Quimiorreceptores centrais

- Localizados perto da superfície ventral do bulbo.
- Sensíveis à P_{CO_2}, mas não à P_{O_2} do sangue.
- Respondem à alteração de pH do LEC/LCS quando o CO_2 se difunde para fora dos capilares cerebrais.

Quimiorreceptores periféricos

Os quimiorreceptores periféricos estão localizados nos glomos carotídeos na bifurcação das artérias carótidas comuns e nos glomos para-aórticos acima e abaixo do arco da aorta. Os corpos carotídeos são os mais importantes em seres humanos. Eles contêm dois tipos de células glômicas. As células do tipo I demonstram coloração fluorescente intensa em razão do seu grande conteúdo de dopamina. Essas células se encontram em aposição às terminações do nervo do seio carotídeo aferente (**Figura 8.3**). O glomo carotídeo também contém células do tipo II e um rico suprimento de capilares. O mecanismo preciso dos glomos carotídeos permanece incerto, mas muitos fisiologistas acreditam que as células glômicas sejam os locais de quimiorrecepção e que a modulação da liberação de neurotransmissor das células glômicas por estímulos químicos e fisiológicos afeta a taxa de descarga das fibras aferentes do glomo carotídeo (**Figura 8.3A**).

Os quimiorreceptores periféricos respondem às reduções de pH e P_{O_2} arterial e aos aumentos na P_{CO_2} arterial. Eles têm uma particularidade que os torna únicos entre os tecidos do corpo: sua sensibilidade às mudanças na P_{O_2} arterial começa em torno de 500 mmHg. A **Figura 8.3B** mostra que a relação entre a taxa de disparo e a P_{O_2} arterial não é muito linear; relativamente pouca resposta ocorre até que a P_{O_2} arterial seja reduzida abaixo de 100 mmHg, porém, depois disso, a taxa aumenta com rapidez. Os glomos carotídeos possuem grande fluxo sanguíneo em relação ao seu tamanho, e, por isso, apesar da sua alta taxa metabólica, a diferença arteriovenosa de O_2 é pequena. Observe que a resposta depende da P_{O_2}, e não da concentração de oxigênio. A resposta desses receptores pode ser muito rápida; de fato, sua taxa de disparo pode se alterar durante o ciclo respiratório em decorrência das pequenas alterações cíclicas nos gases sanguíneos. Os quimiorreceptores periféricos são responsáveis por todo o aumento da ventilação que ocorre nos humanos em resposta à hipoxemia arterial. Na ausência desses receptores, a hipoxemia grave pode deprimir a ventilação, presumivelmente por meio de efeito direto sobre os centros respiratórios. A perda completa do estímulo ventilatório hipóxico foi demonstrada em pacientes com ressecção bilateral dos glomos carotídeos. Há considerável variabilidade entre as pessoas em relação à sua resposta ventilatória hipóxica; aquelas expostas à hipoxia crônica desenvolvem hipertrofia dos corpos carotídeos.

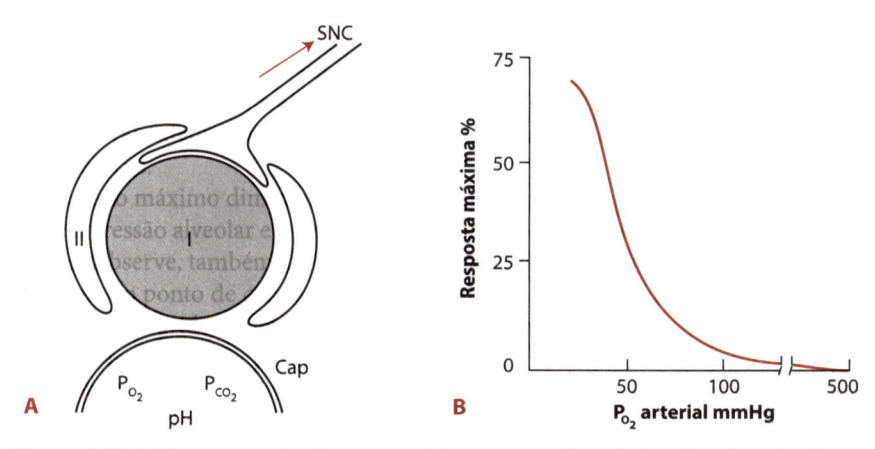

Figura 8.3 **A**. Diagrama do glomo carotídeo que contém células dos tipos I e II com muitos capilares (Cap). Os impulsos viajam para o sistema nervoso central (SNC) por meio do nervo do seio carotídeo. **B**. Resposta não linear à P_{O_2} arterial. Observe que a resposta máxima ocorre abaixo de uma P_{O_2} de 50 mmHg.

A resposta dos quimiorreceptores periféricos à P_{CO_2} arterial é menos importante do que aquela dos quimiorreceptores centrais. Por exemplo, quando se oferece a um indivíduo normal uma mistura de CO_2, menos de 20% da resposta ventilatória pode ser atribuída aos quimiorreceptores periféricos – entretanto, sua resposta é mais rápida, e eles podem ser úteis no ajuste da ventilação em casos de alterações abruptas na P_{CO_2}.

Em humanos, o glomo carotídeo, e não os glomos para-aórticos, responde à queda no pH arterial. Isso acontece sem se levar em consideração se a causa é respiratória ou metabólica. Conforme descrito mais adiante, ocorre interação entre vários estímulos, de maneira que a intensificação da atividade do quimiorreceptor em resposta às reduções na P_{O_2} arterial é potencializada por aumentos na P_{CO_2} e, nos glomos carotídeos, pelas reduções no pH.

Quimiorreceptores periféricos

- Localizados nos glomos carotídeos e para-aórticos.
- Respondem à redução da P_{O_2} arterial e ao aumento da P_{CO_2} e do H^+.
- Respondem com rapidez.

Receptores pulmonares

Receptores de distensão pulmonar

Acredita-se que os receptores de distensão pulmonar, também conhecidos como receptores de distensão pulmonar de adaptação lenta, encontrem-se na musculatura lisa das vias aéreas. Eles atuam em resposta à distensão do pulmão, e a sua atividade é mantida apesar da insuflação do pulmão, ou seja, eles exibem pequena adaptação. Os impulsos percorrem o nervo vago através de grandes fibras mielinizadas.

O principal efeito reflexo da estimulação desses receptores é o retardo na frequência respiratória decorrente da ampliação do tempo expiratório, conhecido como reflexo de insuflação de Hering-Breuer. É possível demonstrá-lo em experimento com coelho cujo diafragma contém uma tira de músculo da qual registros podem ser obtidos sem interferir nos outros músculos respiratórios. Experiências clássicas mostraram que a insuflação dos pulmões tende a inibir a atividade adicional da musculatura inspiratória. A resposta contrária também é observada, isto é, a desinsuflação dos pulmões tende a iniciar a atividade inspiratória (reflexo de desinsuflação). Assim, esses reflexos podem fornecer um mecanismo autorregulador ou retroalimentação negativa.

Houve uma época em que se acreditava que os reflexos de Hering-Breuer desempenhavam papel importante na ventilação, determinando a frequência e a profundidade da respiração. Isso era possível por meio da utilização das informações provenientes desses receptores de distensão, na modulação do mecanismo de "desligamento" no bulbo. Por exemplo, a vagotomia bilateral, a qual remove o estímulo desses receptores, promove a respiração lenta e profunda na maioria dos animais.

No entanto, trabalhos mais recentes indicam que esses reflexos são amplamente inativos em humanos adultos, a não ser que o volume corrente exceda 1 litro, como no exercício. O bloqueio bilateral transitório dos nervos vagos pela anestesia local em humanos conscientes não muda a frequência, nem o volume da respiração. Existem algumas evidências de que esses reflexos possam ser mais importantes em crianças recém-nascidas.

Receptores irritativos

Acredita-se que se encontram entre as células epiteliais das vias aéreas e que sejam estimulados por gases nocivos, tabagismo, inalação de poeiras e ar frio. Os impulsos percorrem o vago em fibras mielinizadas, e os efeitos dos reflexos incluem broncoconstrição e hiperpneia. Alguns fisiologistas preferem chamar esses receptores de "receptores de distensão pulmonar de adaptação rápida", pois revelam rápida adaptação e estão, aparentemente, envolvidos em outras funções mecanorreceptoras, bem como respondem aos estímulos nocivos nas paredes das vias aéreas. É possível que os receptores irritativos desempenhem função na broncoconstrição das crises de asma como resultado da sua resposta à liberação de histamina.

Receptores J

Compreendem as terminações das fibras C não mielinizadas e, muitas vezes, são assim denominados. O termo "justacapilar", ou "J", é usado porque acredita-se que se encontrem nas paredes alveolares, próximos aos capilares. A prova de sua localização é a rápida resposta às substâncias químicas injetadas na circulação pulmonar. Os impulsos percorrem o nervo vago em fibras não mielinizadas de condução lenta e podem promover a respiração rápida e superficial, embora a estimulação intensa cause apneia. Existem evidências de que o ingurgitamento dos capilares pulmonares e os aumentos no volume do líquido intersticial da parede alveolar ativam esses receptores. É possível que desempenhem uma função na respiração superficial e rápida e na dispneia (sensação de dificuldade de respiração) associada à insuficiência cardíaca esquerda e à doença pulmonar intersticial.

Fibras brônquicas C

São supridas pela circulação brônquica em vez de pela circulação pulmonar, como é o caso dos receptores J descritos. Elas respondem com rapidez às substâncias químicas injetadas na circulação brônquica. As respostas reflexas ao estímulo incluem respiração rápida e superficial, broncoconstrição e secreção de muco.

Outros receptores

Receptores das vias aéreas superiores e do nariz

O nariz, a nasofaringe, a laringe e a traqueia contêm receptores que respondem à estimulação mecânica e química. Constituem uma extensão dos receptores irritativos anteriormente descritos. Várias respostas reflexas foram relatadas, incluindo espirros, tosse e broncoconstrição. Pode acontecer espasmo laríngeo caso a laringe sofra irritação mecânica, por exemplo, durante a inserção de um tubo endotraqueal com anestesia local insuficiente.

Receptores musculares e articulares

Acredita-se que os impulsos provenientes dos membros corporais em movimento façam parte do estímulo à ventilação durante o exercício, especialmente nos estágios iniciais.

Sistema gama

Muitos músculos, inclusive os intercostais e o diafragma, contêm fusos musculares que percebem o estiramento muscular. Essas informações são usadas para controlar de maneira reflexa o comprimento da contração. Esses receptores podem estar envolvidos na sensação de dispneia que ocorre quando, raras vezes, grandes esforços respiratórios são necessários para mover o pulmão e a parede torácica, por exemplo, devido à obstrução das vias aéreas.

Barorreceptores arteriais

A elevação da pressão sanguínea arterial pode causar hipoventilação reflexa ou apneia por meio da estimulação dos barorreceptores aórticos e do seio carotídeo. Contrariamente, a redução da pressão sanguínea pode resultar em hiperventilação.

Dor e temperatura

A estimulação de muitos nervos aferentes pode ocasionar alterações na ventilação. Muitas vezes, a dor promove um período de apneia seguido de hiperventilação. O aquecimento da pele pode resultar em hiperventilação.

▶ RESPOSTAS INTEGRADAS

Agora que já analisamos as várias unidades que constituem o sistema de controle da respiração (**Figura 8.1**), é útil considerarmos as respostas do sistema como um todo frente às alterações de O_2, CO_2 e pH arteriais, além daquelas ocasionadas pelo exercício.

Resposta ao dióxido de carbono

O fator mais importante no controle da ventilação sob condições normais é a P_{CO_2} do sangue arterial. A sensibilidade desse controle é notável. No curso da atividade diária com períodos de repouso e exercício, a variação da P_{CO_2} arterial é provavelmente mantida em 3 mmHg. Durante o sono, é possível que se eleve um pouco.

A resposta ventilatória ao CO_2 é normalmente medida quando a pessoa inala misturas de CO_2 ou reinala ar de um saco para que a P_{CO_2} inspirada se eleve de forma gradativa. Em determinada técnica, o indivíduo reinala o ar de um saco cheio com 7% de CO_2 e 93% de O_2. À medida que o indivíduo inala, o CO_2 expirado é adicionado ao saco, mas a concentração de O_2 permanece relativamente alta. Em tal procedimento, a P_{CO_2} do saco aumenta na taxa de cerca de 4 mmHg/min.

A **Figura 8.4** mostra os resultados de experiências nas quais a mistura inspirada foi ajustada para produzir P_{O_2} alveolar constante. (Nesse tipo de experiência em indivíduos normais, a P_{O_2} e a P_{CO_2} alveolares no final do volume corrente são, em geral, obtidas para revelar os níveis arteriais.) É possível observar que, com P_{O_2} normal, a ventilação aumenta em cerca de 2 a 3 L/min para cada mmHg de P_{CO_2}. A redução de P_{O_2} produz dois efeitos: a ventilação para uma dada P_{CO_2} se torna mais alta, e a inclinação da linha, mais vertical. Há variação considerável entre os indivíduos.

Outra forma de medir o estímulo respiratório é por meio do registro da pressão inspiratória durante um breve período de fechamento das vias aéreas. O indivíduo respira por meio de um bocal conectado a uma válvula cuja entrada inspiratória possui um interruptor de fluxo. Durante a expiração, a entrada é fechada (involuntariamente), para que a primeira parte da próxima inspiração seja contra uma via aérea ocluída. O dispositivo abre após cerca de 0,5 segundo. A pressão gerada durante o primeiro 0,1 segundo da tentativa de inspiração (conhecido como $P_{0,1}$) é obtida como a medida do estímulo proveniente do centro respiratório. Isso não é amplamente afetado pelas propriedades mecânicas do sistema respiratório, embora seja influenciado pelo volume pulmonar. Esse método pode ser usado para estudar a sensibilidade respiratória ao CO_2, à hipoxia e a outras variáveis.

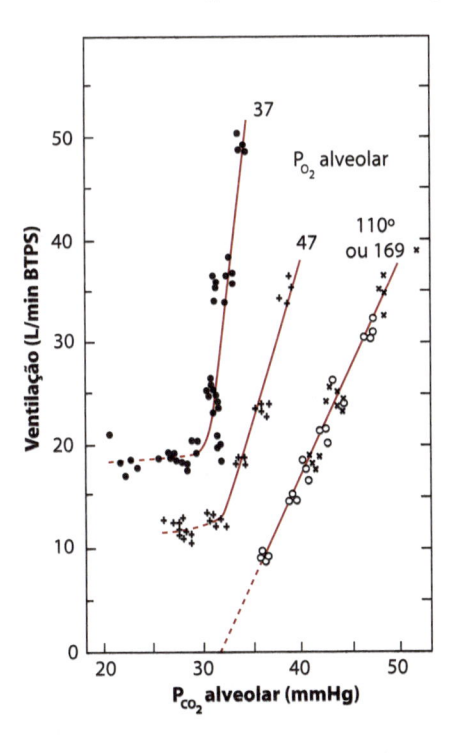

Figura 8.4 Resposta ventilatória ao CO_2. Cada curva da ventilação total em relação à P_{CO_2} alveolar é para uma P_{O_2} alveolar diferente. Nesse estudo, nenhuma diferença foi encontrada entre os valores da P_{O_2} alveolar de 110 mmHg e 169 mmHg, embora alguns pesquisadores tenham achado a inclinação da linha ligeiramente menor na P_{O_2} mais elevada. (De Nielsen M, Smith H. *Acta Physiol Scand*. 1951;24:293.)

A diminuição da P_{CO_2} arterial é muito eficaz na redução do estímulo à ventilação. Por exemplo, se um indivíduo hiperventila voluntariamente por alguns segundos, ele não terá vontade de respirar por um curto período. Um paciente anestesiado com frequência para de respirar por um minuto, mais ou menos, se, primeiro, for hiperventilado pelo anestesista. Alguns nadadores em uma competição de velocidade hiperventilam antes do início da prova para reduzir a necessidade de respirar durante a competição.

Sono, idade e fatores genéticos reduzem a resposta ventilatória ao CO_2. Mergulhadores e atletas treinados tendem a apresentar baixa sensibilidade ao CO_2. Diversos fármacos deprimem o centro respiratório, inclusive os opiáceos e os barbitúricos. Por vezes, os pacientes que sofreram superdosagem de uma dessas medicações apresentam hipoventilação marcante. A resposta ventilatória ao CO_2 também sofre redução se o trabalho respiratório for aumentado. Isso pode ser demonstrado por uma pessoa normal que respira por meio de um tubo estreito. O estímulo neural proveniente do centro respiratório diminui, mas não é tão eficaz na produção de ventilação. O mesmo mecanismo pode, em parte, explicar a resposta ventilatória anormalmente baixa ao CO_2 e a retenção de CO_2 em alguns portadores de doença pulmonar crônica. Nesses pacientes, a redução da resistência das vias aéreas com broncodilatadores, muitas vezes, aumenta sua resposta ventilatória. Também existem algumas evidências de que a sensibilidade do centro respiratório se encontra diminuída nesses pacientes.

Como vimos, o principal estímulo para incrementar a ventilação quando a P_{CO_2} arterial aumenta é proveniente dos quimiorreceptores centrais, os quais respondem à maior concentração de H^+ do LEC perto dos receptores. Um estímulo adicional vem dos quimiorreceptores periféricos em decorrência tanto da elevação da P_{CO_2} arterial quanto da queda no pH.

Resposta ventilatória ao dióxido de carbono

- A P_{CO_2} arterial constitui o estímulo mais importante à ventilação sob a maioria das condições e, em geral, é controlada de maneira rigorosa.
- A maior parte dos estímulos provém dos quimiorreceptores centrais, mas os periféricos também contribuem, e sua resposta é mais rápida.
- A resposta é maximizada se a P_{O_2} arterial estiver reduzida.
- A resposta é reduzida pelo sono e pela idade avançada.

Resposta ao oxigênio

A maneira pela qual uma redução da P_{O_2} no sangue arterial estimula a ventilação pode ser estudada por meio de um indivíduo que respira uma mistura hipóxica de gases. A P_{O_2} e a P_{CO_2} medidas no final do volume corrente são usadas como medida substituta dos valores arteriais. A **Figura 8.5** mostra que, quando a P_{CO_2} alveolar é mantida em cerca de 36 mmHg (por alternância da mistura inspiratória), a P_{O_2} alveolar pode ser diminuída para próximo de 50 mmHg antes que qualquer aumento

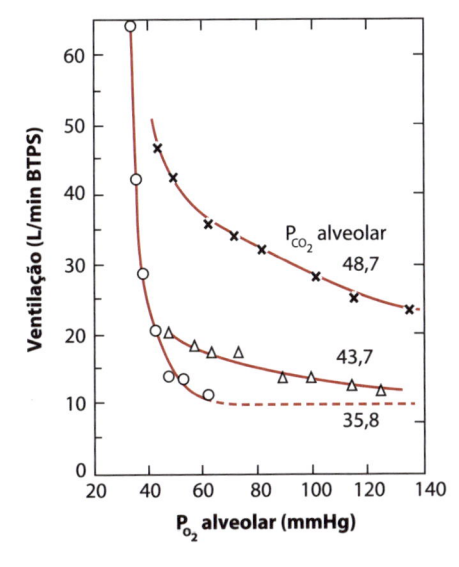

Figura 8.5 Curvas de resposta hipóxica. Observe que, quando a P_{CO_2} é de 35,8 mmHg, quase nenhum aumento ocorre na ventilação até que a P_{O_2} seja reduzida para próximo de 50 mmHg. (Modificada de Loeschke HH, Gertz KH. *Arch Ges Physiol*. 1958;267:460.)

considerável na ventilação ocorra. A elevação da P_{CO_2} aumenta a ventilação em qualquer P_{O_2} (compare com a **Figura 8.4**). Observe que, quando a P_{CO_2} é maior, a redução da P_{O_2} abaixo de 100 mmHg causa algum estímulo à ventilação, diferentemente da situação na qual a P_{CO_2} é normal. Assim, os efeitos combinados de ambos os estímulos excedem a soma de cada estímulo dado separadamente; isso é referido como interação entre estímulos de CO_2 alto e O_2 baixo. Há grandes diferenças na magnitude dessa resposta entre as pessoas.

Uma vez que a P_{O_2} pode normalmente ser reduzida a tal ponto sem provocar uma resposta ventilatória, o papel desse estímulo hipóxico no controle diário da ventilação é pequeno. No entanto, em resposta à hipoxemia causada por pneumonia ou por uma subida a grandes altitudes (Capítulo 9), por exemplo, ocorre um maior aumento na ventilação.

Em alguns pacientes portadores de doença crônica pulmonar grave, o estímulo hipóxico à ventilação se torna muito importante. Esses pacientes apresentam retenção crônica de CO_2, e o pH do LEC retorna para perto do normal apesar da P_{CO_2} aumentada. Dessa forma, eles perdem a maior parte do estímulo à ventilação do CO_2. Além disso, a redução inicial do pH do sangue foi quase abolida pela compensação renal, logo há pouca estimulação dos quimiorreceptores periféricos fornecida pelo pH (ver a seguir). Sob essas condições, a hipoxemia arterial é o estímulo primário para a ventilação adicional, além do nível básico ajustado pelos centros respiratórios no bulbo. Se, a um paciente como esse, é dada uma mistura alta de O_2 com objetivo de aliviar a hipoxemia, a ventilação pode se tornar bastante deprimida. Vários outros fatores estão envolvidos, incluindo a liberação da vasoconstrição hipóxica e mudanças no equilíbrio entre ventilação e perfusão. O estado ventilatório é mais bem monitorado pela medição da P_{CO_2} arterial.*

Conforme vimos, a hipoxemia estimula de maneira reflexa a ventilação por meio de sua ação sobre os quimiorreceptores carotídeos e do corpo aórtico. Ela não age sobre os quimiorreceptores centrais; na verdade, na ausência dos quimiorreceptores periféricos, a hipoxemia deprime a respiração. Entretanto, a hipoxemia prolongada pode ocasionar leve acidose cerebral, a qual, por sua vez, pode estimular a ventilação.

> **Resposta ventilatória à hipoxia**
>
> - Apenas os quimiorreceptores periféricos estão envolvidos.
> - Durante as condições normais, o controle é insignificante.
> - O controle se torna importante em grandes altitudes e na hipoxia a longo prazo causada por doença pulmonar crônica.

Resposta ao pH

A redução do pH sanguíneo arterial estimula a ventilação. Na prática, muitas vezes, é difícil separar a resposta ventilatória resultante da queda no pH daquela causada pela elevação concomitante da P_{CO_2}. Entretanto, em animais de laboratório, nos quais é possível reduzir o pH em uma P_{CO_2} constante, o estímulo à ventilação pode ser demonstrado de maneira convincente. Pacientes com acidose metabólica parcialmente compensada (como no caso da cetoacidose diabética) que apresentam P_{CO_2} e pH baixos (**Figura 6.7**) mostram maior ventilação. Na verdade, a hiperventilação é responsável pela redução da P_{CO_2}.

Como vimos, o principal local de ação do pH arterial reduzido é o quimiorreceptor periférico. Também é possível que os quimiorreceptores centrais ou o próprio centro respiratório possa ser afetado pela alteração no pH sanguíneo se ela for grande o suficiente. Nesse caso, a barreira hematoencefálica se torna, em parte, permeável aos íons H^+.

Resposta ao exercício

Com o exercício, a ventilação aumenta prontamente e, durante o esforço extremo, pode alcançar níveis muito altos. Pessoas jovens e em forma, as quais atingem o consumo máximo de O_2 de 4 L/min, podem apresentar ventilação total de 150 L/min, ou seja, mais de 15 vezes o volume de repouso. Com níveis baixos a moderados de exercícios, o aumento na ventilação coincide intimamente com maior captação de O_2 e eliminação de CO_2. É inacreditável que a causa do aumento da ventilação ao exercício continue amplamente desconhecida.

---

*N. de R.T. Esse mecanismo de controle ventilatório pela P_{CO_2} em pacientes pneumopatas crônicos quando oxigenoterapia é oferecida pode levar ao estado de narcose carbônica. A redução da ventilação é seguida por hipercapnia adicional, a qual é responsável pelo rebaixamento do nível de consciência, causando piora na retenção de CO_2 e gerando um círculo vicioso. Pode haver progressão para coma e óbito.

A P_{CO_2} arterial não aumenta durante o exercício; de fato, durante o esforço intenso, ela costuma diminuir à medida que a ventilação aumenta além do necessário para manter as demandas metabólicas em resposta ao desenvolvimento de acidose láctica. Via de regra, a P_{O_2} arterial sofre pouca elevação, embora possa reduzir em níveis de trabalho muito altos. O pH arterial permanece quase constante no exercício moderado, embora em níveis elevados de exercício ele caia devido à acidose láctica. Fica claro, portanto, que nenhum dos mecanismos que discutimos até agora pode ser responsabilizado pelo grande aumento na ventilação observado durante o exercício leve a moderado.

Outros estímulos foram sugeridos. A movimentação passiva dos membros estimula a ventilação tanto em animais anestesiados como em seres humanos acordados. Este é um reflexo de receptores presumivelmente localizados em articulações ou músculos e pode ser responsável pelo incremento abrupto na ventilação que ocorre durante os primeiros segundos do exercício. Uma hipótese sugere que as oscilações na P_{CO_2} e na P_{O_2} arteriais estimulam os quimiorreceptores periféricos, mesmo que o nível médio permaneça inalterado. Essas flutuações são causadas pela natureza periódica da ventilação e aumentam quando o volume corrente cresce, como no exercício. Outra teoria alega que os quimiorreceptores centrais aumentam a ventilação com o objetivo de manter a P_{CO_2} arterial constante por intermédio de algum servomecanismo,* assim como um termostato é capaz de controlar uma caldeira com pouca alteração de temperatura. A dúvida de que a P_{CO_2} arterial muitas vezes reduz com o exercício é contraposta pela afirmação de que o nível de P_{CO_2} preferencial é restabelecido de alguma forma. Proponentes dessa teoria acreditam que a resposta ventilatória ao CO_2 inalado não pode ser considerada um guia confiável daquilo que acontece ao exercício.

Outra hipótese sugere, ainda, que a ventilação esteja ligada, de alguma forma, à *carga adicional de CO_2* oferecida aos pulmões pelo sangue venoso misto durante o exercício. Em experimentos com animais, o aumento dessa carga – produzido tanto pela infusão de CO_2 no sangue venoso quanto pelo aumento do retorno venoso – mostrou que se correlaciona bem com a ventilação. No entanto, o fato de que nenhum receptor adequado foi encontrado constitui um problema para essa hipótese.

Outros fatores que foram sugeridos incluem o *aumento da temperatura corporal* durante o exercício, o que estimula a ventilação, e os *impulsos provenientes do córtex motor*. Contudo, nenhuma das teorias propostas até agora é completamente satisfatória.

▶ CONTROLE VENTILATÓRIO DURANTE O SONO

Há várias alterações importantes no controle ventilatório durante o sono. Primeiro, o controle voluntário e outros fatores que fazem o controle automático da respi-

---

*N. de R.T. O servomecanismo, às vezes chamado somente de servo, é um dispositivo que usa um algoritmo sensível a erros com controle de *feedback* negativo, a fim de corrigir a execução desse mecanismo.

ração durante a vigília são perdidos, da mesma forma que o estímulo respiratório da vigília mediado por impulsos excitatórios para os centros bulbares a partir da formação reticulada e do hipotálamo. Segundo, conforme observado antes, as respostas ventilatórias à P_{CO_2} e à P_{O_2} são reduzidas. Por fim, embora não diretamente relacionado com o controle ventilatório, o tônus dos músculos dilatadores da via aérea superior (genioglosso e palatal) é reduzido durante o sono, o que pode predispor à obstrução da via aérea superior e ao comprometimento da ventilação.

▶ PADRÕES RESPIRATÓRIOS ANORMAIS DURANTE O SONO

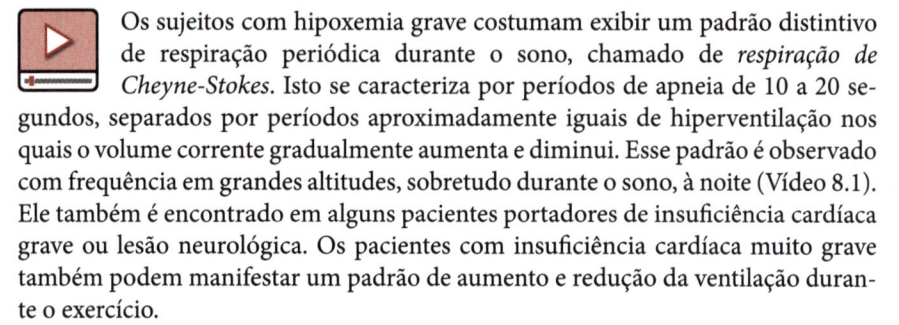

Os sujeitos com hipoxemia grave costumam exibir um padrão distintivo de respiração periódica durante o sono, chamado de *respiração de Cheyne-Stokes*. Isto se caracteriza por períodos de apneia de 10 a 20 segundos, separados por períodos aproximadamente iguais de hiperventilação nos quais o volume corrente gradualmente aumenta e diminui. Esse padrão é observado com frequência em grandes altitudes, sobretudo durante o sono, à noite (Vídeo 8.1). Ele também é encontrado em alguns pacientes portadores de insuficiência cardíaca grave ou lesão neurológica. Os pacientes com insuficiência cardíaca muito grave também podem manifestar um padrão de aumento e redução da ventilação durante o exercício.

A respiração de Cheyne-Stokes se deve, em parte, a problemas com o controle de retroalimentação e, em especial, a aumento da responsividade ventilatória a alterações na P_{CO_2}. O padrão pode também ser reproduzido em animais de laboratório pelo aumento da distância que o sangue percorre em direção ao cérebro desde o pulmão. Sob essas condições, há uma grande demora antes que os quimiorreceptores centrais percebam a alteração na P_{CO_2} ocasionada pela mudança na ventilação. Consequentemente, o centro respiratório busca a condição de equilíbrio, sempre a excedendo. Outros padrões anormais de respiração também podem ocorrer durante o sono, como um padrão atáxico de respiração marcado por ventilação irregular e períodos variáveis de apneia visto em pacientes que usam medicamentos opiáceos cronicamente.

🔍 CONCEITOS-CHAVE

1. Os centros respiratórios responsáveis pelo padrão rítmico da respiração estão localizados na ponte e no bulbo do tronco encefálico. O comando desses centros pode ser assumido pelo córtex até certo ponto.
2. Os quimiorreceptores centrais se encontram perto da superfície ventral do bulbo e respondem às alterações de pH do LCS, as quais são causadas, por sua vez, pela difusão do CO_2 proveniente dos capilares cerebrais. As alterações nas concentrações de bicarbonato do LCS modulam o pH e, com isso, a resposta do quimiorreceptor.

3. Os quimiorreceptores periféricos, principalmente nos glomos carotídeos, respondem à P_{O_2} reduzida e a concentrações aumentadas de P_{CO_2} e H^+. A resposta ao O_2 é pequena acima de uma P_{O_2} de 50 mmHg. A resposta ao aumento do CO_2 é menos marcante do que aquela dos quimiorreceptores centrais, mas pode ocorrer mais rapidamente.
4. Outros receptores se localizam nas paredes das vias aéreas e dos alvéolos.
5. A P_{CO_2} do sangue constitui o fator mais importante de controle da ventilação sob condições normais, e grande parte do controle se dá por meio dos quimiorreceptores centrais.
6. A P_{O_2} do sangue normalmente não afeta a ventilação, mas se torna importante em grandes altitudes e em alguns pacientes portadores de doença pulmonar.
7. O exercício promove grande aumento na ventilação, porém sabe-se pouco acerca do motivo, sobretudo durante o exercício moderado.

CASO CLÍNICO

Um estudante de 23 anos subiu, ao longo de um dia, desde o nível do mar até uma estação de pesquisas localizada a 3.800 metros de altitude (pressão barométrica de 480 mmHg). Antes da saída para a estação, uma amostra de sangue arterial mostrou pH de 7,40, P_{CO_2} de 39 mmHg, P_{O_2} de 93 mmHg, HCO_3^- de 23 e concentração de hemoglobina de 15 g/dL. Após a chegada à estação, 8 horas depois, outra amostra arterial foi coletada e mostrou pH de 7,46, P_{CO_2} de 32 mmHg, P_{O_2} de 48 mmHg e HCO_3^- de 22. Após um período de 1 semana na estação de pesquisa, uma terceira amostra arterial revelou pH de 7,41, P_{CO_2} de 27 mmHg, P_{O_2} de 54 mmHg, HCO_3^- de 17 e concentração de hemoglobina de 16,5 g/dL. Para o componente final do projeto de pesquisa, ele realizou um teste de exercício cardiopulmonar na estação de pesquisa, no qual pedalou contra níveis crescentes de resistência até sua capacidade de esforço máxima. Uma amostra de sangue arterial foi coletada ao final do teste e mostrou pH de 7,30, P_{CO_2} de 22 mmHg e P_{O_2} de 40 mmHg.

Questões

- Como você explica a gasometria arterial observada na chegada à estação de pesquisa?
- Como você explica a alteração nas gasometrias arteriais ao longo da primeira semana na estação de pesquisa?
- Por que sua concentração de hemoglobina aumentou durante a permanência na estação de pesquisa?
- Que mecanismos são responsáveis pela alteração na P_{CO_2}, na P_{O_2} e no pH arteriais durante o teste de exercício?

TESTE SEU CONHECIMENTO

Para cada questão, escolha a melhor resposta.

1. Um paciente previamente saudável é internado na unidade de terapia intensiva (UTI) após a ressuscitação de uma parada cardíaca devido a uma arritmia. É realizada uma ressonância magnética cerebral após a internação, a qual mostra lesão anóxica extensa do córtex cerebral, mas sem lesões em mesencéfalo, ponte ou bulbo. Qual dos aspectos a seguir em relação ao controle respiratório será prejudicado nesse paciente?
   A. Quimiorreceptores centrais
   B. Reflexo de Hering-Breuer
   C. Quimiorreceptores periféricos
   D. Geração do ritmo respiratório
   E. Controle voluntário da respiração

2. Em um modelo animal, são realizados registros da atividade diafragmática em uma pequena secção de diafragma sem afetar a função de outros músculos respiratórios. Após o volume pulmonar ser reduzido de 1,0 para 0,5 litro, enquanto a pressão arterial sistêmica permanece constante em 95/72 mmHg, observa-se que a frequência das contrações diafragmáticas aumenta. Qual dos receptores a seguir é responsável pela alteração observada na frequência respiratória?
   A. Barorreceptores arteriais
   B. Fibras brônquicas C
   C. Receptores irritativos
   D. Receptores justacapilares
   E. Receptores de distensão

3. Um homem de 41 anos está se recuperando no hospital após um procedimento cirúrgico. No quinto dia de internação, ele desenvolve hemorragia gastrintestinal devido a uma úlcera gástrica. Sua concentração de hemoglobina diminui de 13 para 9 g/dL. A saturação de oxigênio permanece em 98% durante o período, enquanto uma gasometria arterial no momento do evento com respiração de ar ambiente mostra pH de 7,39, P_{CO_2} de 41 mmHg, P_{O_2} de 85 mmHg e bicarbonato de 25 mEq/L. A P_{O_2} arterial não mudou em relação à gasometria coletada na véspera. Qual dos seguintes seria esperado como resultado da hemorragia gastrintestinal?
   A. Redução dos estímulos eferentes dos quimiorreceptores centrais
   B. Aumento dos estímulos eferentes dos quimiorreceptores centrais
   C. Aumento dos estímulos eferentes dos receptores justacapilares
   D. Aumento dos estímulos eferentes dos quimiorreceptores periféricos
   E. Nenhuma alteração nos estímulos dos quimiorreceptores periféricos

4. Como parte de uma avaliação para padrões respiratórios anormais durante o sono, uma mulher de 25 anos é submetida a um teste em que ela inala uma mistura gasosa com uma fração inspirada de CO_2 de 3,5% durante vários minutos. A figura a seguir mostra as alterações em sua ventilação-minuto à medida que aumenta a pressão parcial expirada final de CO_2 (um valor substituto para a P_{CO_2} arterial). Para comparação, os dados de um controle saudável são mostrados à esquerda. Com

base nesses dados, qual dos componentes do sistema de controle respiratório da paciente é mais provavelmente anormal?

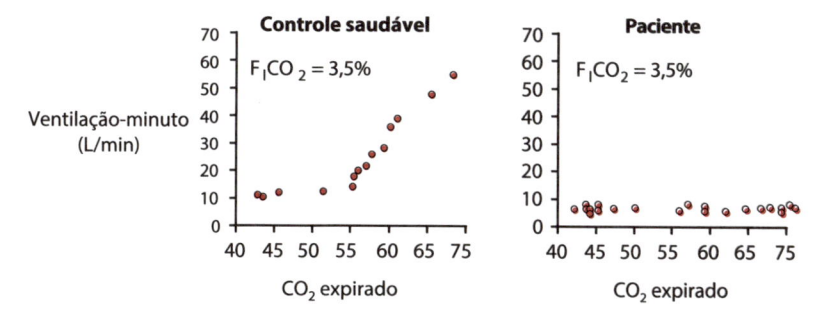

Controle saudável — $F_ICO_2 = 3,5\%$
Paciente — $F_ICO_2 = 3,5\%$

Ventilação-minuto (L/min) vs CO_2 expirado

- A. Quimiorreceptores centrais
- B. Receptores justacapilares
- C. Quimiorreceptores periféricos
- D. Centro pneumotáxico
- E. Receptores de distensão pulmonar

5. Durante uma avaliação pulmonar, uma mulher de 67 anos com doença pulmonar obstrutiva crônica apresenta VEF_1 de 0,9 litro (45% do previsto) e uma gasometria arterial mostrando pH de 7,35, P_{CO_2} de 55 mmHg e HCO_3^- de 30 mEq/L. Duas semanas depois, ela consulta na emergência com dor torácica e apresenta saturação de oxigênio de 85% em ar ambiente. Ela recebe oxigênio suplementar e sua saturação aumenta para 100%. Qual dos seguintes seria esperado como resultado dessa intervenção?

- A. Redução dos estímulos eferentes dos receptores justacapilares
- B. Redução de P_{50} para a hemoglobina
- C. Aumento da P_{CO_2} arterial
- D. Aumento da resistência vascular pulmonar
- E. Aumento dos estímulos eferentes do grupo respiratório ventral

6. Após subir uma montanha de 4.559 metros, os amigos de um homem saudável notam que ele apresenta um padrão respiratório anormal durante o sono. A movimentação de sua parede torácica aumenta em respirações sucessivas antes de reduzir durante mais algumas respirações e terminar cessando por completo. Após um período de cerca de 20 segundos sem esforços respiratórios, ele começa a respirar novamente e repete o padrão descrito anteriormente. Isso continua por várias horas. Qual dos mecanismos a seguir contribui para esse padrão respiratório durante o sono?

- A. Atenuação das respostas dos quimiorreceptores periféricos a mudanças na P_{O_2} arterial
- B. Reflexo de Hering-Breuer
- C. Lesão hipóxica do centro respiratório bulbar
- D. Aumento da responsividade ventilatória a mudanças na P_{CO_2} arterial
- E. Estimulação dos receptores justacapilares

7. Uma mulher de 27 anos consulta na emergência com náuseas, vômitos e poliúria com vários dias de evolução. Ao exame, observa-se que ela faz respirações profundas com frequência respiratória aumentada. Seus exames laboratoriais revelam bicarbonato de 12 mEq/L, glicose de 457 mg/dL, leucócitos de 9×10^3 células/µl e hematócrito de 47%. A radiografia de tórax não mostra opacidades pulmonares. Considerando essa apresentação, qual das respostas fisiológicas a seguir seria esperada nessa paciente?

   A. Redução dos estímulos eferentes dos receptores justacapilares ("J")
   B. Redução de P_{50} para a hemoglobina
   C. Redução dos estímulos eferentes do complexo pré-Botzinger
   D. Aumento da P_{CO_2} no LCS
   E. Aumento dos estímulos eferentes dos quimiorreceptores periféricos

8. Um homem de 59 anos com hipertensão mal controlada é internado na UTI com acidente cerebrovascular causado por fechamento das artérias vertebral e basilar. Ele é intubado para proteção da via aérea devido à alteração importante de seu estado mental. Na manhã seguinte, ele permanece intubado e não parece iniciar nenhum movimento respiratório apesar de não estar recebendo qualquer sedativo ou agente bloqueador neuromuscular. Na gasometria arterial, sua P_{CO_2} é de 40 mmHg. Uma lesão isquêmica em qual das áreas a seguir é mais provavelmente responsável pela sua condição respiratória?

   A. Hemisfério cerebelar
   B. Globo pálido
   C. Bulbo
   D. Mesencéfalo
   E. Tálamo

9. É coletada uma gasometria arterial de um homem de 59 anos com doença pulmonar obstrutiva crônica em ar ambiente para determinar se ele está qualificado para a oxigenoterapia domiciliar. A amostra revela pH de 7,35 e P_{CO_2} de 53 mmHg. Qual das alterações a seguir seria esperada no líquido cerebrospinal em comparação com os valores normais?

   A. Redução da concentração de íons hidrogênio
   B. Redução da P_{CO_2}
   C. Aumento da concentração de bicarbonato
   D. Aumento da concentração de lactato
   E. Aumento do pH

10. Um homem de 64 anos é submetido à cirurgia bilateral de artéria carótida para tratamento de doença aterosclerótica carotídea, durante a qual foram retirados ambos os corpos carotídeos. Ele está planejando fazer uma trilha em grandes altitudes com alguns amigos, durante a qual subirão a mais de 3.000 metros. Se for coletada uma gasometria arterial nessa altitude, que diferença seria esperada em comparação com seus parceiros de viagem saudáveis?

    A. P_{CO_2} arterial mais alta
    B. pH arterial mais alto
    C. P_{O_2} alveolar mais alta
    D. P_{O_2} arterial mais alta
    E. Bicarbonato mais baixo

11. Uma mulher de 23 anos participa de um projeto de pesquisa em que são realizadas medidas ao nível do mar enquanto ela inala misturas gasosas com concentrações variadas de dióxido de carbono. Se o experimento for repetido logo após a chegada a uma elevação de 4.000 metros em ar ambiente e com os exames sendo comparados com os valores ao nível do mar, qual dos seguintes seria esperado para qualquer valor de CO_2 alveolar?

- **A.** Redução do pH arterial
- **B.** Redução dos estímulos eferentes dos quimiorreceptores periféricos
- **C.** Redução da pressão arterial pulmonar
- **D.** Aumento do bicarbonato sérico
- **E.** Aumento da ventilação total

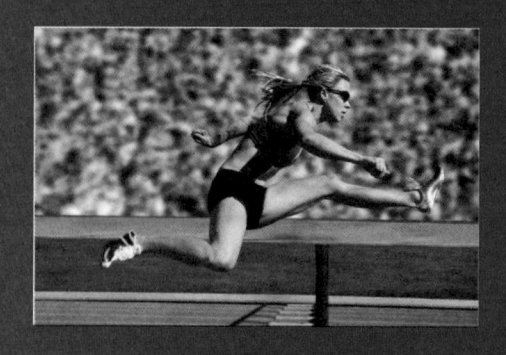

Sistema respiratório sob estresse

De que maneira a troca gasosa é realizada durante o exercício, em altas e baixas pressões e ao nascimento

9

- ▶ Exercício
- ▶ Grandes altitudes
  - Hiperventilação
  - Policitemia
  - Outras mudanças fisiológicas em grandes altitudes
  - Moradores permanentes em grandes altitudes
- ▶ Toxicidade do oxigênio
  - Atelectasia por absorção
- ▶ Voo espacial
- ▶ Pressão aumentada
  - Barotrauma
  - Doença da descompressão
  - Narcose por gás inerte
  - Toxidade do oxigênio
  - Terapia com oxigênio hiperbárico
- ▶ Poluição atmosférica
- ▶ Respiração perinatal
  - Troca gasosa placentária
  - A primeira respiração
  - Alterações circulatórias
- ▶ Respiração em lactentes
  - Mecânica e fluxo aéreo
  - Troca gasosa
  - Controle da respiração

O pulmão normal apresenta enormes reservas em repouso, o que permite suprir as grandes demandas das trocas gasosas durante o exercício. Além disso, o órgão funciona como a principal ligação fisiológica com o ambiente no qual vivemos; sua área superficial é aproximadamente 30 vezes maior do que a da pele. O impulso humano de praticar escaladas mais altas e mergulhos mais profundos coloca o sistema respiratório sob grande estresse, embora essas situações sejam insultos mínimos se comparadas ao processo do nascimento. Ao final do capítulo, o leitor deverá ser capaz de:

- Descrever as alterações em variáveis respiratórias e hemodinâmicas durante o exercício.

SISTEMA RESPIRATÓRIO SOB ESTRESSE 173

- Delinear as respostas fisiológicas esperadas em grandes altitudes.
- Explicar o mecanismo da atelectasia por absorção.
- Identificar as complicações do mergulho em profundidade.
- Descrever os mecanismos pelos quais os materiais sólidos inalados ficam retidos nas vias aéreas.
- Delinear as principais características da circulação fetal e descrever as alterações que ocorrem após o nascimento.

▶ EXERCÍCIO

As demandas das trocas gasosas do pulmão são enormemente aumentadas pelo exercício. De modo geral, o consumo de oxigênio em repouso de 300 mL/min pode subir para cerca de 3.000 mL/min em uma pessoa moderadamente em forma (e até 6.000 mL/min em um atleta de elite). De maneira similar, a eliminação de CO_2 em repouso de 250 mL/min aumenta para próximo de 3.000 mL/min. Em geral, o quociente respiratório (R) sobe de 0,8 em repouso para 1 ao exercício. Esse crescimento reflete a grande dependência do carboidrato, em vez de gordura, para a produção da energia necessária. De fato, R, muitas vezes, atinge níveis ainda mais elevados durante o estado de desequilíbrio do exercício intenso quando ácido láctico é produzido pela glicólise anaeróbica, e mais CO_2 é, portanto, eliminado do bicarbonato. Além disso, há maior eliminação de CO_2, uma vez que a concentração de H^+ mais elevada estimula os quimiorreceptores periféricos, incrementando, assim, a ventilação.

O exercício é convenientemente estudado em uma esteira ou bicicleta ergométrica. À medida que a taxa de trabalho (ou força) aumenta, o consumo de oxigênio cresce de maneira linear (**Figura 9.1A**). No entanto, acima de uma determinada taxa de trabalho, $\dot{V}O_2$ fica constante; isso é conhecido como $\dot{V}O_{2máx}$. Um aumento na taxa de trabalho acima desse nível pode ocorrer apenas por meio de glicólise anaeróbica. As pessoas não conseguem sustentar esse nível de trabalho por muito tempo.

Inicialmente, a ventilação também se intensifica de forma linear quando comparada à taxa de trabalho ou $\dot{V}O_2$. No entanto, em valores elevados da $\dot{V}O_2$, a ventilação aumenta com mais rapidez em função do ácido láctico liberado, o que incrementa o estímulo ventilatório (**Figura 9.1B**). Às vezes, ocorre uma alteração clara na inclinação; isso tem sido chamado de *limiar anaeróbico* ou *limiar de ventilação* ou, ainda, limiar de lactato, embora o termo seja, de alguma forma, controverso. O limiar anaeróbico ocorre em níveis relativamente baixos de trabalho em pessoas com pouco condicionamento físico, enquanto as pessoas bem treinadas alcançam esse limiar em uma porcentagem maior de sua capacidade de esforço máxima. Embora a acidose láctica contribua para o aumento da ventilação, conforme vimos no Capítulo 8, a marcante intensificação da ventilação que ocorre durante o exercício ainda não está bem explicada. Contudo, o resultado final da alteração na ventilação é que a P_{CO_2} e o pH são pouco afetados pelo exercício moderado, ao passo que, em níveis muito altos de trabalho, a P_{CO_2} costuma cair, a P_{O_2} alveolar aumenta e o pH diminui devido à acidose láctica.

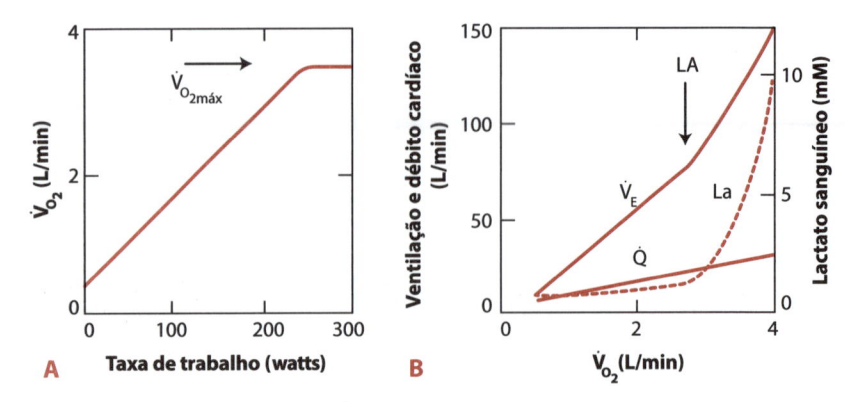

Figura 9.1 A. O consumo de O2 ($\dot{V}_{O_2}$) cresce quase linearmente com a taxa de trabalho até que a $\dot{V}_{O_2máx}$ seja alcançada. **B.** A princípio, a ventilação aumenta de forma linear com o consumo de O_2, porém se intensifica com mais rapidez quando quantidades substanciais de lactato sanguíneo são formadas. A "quebra" evidente na inclinação muitas vezes é chamada de limiar anaeróbico (LA), limiar de ventilação ou limiar de lactato. O débito cardíaco aumenta mais lentamente do que a ventilação.

Muitas funções do sistema respiratório mudam em resposta ao exercício. A capacidade de difusão do pulmão se amplia em decorrência dos aumentos da capacidade de difusão da membrana, D_M, e do volume de sangue nos capilares pulmonares, V_C. Essas alterações acontecem em razão do recrutamento e da distensão dos capilares pulmonares, sobremaneira nas partes superiores do pulmão. De modo geral, a capacidade de difusão cresce pelo menos três vezes. Em indivíduos saudáveis, o desequilíbrio entre ventilação-perfusão diminui durante o exercício moderado em razão da distribuição regional mais uniforme do fluxo sanguíneo. Entretanto, já que o grau de desequilíbrio entre ventilação-perfusão em pessoas saudáveis é pequeno, isso tem poucas consequências. Na maioria das pessoas, a P_{O_2} arterial permanece constante ao longo do exercício. Todavia, alguns atletas de elite em níveis de trabalho extremamente altos demonstram queda na P_{O_2} arterial provavelmente causada pela limitação da difusão, em razão do tempo reduzido disponível para transporte de oxigênio nos capilares pulmonares (**Figura 3.3**). O desequilíbrio entre ventilação-perfusão, possivelmente devido a graus leves de edema pulmonar intersticial, também pode ter um papel importante. É óbvia a necessidade da saída de líquido dos capilares pulmonares em decorrência da elevação da pressão no interior deles.

O débito cardíaco aumenta de forma aproximadamente linear em relação ao nível do trabalho como resultado de elevações na frequência cardíaca e no volume sistólico, com este último aumentando devido a elevações no retorno venoso e no inotropismo cardíaco. A alteração no débito cardíaco é de apenas cerca de um quarto do aumento da ventilação (em L/min). Isso faz sentido porque é muito mais fácil mover o ar do que mover o sangue. Se considerarmos a equação de Fick, $\dot{V}_{O_2} = \dot{Q}(C_{aO_2} - C_{\bar{v}O_2})$, o $\dot{V}_{O_2}$ maior é ocasionado tanto pelo aumento do débito cardíaco quanto pela diferença de O_2 arteriovenosa decorrente da diminuição da concentração de oxigênio no sangue venoso misto. Em contrapartida, se considerarmos a equação análoga para a ventilação, $\dot{V}_{O_2} = \dot{V}_E (F_{I_{O_2}} - F_{E_{O_2}})$, a diferença entre as concentrações de O_2 inspirado e expirado não muda. Isso é consistente com o aumento muito maior na ventilação do que no fluxo sanguíneo. O aumento no débito cardíaco está associado a elevações da pressão arterial pulmonar e da pressão venosa pulmonar, embora a pressão arterial pulmonar não aumente tanto quanto a pressão sistólica sistêmica, porque a resistência vascular pulmonar diminui devido ao recrutamento e à distensão de capilares pulmonares.

A curva de dissociação do oxigênio se move para a direita nos músculos em exercício em razão da elevação na P_{CO_2}, na concentração de H^+ e na temperatura. Isso ajuda na liberação de oxigênio para os músculos. Quando o sangue retorna para o pulmão, a temperatura sanguínea diminui um pouco, e a curva sofre desvio para a esquerda.

Nos tecidos periféricos, capilares extras se abrem, reduzindo, assim, a distância da via de difusão para a mitocôndria. A resistência vascular periférica diminui, pois o débito cardíaco não está muito associado à elevação da pressão arterial média durante o exercício dinâmico, como a corrida, embora a pressão sistólica costume aumentar consideravelmente. No exercício estático, como o levantamento de peso, pode ocorrer grande elevação da pressão arterial sistêmica. O treinamento com exercícios aumenta o número de capilares e mitocôndrias no músculo esquelético.

Exercício

- A captação de O_2 aumenta linearmente com a taxa de trabalho.
- A ventilação aumenta linearmente com a captação de O_2 até que o limiar ventilatório (ou anaeróbico) seja alcançado, e a ventilação aumenta mais rapidamente.
- O débito cardíaco aumenta, porém mais lentamente do que a ventilação.
- Atletas de elite podem mostrar limitação da difusão na transferência de O_2 aos esforços máximos, e alguns deles desenvolvem desequilíbrio entre ventilação-perfusão possivelmente causado por edema intersticial.

▶ GRANDES ALTITUDES

A pressão barométrica diminui com o distanciamento da superfície terrestre de maneira aproximadamente exponencial (**Figura 9.2**). A pressão a 5.800 metros é de apenas metade dos 760 mmHg normais, de modo que a P_{O_2} do gás umidificado inspirado é de $(380 - 47) \times 0,2093 = 70$ mmHg (47 mmHg é a pressão parcial do valor de água na temperatura corporal). No pico do Monte Everest (altitude de 8.848 metros), a P_{O_2} inspirada é de apenas 43 mmHg. A 19.200 metros, a pressão barométrica é de 47 mmHg; logo, o valor da P_{O_2} inspirada é zero.

Apesar da hipoxia associada às grandes altitudes, cerca de 200 milhões de pessoas residem em altitudes superiores a 2.500 metros, e moradores permanentes vivem em altitudes superiores a 5.000 metros nos Andes. Quando humanos ascendem a

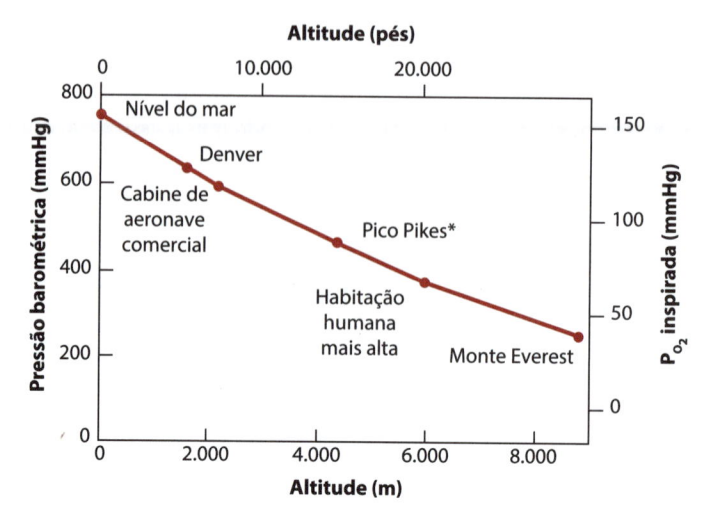

Figura 9.2 Relação entre altitude e pressão barométrica. Observe que a P_{O_2} do gás inspirado úmido é de cerca de 130 mmHg a 1.520 metros (Denver, Colorado, EUA), porém é de apenas 43 mmHg no topo do Monte Everest.

*N. de R.T. O Pico Pikes é uma montanha da Cordilheira Front, nas Montanhas Rochosas do Colorado, EUA, com 4.302 metros de altitude.

essas altitudes, ocorre aclimatação significativa. De fato, alpinistas já moraram por alguns dias em altitudes que provocariam a perda de consciência em poucos segundos na ausência de aclimatação.

Hiperventilação

A característica mais importante da aclimatação a grandes altitudes é a hiperventilação. Seu valor fisiológico pode ser observado quando consideramos a equação do gás alveolar para um alpinista no topo do Monte Everest. Se a P_{CO_2} alveolar do alpinista fosse de 40 e o quociente respiratório fosse 1, a P_{O_2} alveolar do alpinista seria de $43 - (40/1)** = 3$ mmHg! Entretanto, aumentando a ventilação do alpinista em cinco vezes e depois reduzindo a P_{O_2} para 8 mmHg (ver Capítulo 2), a P_{O_2} alveolar sofre elevação para $43 - 8 = 35$ mmHg.

A estimulação dos quimiorreceptores periféricos pela hipoxemia constitui o mecanismo da hiperventilação. A alcalose e a baixa P_{CO_2} arterial resultantes tendem a inibir a intensificação da ventilação, porém, após cerca de um dia, o pH do líquido cerebrospinal (LCS) é restaurado parcialmente em direção ao normal pelo movimento de bicarbonato para fora do LCS, e, após dois ou três dias, o pH do sangue arterial retorna para mais próximo do normal por meio da excreção renal de bicarbonato. Assim, essas paradas na ventilação são reduzidas e, posteriormente, aumentadas. Além disso, na atualidade, existem evidên-

---

**Quando R = 1, o fator de correção (F) mostrado na p. 87 desaparece.

cias de que a sensibilidade dos glomos carotídeos à hipoxia se torna mais exacerbada durante a aclimatação. O interessante é que as pessoas nascidas em grandes altitudes apresentam resposta ventilatória à hipoxia diminuída, a qual é apenas lentamente corrigida quando passam a residir ao nível do mar.

Policitemia

Outro aspecto aparentemente valioso da aclimatação a grandes altitudes é o aumento da concentração de eritrócitos no sangue. A elevação resultante na concentração de hemoglobina e, portanto, a maior capacidade de transporte do O_2 significam que, embora a saturação de O_2 e a P_{O_2} arterial estejam diminuídas, a concentração de O_2 no sangue arterial pode estar normal ou até mesmo acima do normal. Por exemplo, em alguns residentes permanentes em altitudes de 4.600 metros, nos Andes peruanos, a P_{O_2} arterial é de apenas 45 mmHg, e a saturação de O_2 arterial correspondente é de apenas 81%. Normalmente, isso diminuiria de maneira considerável a concentração de O_2 arterial, mas, em razão da policitemia, a concentração de hemoglobina cresce de 15 para 19,8 g/dL, fornecendo a concentração de O_2 arterial de 22,4 g/dL, a qual é, na verdade, mais elevada do que o valor ao nível do mar. A policitemia também tende a manter a P_{O_2} do sangue venoso misto, e, nos nativos andinos que vivem a 4.600 metros, é comum que essa P_{O_2} esteja apenas 7 mmHg abaixo do normal (**Figura 9.3**).

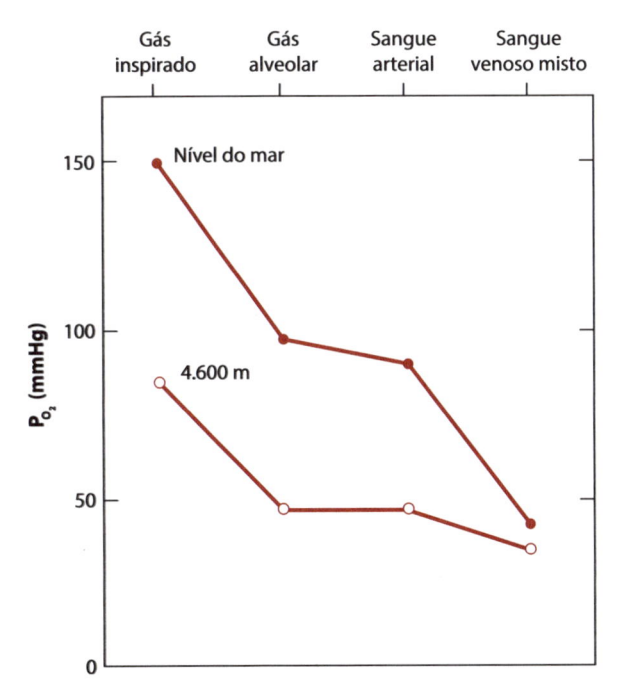

Figura 9.3 Valores de P_{O_2} do ar inspirado e do sangue venoso misto ao nível do mar e em moradores de uma altitude de 4.600 metros. Observe que, apesar da P_{O_2} inspirada muito menor na altitude, a P_{O_2} do sangue venoso misto é apenas 7 mmHg menor. (De Hurtado A. In: Dill DB, ed. *Handbook of Physiology, Adaptation to the Environment*. Washington, DC: American Physiological Society; 1964.)

O aumento inicial na concentração de hemoglobina é causado por hemoconcentração devido a uma redução no volume plasmático. Aumentos subsequentes podem ocorrer porque a hipoxemia desencadeia liberação aumentada de eritropoietina a partir dos rins dentro de 2 a 3 dias da exposição a grandes altitudes, o que estimula a atividade da medula óssea e aumenta a produção de eritrócitos. Este último mecanismo é uma razão para a policitemia ser vista em muitos pacientes com hipoxemia crônica causada por doença pulmonar ou por cardiopatia congênita cianótica.

Embora a policitemia das grandes altitudes promova o aumento da capacidade de transporte de O_2 do sangue, ela também aumenta a viscosidade sanguínea. Isso pode ser deletério, e alguns fisiologistas acreditam que a policitemia acentuada algumas vezes observada seja uma resposta inapropriada.

Outras mudanças fisiológicas em grandes altitudes

Em altitudes moderadas, ocorre desvio para a direita da curva de dissociação do O_2, que resulta em maior liberação de O_2 no sangue venoso em uma dada P_{O_2}. A causa do desvio é o aumento da concentração de 2,3-difosfoglicerato (DPG, do inglês *diphosphoglycerate*), o qual se desenvolve principalmente devido à alcalose respiratória. Em grandes altitudes, ocorre *desvio para a esquerda* da curva de dissociação ocasionado pela alcalose respiratória, o que ajuda na liberação de O_2 nos capilares pulmonares. O *número de capilares por unidade de volume* nos tecidos periféricos aumenta, e alterações nas *enzimas oxidativas* no interior das células acontecem. A *capacidade respiratória máxima* aumenta, pois o ar é menos denso, e isso auxilia as ventilações muito altas (até 200 L/min) que se desenvolvem durante os exercícios. No entanto, a captação de O_2 máxima diminui rápido acima de 4.600 metros.

Ocorre vasoconstrição pulmonar em resposta à hipoxia alveolar (**Figura 4.10**), o que aumenta a pressão arterial pulmonar e o trabalho realizado pelo coração direito. A policitemia exagera a hipertensão, porque aumenta a viscosidade do sangue. Com a exposição prolongada, observamos hipertrofia do coração direito com alterações características no eletrocardiograma. Não há vantagem fisiológica nessa resposta, exceto pelo fato de que a distribuição regional do fluxo sanguíneo se torna mais uniforme. A hipertensão pulmonar é, muitas vezes, associada ao edema de pulmão, embora a pressão venosa pulmonar seja normal. O provável mecanismo é a desigualdade da vasoconstrição arteriolar, ocorrendo extravasamento dos capilares danificados e desprotegidos. O líquido do edema exibe grande concentração de proteína, indicando que a permeabilidade dos capilares está aumentada.*

Com frequência, os recém-chegados às grandes altitudes se queixam de cefaleia, fadiga, tonturas, palpitações, insônia, perda de apetite e náuseas. Isso é conhecido

---

*N. de R.T. A hipertrofia ventricular direita também pode levar à edema pulmonar por meio do aumento da pressão intraventricular e de suas consequências. Há desvio do septo interventricular para esquerda, causando uma restrição diastólica do ventrículo esquerdo. Isso leva a um aumento das pressões de enchimento do ventrículo esquerdo, que são transmitidas para a circulação pulmonar, gerando um aumento da pressão venosa pulmonar e uma tendência a edema alveolar por mecanismo hidrostático.

como a *doença aguda das montanhas*, a qual é atribuída à hipoxemia e à alcalose. Em casos raros, pode haver edema cerebral, que leva à disfunção neurológica grave.

> **Aclimatação a grandes altitudes**
>
> - O aspecto mais importante é a hiperventilação.
> - O desenvolvimento da policitemia é lento, mas, ao longo do tempo, ela pode elevar substancialmente a concentração de oxigênio arterial.
> - Outros aspectos incluem aumento das enzimas oxidativas celulares e da concentração de capilares em alguns tecidos.
> - A vasoconstrição pulmonar hipóxica não é benéfica nas grandes altitudes.

Moradores permanentes em grandes altitudes

Em algumas partes do mundo, notadamente no Tibete e nos Andes da América do Sul, inúmeras pessoas têm vivido em grandes altitudes por muitas gerações. Sabe-se, hoje, que os tibetanos exibem características de seleção natural para a hipoxia das grandes altitudes. Por exemplo, há diferenças quanto a peso de nascimento, concentrações de hemoglobina e saturação de oxigênio arterial em lactentes e em adultos que se exercitam, em comparação com pessoas que vivem em locais mais baixos e vão para grandes altitudes. Estudos recentes mostram que os tibetanos desenvolveram diferenças em seu perfil genético, como o gene que codifica o fator 2α induzido pela hipoxia (HIF-2α), que é mais frequente em tibetanos do que em chineses Han.* O HIF-2α é um fator de transcrição que regula muitas respostas fisiológicas à hipoxia. Os residentes de longo prazo algumas vezes desenvolvem uma síndrome pouco definida, conhecida como *doença crônica das montanhas*, a qual se caracteriza por marcada policitemia, fadiga, redução da tolerância aos esforços e hipoxemia grave.

▶ TOXICIDADE DO OXIGÊNIO

A captação de O_2 suficiente para o corpo constitui um problema comum, porém é possível tê-lo em excesso. Quando altas concentrações de O_2 são inaladas por muitas horas, pode ocorrer dano pulmonar. Se uma cobaia receber O_2 a 100%, à pressão atmosférica, por 48 horas, ela desenvolverá edema pulmonar. As primeiras alterações patológicas são observadas nas células endoteliais dos capilares pulmonares (ver **Figura 1.1**). A evidência de comprometimento das trocas gasosas foi demonstrada em seres humanos após 30 horas de inalação de O_2 a 100%; os voluntários saudáveis respirando O_2 a 100% sob pressão atmosférica por 24 horas se queixavam de desconforto subesternal agravado pela respiração profunda. Eles também desenvolvem redução da capacidade vital de 500 a 800 mL, o que é provavelmente causado por atelectasia de absorção (ver adiante). Ao longo dos anos, aumentaram as evidências

---

*N. de R.T. Han é o maior grupo étnico da China e representa em torno de 91% da população daquele país.

clínicas de que uma P_{O_2} arterial excessivamente alta em pacientes que recebem ventilação mecânica invasiva pode piorar os desfechos clínicos dos pacientes.

Outro risco oferecido pela inalação de O_2 a 100% é observado em crianças prematuras que desenvolvem cegueira decorrente de retinopatia da prematuridade, isto é, formação de tecido fibroso atrás do cristalino. Nesse caso, o mecanismo é a vasoconstrição local causada pela P_{O_2} elevada da incubadora. Isso pode ser evitado se a P_{O_2} arterial for mantida abaixo de 140 mmHg.

Atelectasia por absorção

A atelectasia por absorção constitui outro perigo da respiração de O_2 a 100%. Suponhamos que uma via aérea seja obstruída por muco (**Figura 9.4**). A pressão total no gás aprisionado é próxima de 760 mmHg (podem ser alguns mmHg a menos, já que é absorvida em razão das forças elásticas do pulmão). No entanto, a soma das pressões parciais no sangue venoso é muito inferior a 760 mmHg. Isso porque a P_{O_2} do sangue venoso permanece relativamente baixa, mesmo quando O_2 é inalado. Na verdade, a elevação na *concentração* de O_2 do sangue arterial e venoso quando O_2 é inalado é a mesma se o débito cardíaco permanecer inalterado, mas, em razão da forma da curva de dissociação do O_2 (ver **Figura 6.1**), o aumento da P_{O_2} venosa é de apenas 10 a 15 mmHg. Assim, uma vez que a soma das pressões parciais no gás alveolar excede bastante àquela no sangue venoso, o gás se difunde para o sangue,

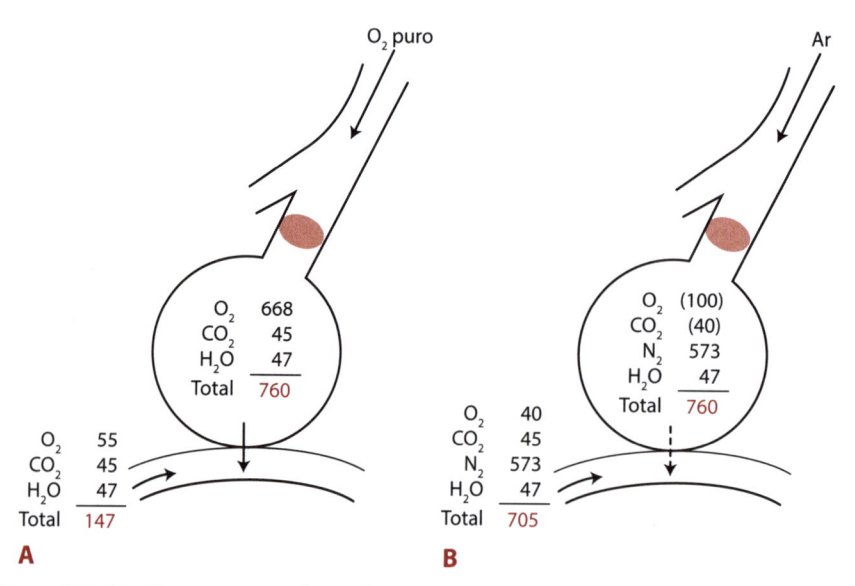

Figura 9.4 Razões para a atelectasia dos alvéolos além das vias aéreas bloqueadas quando O_2 (A) e ar (B) são inalados. Observe que, em ambos os casos, a soma das pressões parciais do gás no sangue venoso misto é menor do que nos alvéolos. Em (B), a P_{O_2} e a P_{CO_2} são demonstradas entre *parênteses* porque os valores mudam com o tempo. Entretanto, a pressão alveolar total permanece dentro de poucos mmHg dos 760.

e ocorre rápido colapso dos alvéolos. A reabertura de tal área atelectásica pode ser difícil devido aos efeitos da tensão superficial nessas pequenas unidades.

A atelectasia por absorção também ocorre em uma região bloqueada, mesmo quando ar é inalado, embora aqui o processo seja mais lento. A **Figura 9.4B** mostra que, mais uma vez, a soma das pressões parciais no sangue venoso é inferior a 760 mmHg, pois a queda na P_{O_2} do sangue arterial para o venoso é muito maior do que a elevação na P_{CO_2} (isso é um reflexo da inclinação mais vertical da curva de dissociação do CO_2 em comparação com a de O_2 – ver **Figura 6.6**). Uma vez que a pressão total do gás nos alvéolos é próxima a 760 mmHg, a absorção é inevitável. Na verdade, as alterações nas pressões parciais alveolares durante a absorção são um pouco complicadas, porém é possível demonstrar que a taxa de colapso é limitada pela taxa de absorção de nitrogênio (N_2). Como esse gás possui baixa solubilidade, sua presença atua como uma "tala" que sustenta os alvéolos e retarda o colapso. Mesmo as concentrações relativamente pequenas de N_2 no gás alveolar exercem essa ação útil de sustentação. Todavia, a atelectasia pós-operatória constitui um problema comum em pacientes tratados com altas misturas de O_2. O colapso é particularmente provável na base do pulmão, onde o parênquima é bem menos expandido (ver **Figura 7.8**), e vias aéreas de menor calibre se encontram fechadas (ver **Figura 7.9**). Esse mesmo mecanismo básico de absorção é responsável pelo desaparecimento gradual do pneumotórax e do enfisema subcutâneo.

▶ VOO ESPACIAL

A ausência de gravidade causa várias alterações fisiológicas, e algumas delas afetam o pulmão. A distribuição da ventilação e do fluxo sanguíneo se torna mais uniforme com um pequeno incremento correspondente na troca gasosa (ver **Figuras 5.8** e **5.10**), embora alguma desigualdade permaneça em função dos fatores não gravitacionais. A deposição de aerossol inalado é modificada devido à ausência de sedimentação. Além disso, o volume sanguíneo torácico inicialmente se eleva, porque o sangue não se acumula nas pernas. Isso aumenta o volume de sangue capilar pulmonar e a capacidade de difusão. Com o retorno à Terra, ocorre hipotensão postural: isso é conhecido como *descondicionamento cardiovascular*. É possível que a descalcificação óssea e a atrofia muscular se desenvolvam, presumivelmente pelo desuso. Há também pequena redução na massa dos eritrócitos. A doença espacial, durante os primeiros dias de voo, pode constituir um problema operacional grave.

▶ PRESSÃO AUMENTADA

Durante a prática do mergulho, a pressão se eleva em 1 atm a cada 10 metros de descida. É extremamente difícil e perigoso para uma pessoa tentar respirar sob a água com um tubo longo que corra até a superfície, pois a pressão elevada limita a expansão do tórax e comprime os pulmões. Além disso, a pressão nos capilares pulmonares aumenta, causando edema pulmonar. O equipamento de mergulho em profundidade oferece uma solução para essas dificuldades, permitindo que as pessoas permaneçam em grandes profundidades por longos períodos, mas isso traz riscos importantes.

Barotrauma

Ao respirarem o ar com pressão aumentada de um cilindro de ar, os mergulhadores evitam a compressão pulmonar enquanto estão na profundidade. Ao retornarem à superfície, a pressão barométrica diminui, e o gás no espaço alveolar se expandirá conforme os princípios da lei de Boyle. Por essa razão, os mergulhadores devem expirar à medida que voltam à superfície, a fim de evitar a hiperinsuflação e a possível ruptura dos pulmões. Isso é chamado de barotrauma e pode se manifestar como pneumomediastino ou pneumotórax. Outras cavidades aeradas, como a orelha média e os seios intracranianos, também podem estar sujeitos à compressão ou hiperexpansão se não se comunicarem com o exterior.

Doença da descompressão

Durante a prática do mergulho, a alta pressão parcial de N_2 força esse gás pouco solúvel em direção aos tecidos do corpo. Isso ocorre particularmente na gordura, a qual apresenta relativamente alta solubilidade ao N_2. Entretanto, o suprimento sanguíneo ao tecido adiposo é escasso, e o sangue é capaz de carrear pouco N_2. Além disso, o gás se difunde lentamente em decorrência de sua baixa solubilidade. Como resultado, o equilíbrio de N_2 entre os tecidos e o ambiente demora horas.

Durante a ascensão, o N_2 é lentamente removido dos tecidos. Se a descompressão for demasiado rápida, formam-se bolhas gasosas de N_2, da mesma forma que o CO_2 é liberado quando uma garrafa de champanhe é aberta. Algumas bolhas podem se formar sem que nenhum distúrbio fisiológico ocorra, porém o grande número de bolhas e o fato de aumentarem em tamanho durante a subida ocasionam dor, sobretudo nas articulações ("mal dos mergulhadores"). Nos casos graves, podem ocorrer problemas respiratórios, como dor torácica e dispneia, além de distúrbios neurológicos, como surdez, comprometimento da visão e, até mesmo, paralisia promovida pelas bolhas no sistema nervoso central (SNC) que obstruem o fluxo de sangue.

O tratamento da doença da descompressão é a recompressão. Isso reduz o volume das bolhas e as força de volta à solução e, muitas vezes, resulta em redução drástica dos sintomas. A prevenção é feita por meio da descompressão cuidadosa em uma série com etapas reguladas. Existem programas, baseados em parte na teoria e em parte na experiência, que demonstram como o mergulhador pode emergir rapidamente com pouco risco de desenvolver o mal dos mergulhadores. No entanto, mesmo aqueles que seguem esses programas ainda podem desenvolver tal condição. Um mergulho rápido, mas muito profundo, pode exigir horas de descompressão gradual. Sabe-se, hoje, que a formação de bolhas durante a ascensão é muito comum. Portanto, o objetivo dos programas de descompressão é evitar que as bolhas cresçam muito.

O risco da doença da descompressão após mergulhos muito profundos pode ser reduzido se uma mistura de oxigênio e hélio for inalada durante o mergulho. O hélio apresenta cerca da metade da solubilidade do N_2, de modo que menos gás é dissolvido nos tecidos. Além disso, possui 1/11 do peso molecular do N_2 e, portanto, se difunde com mais rapidez pelo tecido (**Figura 3.1**). Ambos os fatores reduzem o risco de mal dos mergulhadores. Outra vantagem da mistura hélio-O_2 para os mergulhadores é a sua baixa densidade, a qual reduz o trabalho da respiração. Misturas de O_2 puro ou enriquecidas com O_2 não podem ser usadas em grandes profundidades em razão do perigo de toxicidade do O_2 (ver adiante).

> **Doença da descompressão**
>
> - É causada pela formação de bolhas de N_2 durante a ascensão de um mergulho profundo.
> - Pode resultar em dor ("mal dos mergulhadores") e distúrbios neurológicos.
> - Pode ser evitada pela ascensão lenta e em etapas.
> - É tratada pela recompressão em uma câmara.
> - Sua incidência é reduzida pela inalação de uma mistura de hélio-oxigênio.

Mergulhadores profissionais que trabalham em grandes profundidades, por exemplo, em tubulações, muitas vezes utilizam o *mergulho de saturação*. Quando não estão embaixo d'água, eles ficam em uma câmara de alta pressão no navio por vários dias, não voltando à pressão atmosférica durante esse tempo. Dessa maneira, eles evitam a doença da descompressão. No entanto, ao final do período em alta pressão, a descompressão segura pode requerer dias.

Narcose por gás inerte

Embora normalmente pensemos no N_2 como um gás inerte fisiológico, em pressões parciais altas, ele afeta o SNC. Na profundidade de cerca de 50 metros, uma sensação de euforia se instala (não diferente daquela após uma ou duas doses de bebidas alcoólicas). Sabe-se, inclusive, que mergulhadores de profundidade já ofereceram seus bocais a peixes! Em pressões parciais elevadas, pode ocorrer perda de coordenação e até mesmo coma. O mecanismo de ação não é completamente compreendido, mas pode estar relacionado com a alta lipossolubilidade do N_2, que é uma propriedade geral de agentes anestésicos. Outros gases, como o hélio e o hidrogênio, podem ser usados em profundidades maiores sem efeitos narcóticos.

Toxicidade do oxigênio

Vimos, anteriormente, que a inalação de O_2 a 100% a 1 atm pode lesar os pulmões. Outra forma de toxicidade do O_2 é a estimulação do SNC, ocasionando convulsões, quando a P_{O_2} excede 760 mmHg de maneira significativa. As convulsões podem ser precedidas por sintomas premonitórios, como náusea, zumbido nos ouvidos e espasmo do rosto.

A probabilidade de convulsões depende da P_{O_2} inspirada e da duração da exposição, sendo maior quando a pessoa se exercita. A uma P_{O_2} de 4 atm, convulsões são frequentes dentro de 30 minutos. Para mergulhos cada vez mais profundos, a concentração de O_2 é progressivamente reduzida a fim de evitar os efeitos tóxicos, podendo, algumas vezes, ser inferior a 1% da P_{O_2} normal inspirada. O mergulhador amador *nunca* deve encher o seu tanque com O_2 isoladamente em razão do perigo de convulsão embaixo d'água. No entanto, o O_2 puro é, por vezes, usado pelos militares para mergulhos rasos, pois um circuito fechado de respiração com um removedor de CO_2 não deixa bolha alguma. A base bioquímica dos efeitos deletérios da P_{O_2} elevada sobre o SNC não é completamente entendida, mas é bem provável que seja a inativação de certas enzimas, em especial as desidrogenases, que contêm grupos sulfidrila.

Terapia com oxigênio hiperbárico

A elevação da P_{O_2} arterial para níveis muito altos por meio de elevação da pressão barométrica é útil em algumas situações clínicas. Além de seu papel no tratamento da doença da descompressão, ela pode ser usada para o envenenamento grave por monóxido de carbono (CO), no qual a maior parte da hemoglobina se liga ao CO e fica, portanto, indisponível para o transporte de O_2. Ao elevar a P_{O_2} inspirada para 3 atm em câmaras especiais, a quantidade de O_2 dissolvida no sangue arterial pode ser incrementada para cerca de 6 mL/dL (ver **Figura 6.1**), e, assim, as necessidades dos tecidos podem ser satisfeitas sem a utilização da hemoglobina funcional. A anemia grave é algumas vezes manejada dessa forma em pacientes que recusam as transfusões sanguíneas.

O fogo e as explosões constituem perigos graves da atmosfera com O_2 a 100%, sobretudo em pressões aumentadas. Por essa razão, o O_2, em uma câmara de pressão, é oferecido por uma máscara, e a própria câmara é cheia de ar.

▶ POLUIÇÃO ATMOSFÉRICA*

A poluição atmosférica é um problema em muitos países devido ao crescimento do número de veículos motorizados e de indústrias. Os principais poluentes são os vários óxidos de N_2 e enxofre, ozônio, CO, vários hidrocarbonetos e matéria particulada. Entre esses, os óxidos de N_2, os hidrocarbonetos e o CO são produzidos em grandes quantidades pelo motor de combustão interna; os óxidos de enxofre provêm, principalmente, das usinas termoelétricas; e o ozônio é formado sobremaneira na atmosfera pela ação da luz solar nos hidrocarbonetos e óxidos de N_2. A inversão de temperatura que evita o escape normal do ar da superfície quente para a atmosfera mais alta aumenta a concentração de poluentes atmosféricos.

Os óxidos de N_2 causam inflamação do trato respiratório superior e irritação ocular e são responsáveis pela neblina amarelada da poluição. Os óxidos de en-

---

*Para uma discussão mais detalhada, ver West JB; Luks AM *Fisiopatologia pulmonar de West: princípios básicos*, 10.ed. Porto Alegre: Artmed, 2023.

xofre e o ozônio também promovem inflamação brônquica, e o ozônio em altas concentrações pode produzir edema pulmonar. O perigo do CO é a sua propensão a ligar-se com a hemoglobina, e os hidrocarbonetos cíclicos são potencialmente carcinogênicos. Ambos estão presentes no cigarro, os quais são inalados em concentrações muito mais elevadas do que qualquer outro poluente atmosférico. Existem evidências de que alguns poluentes agem em sinergismo, ou seja, suas ações combinadas excedem a soma das suas ações individuais.

Muitos poluentes se encontram sob a forma de *aerossol*, isto é, partículas muito pequenas que se mantêm suspensas no ar. Quando um aerossol é inalado, seu destino depende do tamanho das partículas. As partículas grandes são removidas pela *impactação* no nariz e na faringe. Isso significa que essas partículas são incapazes de "passar as bifurcações" com rapidez em razão da inércia, batendo na mucosa molhada e sendo aprisionadas. As partículas de tamanho médio se depositam nas vias aéreas de menor calibre em razão do seu peso. Isso é chamado de *sedimentação* e ocorre especialmente onde a velocidade do fluxo é reduzida de maneira repentina em decorrência do grande aumento das vias aéreas (**Figura 1.5**). Por essa razão, a deposição é intensa nos bronquíolos respiratórios e terminais, e essa região do pulmão de um minerador de carvão exibe grande concentração de partículas. As partículas menores (menos de 0,1 µm de diâmetro) podem alcançar os alvéolos, onde se dá alguma deposição por meio da *difusão* às paredes.* Muitas partículas pequenas não são depositadas e são exaladas na respiração seguinte.

Uma vez depositadas, a maioria das partículas é removida pelos vários mecanismos de depuração. As partículas depositadas nas paredes brônquicas são expelidas pelo muco e impulsionadas pelos cílios, sendo expectoradas ou deglutidas. Isso é às vezes chamado de escada rolante mucociliar. No entanto, a ação ciliar pode ser paralisada por irritantes inalados, como a fumaça de cigarro. As partículas depositadas nos alvéolos são principalmente engolfadas por macrófagos que saem por meio do sangue e dos linfáticos.

▶ RESPIRAÇÃO PERINATAL

Troca gasosa placentária

Durante a vida fetal, a troca gasosa acontece através da placenta. A sua circulação é paralela à dos tecidos periféricos do feto (**Figura 9.5**), diferente da situação no adulto, no qual a circulação pulmonar se encontra em série com a sistêmica. O sangue materno penetra na placenta a partir das artérias uterinas e entra nos pequenos espaços denominados sinusoides intervilosos, que funcionam como os alvéolos nos adultos. O sangue fetal proveniente da aorta (Ao) é levado às alças capilares que se

---

*N. de R.T. Uma parte das partículas menores da poluição atmosférica atinge a corrente sanguínea e é transportadas pelo sangue, causando sintomas e doenças em outros órgãos do corpo, além de nos pulmões.

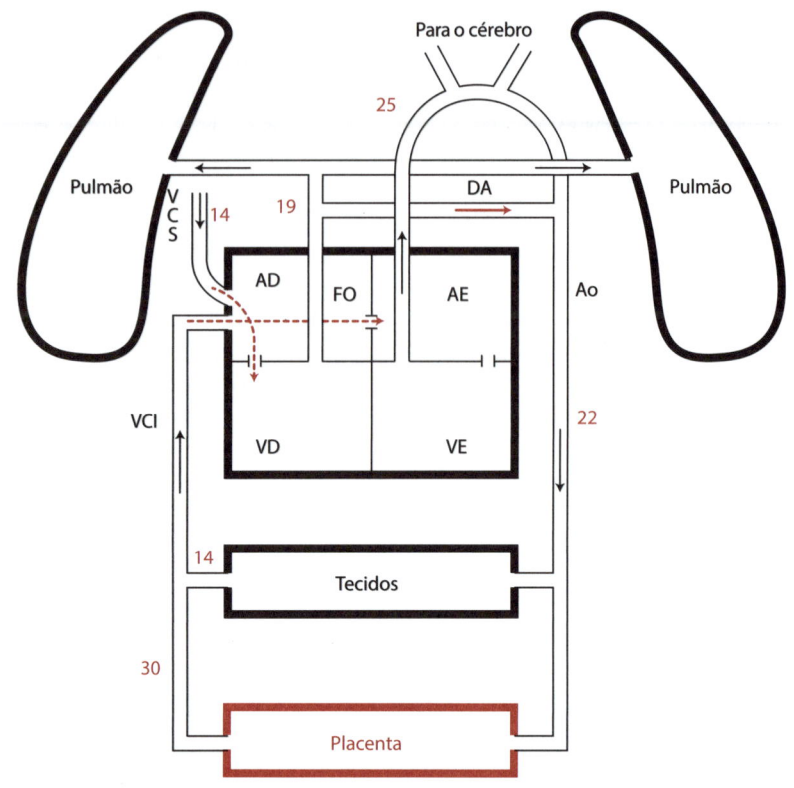

Figura 9.5 Circulação de sangue no feto humano. Os *números* revelam a P_{O_2} aproximada do sangue em mmHg. Ver o texto para mais detalhes. Ao, aorta; DA, *ductus arteriosus*; FO, forame oval; VCI, veia cava inferior; AE, átrio esquerdo; VE, ventrículo esquerdo; AD, átrio direito; VD, ventrículo direito; VCS, veia cava superior.

projetam nos espaços intervilosos. A troca gasosa ocorre através da barreira sangue-sangue, de aproximadamente 3,5 μm de espessura.

Essa disposição é muito menos eficiente para as trocas gasosas do que o pulmão adulto. O sangue materno parece circundar os sinusoides de maneira aleatória, havendo, provavelmente, grandes diferenças de P_{O_2} dentro desses espaços sanguíneos. Os alvéolos cheios de ar, nos quais a rápida difusão gasosa mistura os conteúdos alveolares, são um contraste a essa situação. O resultado é que a P_{O_2} do sangue fetal que deixa a placenta é de apenas 30 mmHg (**Figura 9.5**).

Esse sangue se mistura com o sangue venoso drenado dos tecidos fetais e chega ao átrio direito (AD) por meio da veia cava inferior. Em razão da corrente no átrio direito, a maior parte desse sangue flui diretamente para o átrio esquerdo (AE) por meio do forame oval (FO) e depois é distribuída pela aorta ascendente ao cérebro e ao coração. O sangue menos oxigenado retornando ao átrio direito pela veia cava superior encontra seu caminho para o ventrículo direito, porém apenas uma pequena porção chega aos pulmões. A maioria é desviada para a aorta pelo *ductus arteriosus* (DA). O resultado final dessa complexa organização é que o sangue mais bem oxigenado chega ao cérebro e ao coração, e os pulmões, que não trocam gases, recebem apenas 15% do débito cardíaco. Observe que a P_{O_2} arterial na aorta descendente é de apenas cerca de 22 mmHg. O feto ainda consegue transportar oxigênio suficiente no sangue para sustentar seu desenvolvimento apesar dessa P_{O_2} muito baixa porque ele tem uma forma especial de hemoglobina, a hemoglobina F, com afinidade muito alta pelo oxigênio.

Em resumo, as três diferenças mais importantes entre as circulações do feto e do adulto são as seguintes.

1. A placenta se encontra paralela à circulação para os tecidos, enquanto o pulmão se encontra em série nos adultos.
2. O DA desvia grande parte do sangue da artéria pulmonar para a aorta descendente.
3. A corrente dentro do átrio direito significa que o sangue oxigenado proveniente da placenta é preferencialmente entregue ao átrio esquerdo por meio do forame oval e, portanto, pela aorta ascendente ao cérebro.

A primeira respiração

A emergência de um bebê para o mundo exterior talvez seja o evento mais cataclísmico da vida. De maneira repentina, a criança é bombardeada com uma variedade de estímulos externos. Além disso, o processo de nascimento interfere na troca gasosa placentária, resultando em hipoxemia e hipercapnia. Por fim, a sensibilidade dos quimiorreceptores aparentemente aumenta de maneira drástica ao nascimento, embora o mecanismo seja desconhecido. Como consequência de todas essas mudanças, o bebê realiza sua primeira respiração.

O pulmão fetal não se encontra em colapso, e sim insuflado com líquido até cerca de 40% da capacidade pulmonar total. Esse líquido é continuamente secretado pelas células alveolares durante a vida fetal e possui pH baixo. Parte dele é expulsa à medida que o bebê se movimenta pelo canal do parto, e o restante ajuda na insuflação pulmonar subsequente. À medida que o ar penetra no pulmão, significativas forças de tensão superficial precisam ser superadas. Ao aumentar o raio de curvatura dos espaços alveolares, o fluido residual diminui a pressão necessária para insuflar os pulmões (ver **Figura 7.4**). Contudo, a pressão intrapleural durante a primeira respiração pode cair para −40 cm H_2O antes que qualquer ar penetre no órgão, tendo sido registradas pressões de pico tão baixas quanto −100 cm H_2O ao longo das primeiras respirações. Essas grandes pressões transitórias são, em parte, ocasionadas pela grande viscosidade do líquido pulmonar em comparação com o ar. O feto realiza movimentos respiratórios rápidos e muito curtos no útero ao longo de um período considerável antes do nascimento.

A expansão do pulmão é muito desigual no início. No entanto, o surfactante pulmonar, que é formado relativamente tarde na vida fetal, está disponível para estabilizar os alvéolos abertos, e o líquido do pulmão é removido pelos capilares e linfáticos. Em pouco tempo, a capacidade residual funcional já alcançou quase seu valor normal, e a superfície adequada para a troca gasosa foi estabelecida. Entretanto, demora alguns dias antes que se consiga a ventilação uniforme.

Alterações circulatórias

Uma queda drástica na resistência vascular pulmonar se segue às primeiras respirações. No feto, as artérias pulmonares estão expostas à pressão sanguínea sistêmica total por meio do *ductus arteriosus* (DA), e suas paredes são muito muscularizadas. Como resultado disso, a resistência da circulação pulmonar é intensamente sensível a agentes vasoconstritores, como hipoxemia, acidose e serotonina, e a vasodilatadores, como acetilcolina. Diversos fatores são responsáveis pela queda na resistência vascular pulmonar ao nascimento, inclusive a elevação abrupta na P_{O_2} alveolar, que abole a vasoconstrição hipóxica, e o maior volume do pulmão, que amplia o calibre dos vasos extra-alveolares (ver **Figura 4.2**).

Com o aumento resultante no fluxo de sangue, a pressão atrial esquerda cresce, e o forame oval em forma de retalho se fecha rapidamente. A elevação da pressão aórtica consequente à perda da circulação umbilical paralela também aumenta a pressão atrial esquerda. Além disso, a pressão atrial direita cai conforme o fluxo umbilical cessa. O DA se contrai alguns minutos depois, em resposta à ação direta da P_{O_2} mais elevada sobre sua musculatura lisa. Essa constrição é auxiliada pelas reduções nos níveis das prostaglandinas locais e circulantes. O fluxo pelo DA se reverte conforme a resistência da circulação pulmonar diminui. Anti-inflamatórios não esteroides podem ser administrados para inibir a síntese de prostaglandinas e promover o fechamento quando o DA permanecer patente após o nascimento. Em raras situações, as prostaglandinas podem ser até mesmo administradas aos lactentes com certos defeitos cardíacos congênitos para manter o DA aberto.

Alterações durante e logo após o nascimento

- O bebê realiza grandes esforços inspiratórios e respira pela primeira vez.
- Ocorre grande queda na resistência vascular pulmonar.
- O DA se fecha, assim como o forame oval.
- O líquido pulmonar é removido pelos linfáticos e capilares.

▶ RESPIRAÇÃO EM LACTENTES

Mesmo após se completarem as alterações críticas observadas anteriormente, o sistema respiratório do lactente é de várias maneiras diferente daquele de adultos. Isso impõe dificuldades continuadas, principalmente durante momentos de estresse.

Mecânica e fluxo aéreo

Devido à elevada complacência de sua parede torácica, a CRF é menor em lactentes do que em adultos. As costelas também são mais horizontais do que nos adultos, limitando o aumento do volume torácico durante a inspiração. A mudança do volume torácico também é limitada pelo fato de que o diafragma do lactente é mais elevado no tórax e tem pontos de inserção mais horizontais e, dessa forma, uma menor zona de aposição. A massa relativamente pequena de músculos respiratórios e o baixo número de fibras resistentes à fadiga limitam sua capacidade de sustentar grandes cargas de trabalho durante períodos de estresse. O diâmetro da via aérea é bem pequeno; assim, problemas como muco ou edema de mucosa, os quais estreitam o calibre da via aérea, têm efeito marcante sobre a resistência das vias aéreas.

Troca gasosa

O componente completo dos alvéolos não está presente até muitos anos após o nascimento. Os lactentes são propensos ao rápido desenvolvimento de hipoxemia em situações de comprometimento respiratório. Isso se deve à sua baixa CRF, bem como à taxa metabólica elevada, o que os predispõe a grandes reduções na P_{O_2} alveolar sempre que a ventilação for reduzida.

Controle da respiração

O desenvolvimento do sistema de controle respiratório começa no início da gestação, mas não está completo até o nascimento. Os bebês recém-nascidos apresentam respostas ventilatórias reduzidas a alterações na P_{CO_2} e uma resposta ventilatória bifásica à hipoxemia; enquanto lactentes mais velhos e adultos experimentam aumentos sustentados na ventilação, os recém-nascidos experimentam uma elevação transitória na ventilação seguida por um retorno ao basal e, em alguns casos, à depressão ventilatória. Os lactentes prematuros podem apresentar apneia. O padrão adulto de respostas à hipoxemia está presente cerca de duas semanas após o nascimento.

CONCEITOS-CHAVE

1. O exercício incrementa bastante a captação de O_2 e a eliminação de CO_2. O consumo de O_2 aumenta de maneira linear com a taxa de trabalho até a $\dot{V}_{O_2máx}$. Ocorre grande intensificação da ventilação, porém o débito cardíaco aumenta menos.

2. O aspecto mais importante da aclimatação a grandes altitudes é a hiperventilação, a qual resulta em valores de P_{CO_2} arterial muito baixos em altitudes extremas. A policitemia eleva a concentração de O_2 do sangue, porém se desenvolve lentamente. Outra característica da aclimatação inclui alterações nas enzimas oxidativas e aumento da concentração de capilares em alguns tecidos.

3. Os pacientes que respiram alta concentração de O_2 estão sujeitos ao desenvolvimento de atelectasia se uma via aérea for obstruída, por exemplo, por muco. A atelectasia também pode ocorrer com respiração de ar ambiente, porém é muito mais lenta.

4. Após o mergulho em grandes profundidades, a doença da descompressão pode ocorrer como resultado da formação de bolhas de N_2 no sangue. Isso pode causar dor nas articulações ("mal dos mergulhadores") e ter efeitos respiratórios e no SNC. A prevenção é feita por meio da ascensão gradativa, e o tratamento, pela recompressão.
5. Os poluentes atmosféricos frequentemente se encontram sob a forma de aerossóis, os quais são depositados no pulmão por impactação, sedimentação ou difusão, dependendo do tamanho das partículas. Em seguida, são removidos das vias aéreas pelo "tapete" mucociliar e dos alvéolos pelos macrófagos.
6. O ambiente do feto é muito hipóxico, com a P_{O_2} na aorta descendente sendo inferior a 25 mmHg. A transição da troca gasosa de placentária para pulmonar resulta em alterações drásticas na circulação, incluindo grande queda na resistência vascular pulmonar e fechamento do DA e do forame oval. São encontradas diferenças importantes em relação ao sistema respiratório do adulto após o nascimento, impondo dificuldades nos períodos de estresse.

CASO CLÍNICO

Um ciclista competitivo de 25 anos completa um teste de exercício cardiopulmonar como parte de seu treinamento. Ele pedala em uma bicicleta ergométrica à medida que a taxa de trabalho é constantemente aumentada até a exaustão. São mensuradas a ventilação total, o consumo de oxigênio, a eliminação de CO_2, a saturação arterial de oxigênio (por oximetria de pulso) e a pressão sistólica da artéria pulmonar (por ecocardiografia), e os resultados são mostrados a seguir.

Variável	Repouso	Metade do esforço	Esforço máximo
Consumo de O_2 (mL/min)	250	2.000	4.000
Eliminação de CO_2 (mL/min)	200	1.950	4.500
Ventilação (L/min)	6	60	150
Pressão arterial sistêmica (mmHg)	110/70	180/75	230/80
Pressão sistólica da artéria pulmonar (mmHg)	25	28	35
P_{O_2} arterial (mmHg)	90	90	89
P_{CO_2} arterial (mmHg)	40	39	31
pH	7,4	7,39	7,10

Um gráfico com as alterações na captação de oxigênio e a ventilação total ao longo do esforço é mostrado a seguir:

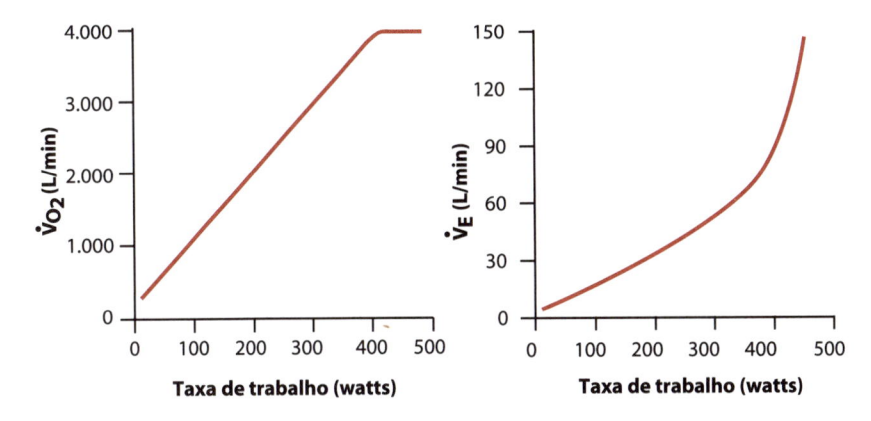

Questões

- Por que o consumo máximo de O_2 alcança um platô ao final do exercício?
- O que explica o padrão da ventilação total ao longo do exercício?
- O que acontece com o gradiente alveoloarterial de P_{O_2} ao final do exercício?
- Qual é a explicação para as alterações observadas no estado ácido-básico ao longo do exercício?

TESTE SEU CONHECIMENTO

Para cada questão, escolha a melhor resposta.

1. Uma mulher sedentária e previamente saudável é submetida a um teste de exercício cardiopulmonar ao nível do mar para avaliação de dispneia progressiva aos esforços. A tabela a seguir mostra os dados obtidos em repouso antes do teste e ao esforço máximo. Qual das variáveis demonstra um padrão anormal de resposta ao exercício progressivo?

Variável	Repouso	Esforço máximo
Pressão arterial (mmHg)	110/78	170/105
Frequência cardíaca (batimentos/min)	90	180
P_{CO_2} arterial (mmHg)	40	33
P_{O_2} arterial (mmHg)	90	60
Ventilação (L/min)	8	140

A. P_{CO₂} arterial
B. P_{O₂} arterial
C. Pressão arterial
D. Frequência cardíaca
E. Ventilação

2. Um bebê recém-nascido apresenta aumento do esforço respiratório vários dias após o nascimento. Depois de ser encontrado um sopro cardíaco ao exame, uma ecocardiografia revela que o fluxo sanguíneo está presente no DA. Se não houver outro defeito cardíaco congênito, qual das seguintes alternativas você esperaria encontrar nesse bebê?

    A. Redução do fluxo sanguíneo na circulação pulmonar
    B. Aumento da P_{CO_2} arterial
    C. Aumento da resistência vascular pulmonar
    D. Dilatação do átrio esquerdo
    E. Forame oval patente

3. Um homem de 40 anos está recebendo ventilação mecânica invasiva com fração inspirada de oxigênio de 1,0 após apresentar choque séptico. Qual das seguintes alternativas ocorreria se um tampão de muco bloqueasse completamente a abertura do lobo médio direito?

    A. Atelectasia do lobo médio direito
    B. Aumento da P_{CO_2} arterial
    C. Aumento do fluxo sanguíneo para o lobo médio direito
    D. Aumento da relação ventilação-perfusão no lobo médio direito
    E. Pneumotórax direito

4. Qual das seguintes alternativas descreve corretamente um trajeto normal para o fluxo sanguíneo na circulação fetal?

    A. Aorta → *ductus arteriosus* → artéria pulmonar
    B. Aorta → capilares teciduais → placenta
    C. Ventrículo esquerdo → forame oval → ventrículo direito
    D. Placenta → capilares teciduais → veia cava inferior
    E. Átrio direito → forame oval → átrio esquerdo

5. Uma astronauta está sentada quando seu foguete parte em missão para a Estação Espacial Internacional. Qual das seguintes alternativas pode ocorrer quando a nave deixar a atmosfera terrestre e passar de 1G para 0G?

    A. Redução do fluxo sanguíneo para o ápice pulmonar
    B. Redução da deposição de partículas de tamanho médio nos bronquíolos terminais
    C. Redução do volume sanguíneo torácico
    D. Redução da ventilação no ápice pulmonar
    E. Aumento da relação ventilação-perfusão no ápice pulmonar

6. Um homem de 45 anos é colocado em uma câmara hiperbárica ajustada em 3 atm para tratamento de lesões sofridas em um incêndio. Ele foi intubado devido a alterações no estado mental e a lesões por inalação, permanecendo em ventilação mecânica com F_IO₂ de 0,5 dentro da câmara. Depois de 60 minutos na câmara, ele sente formigamento nos lábios seguido por uma convulsão generalizada com

duração de 1 minuto. Qual das seguintes alternativas é mais provavelmente a responsável por esse evento adverso?

A. Embolia gasosa de artéria cerebral
B. Aumento da pressão parcial de CO
C. Aumento da pressão parcial de N_2
D. Aumento da pressão parcial de O_2
E. Formação de bolhas de N_2

7. A figura a seguir demonstra as mudanças na ventilação-minuto durante um teste de exercício cardiopulmonar em uma pessoa saudável. Qual das seguintes alternativas explica a taxa de aumento na ventilação-minuto na *fase B* em comparação com a *fase A*?

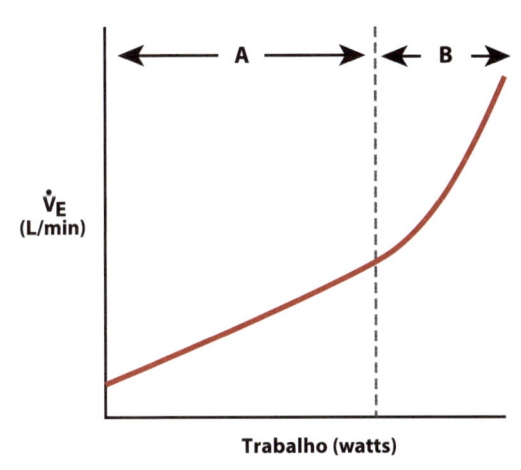

A. Broncodilatação
B. Redução da P_{CO_2} arterial
C. Aumento da P_{O_2} arterial
D. Aumento da concentração sérica de lactato
E. Desvio para a direita da curva de dissociação de oxigênio-hemoglobina

8. Um homem de 45 anos realiza um mergulho em profundidade durante as férias no Havaí. Preocupado em estar ficando sem gás em seu cilindro, ele sobe rapidamente até a superfície da água, onde, ao longo de várias horas após emergir, ele desenvolve dor intensa nos joelhos e cotovelos, prurido e dificuldade respiratória com problemas de audição e visão. Qual dos mecanismos a seguir mais provavelmente explica esses problemas?

A. Bolhas de N_2 gasoso
B. Pressão parcial excessiva de CO_2 durante o mergulho em profundidade
C. Pressão parcial excessiva de O_2 durante o mergulho em profundidade
D. Falha na expiração durante a subida
E. Compressão de orelha média e seios paranasais

9. Uma mulher de 23 anos sobe desde o nível do mar até uma cabana na montanha a 4.559 metros como parte de um projeto de pesquisa. Uma gasometria arterial é coletada logo após a chegada ao pico e novamente na manhã do quinto dia na

cabana. Se ela permanecer saudável durante a estadia, qual das alterações a seguir na gasometria arterial seria esperada no quinto dia em comparação com a amostra coletada imediatamente após a chegada?

A. Redução da P_{CO_2} arterial
B. Redução da P_{O_2} arterial
C. Aumento do excesso de base
D. Aumento do pH
E. Aumento do bicarbonato sérico

10. Uma mulher de 48 anos pedala até sua capacidade de esforço máxima durante um teste de exercício cardiopulmonar ao nível do mar e novamente após a subida até uma altitude de 5.400 metros. Foram coletadas gasometrias em repouso e ao esforço máximo, e os valores da P_{O_2} arterial são mostrados em mmHg a seguir. Qual dos mecanismos a seguir mais provavelmente explica as alterações observadas na P_{O_2} arterial?

Local do teste	Repouso	Esforço máximo
Nível do mar	90	90
5.400 m	50	38

A. Redução da fração de espaço morto
B. Redução da concentração de hemoglobina
C. Hipoventilação
D. Aumento da fração de *shunt*
E. Redução do tempo de trânsito capilar dos eritrócitos

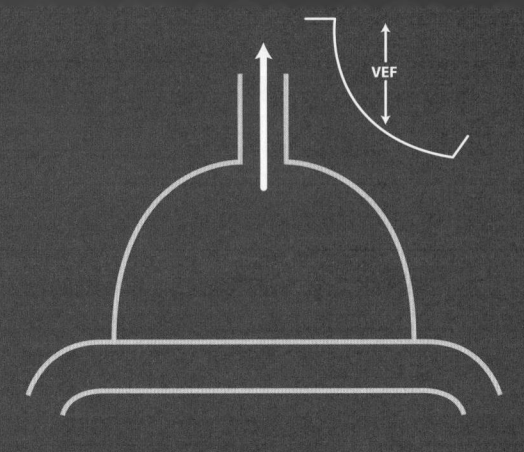

Testes de função pulmonar

Como a fisiologia respiratória é aplicada para medir a função pulmonar*

- ▶ Usos dos testes de função pulmonar
- ▶ Ventilação
  - Expiração forçada
  - Volumes pulmonares
- ▶ Difusão
- ▶ Fluxo sanguíneo
- ▶ Relações ventilação-perfusão
  - Distribuição regional da ventilação e da perfusão
  - Desequilíbrio da ventilação
  - Desequilíbrio entre as relações ventilação-perfusão
- ▶ Gases sanguíneos e pH
- ▶ Mecânica da respiração
  - Complacência pulmonar
  - Resistência das vias aéreas
  - Volume de fechamento
- ▶ Controle da ventilação
- ▶ Exercício

Este capítulo final dedica-se aos testes de função pulmonar, os quais constituem uma importante aplicação da fisiologia respiratória na prática clínica. Em primeiro lugar, consideramos a expiração forçada, um teste muito simples, porém bastante útil. Depois, temos as seções das relações ventilação-perfusão, dos gases sanguíneos, da mecânica pulmonar, do controle da ventilação e do teste de exercício cardiopulmonar. Ao compreender os princípios da fisiologia respiratória contidos nos Capítulos 1 a 9, o leitor pode entender os detalhes e a utilidade dos testes discutidos neste capítulo. Ao final do capítulo, o leitor deverá ser capaz de:

- Descrever os usos dos testes de função pulmonar.
- Utilizar o volume expiratório forçado no primeiro segundo (VEF_1), a capacidade

---

*Este capítulo é apenas uma breve introdução aos testes de função pulmonar. Uma descrição mais detalhada pode ser encontrada em West JB, Luks AM. *Fisiopatologia pulmonar de West: princípios básicos*, 10.ed. Artmed: 2023.

vital forçada (CVF) e as curvas de fluxo-volume para diferenciar entre doenças obstrutivas e restritivas.
- Descrever os diferentes métodos para avaliação do desequilíbrio entre ventilação-perfusão.
- Utilizar o gradiente alveoloarterial de P_{O_2} para determinar a causa da hipoxemia.
- Delinear os métodos para estimar a complacência pulmonar, a resistência das vias aéreas e o volume de fechamento.
- Descrever o papel do teste de exercício cardiopulmonar na avaliação de pacientes com dispneia crônica.

▶ USOS DOS TESTES DE FUNÇÃO PULMONAR

Os testes de função pulmonar são comumente usados na avaliação de dispneia crônica, fornecendo informações sobre a natureza das anormalidades fisiológicas do paciente que podem ser úteis para orientar a avaliação diagnóstica adicional e o tratamento. Eles podem ser utilizados para avaliar a resposta ao tratamento, monitorar a progressão da doença, avaliar a condição clínica para procedimentos cirúrgicos, como a ressecção pulmonar, e avaliar a incapacidade com propósitos de segurança e compensações trabalhistas. Por fim, podem ser empregados como parte de pesquisas ou análises epidemiológicas para avaliar os riscos industriais ou documentar a prevalência de doença na comunidade.

Quando usados com fins diagnósticos, o papel primário desses testes é a avaliação de problemas respiratórios *crônicos* em vez de comprometimento respiratório *agudo*. A gasometria arterial é uma exceção importante, pois, junto com os exames de imagem do tórax, a ecocardiografia e o eletrocardiograma, é essencial na avaliação de dispneia ou hipoxemia agudas.

Embora os testes de função pulmonar sejam ferramentas diagnósticas úteis, é importante mantê-los sob uma perspectiva adequada. Eles fornecem informações sobre questões fisiológicas primárias em um determinado paciente, apontando o caminho a seguir na avaliação, mas raramente fornecem um diagnóstico definitivo. Os testes podem indicar, por exemplo, que um paciente tem obstrução ao fluxo aéreo ou redução da complacência, mas há necessidade de outros dados clínicos e radiológicos para determinar a causa desses desarranjos fisiológicos. Essas questões são consideradas com mais detalhes em *Fisiopatologia pulmonar de West: princípios básicos*, 10.ed.

Alguns dos testes descritos adiante só podem ser realizados em sofisticados laboratórios de função pulmonar, enquanto outros, como a espirometria, são facilmente realizados ambulatorialmente.

▶ VENTILAÇÃO

Expiração forçada

Conforme discutido no Capítulo 7 (**Figura 7.19**), a manobra de expiração forçada, ou espirometria, fornece medidas do volume expiratório forçado (VEF) e da CVF.

Esses parâmetros são úteis na identificação da anormalidade fisiológica primária do paciente. A CVF pode estar diminuída na parte inicial ou na final (ver **Figura 10.1**). Nas doenças *restritivas*, a inspiração é limitada pela complacência reduzida do pulmão ou da parede torácica, ou pela fraqueza dos músculos inspiratórios. Na doença *obstrutiva*, a capacidade pulmonar total está, de maneira típica, aumentada acima do normal, mas a expiração cessa antes do normal. A razão para isso é o fechamento precoce das vias aéreas ocasionado pelo tônus mais elevado da musculatura lisa dos brônquios, como nos casos de asma, ou pela perda da tração radial do parênquima circundante, como no enfisema. Outras causas incluem edema das paredes brônquicas ou secreções dentro das vias aéreas.

O VEF_1 (ou $FEF_{25-75\%}$) sofre redução em decorrência do aumento da resistência das vias aéreas ou da diminuição da retração elástica do pulmão. É notavelmente independente do esforço expiratório. A razão para isso é a compressão dinâmica das vias aéreas, a qual foi discutida anteriormente (ver **Figura 7.18**). Esse mecanismo explica o porquê de a taxa de fluxo ser independente da resistência das vias aéreas a jusante do ponto de colapso, mas ser determinada pela pressão da retração elástica do pulmão e pela resistência das vias aéreas a montante do ponto de colapso. A localização do ponto de colapso se encontra nas vias aéreas de grosso calibre, pelo menos no início. Assim, tanto o aumento da resistência das vias aéreas quanto a diminuição da pressão de retração elástica do pulmão podem ser fatores importantes da redução da VEF_1, como, por exemplo, no enfisema pulmonar ou na asma.

A relação entre as duas variáveis (VEF_1/CVF) também é calculada e usada para informar o diagnóstico. Reduções nessa relação são vistas em pacientes com obstrução ao fluxo aéreo sem restrição, com o limite inferior da normalidade variando um pouco, dependendo das diretrizes usadas para a interpretação do teste.

Além dessas variáveis, a espirometria fornece outra informação útil: a *curva fluxo-volume* (ver **Figura 7.16**). A **Figura 10.1** nos faz lembrar que, após uma quantidade relativamente pequena de gás ter sido expirada, o fluxo é limitado pela compressão da via aérea e determinado pela força de retração elástica do pulmão e de resistência das vias aéreas a montante ao ponto de colapso. Nas doenças *restritivas*, a taxa de fluxo máxima está reduzida, assim como o volume total expirado. No entanto, se o fluxo está relacionado com o volume pulmonar absoluto (i.e., incluindo o volume residual, o qual não pode ser medido por uma única expiração forçada), a taxa de fluxo está, muitas vezes, anormalmente alta durante a parte final da expiração (**Figura 10.1B**). Isso pode ser explicado pelo aumento da retração pulmonar e pelo aumento da tração radial que mantêm as vias aéreas abertas. Ao contrário, nas doenças *obstrutivas*, a taxa de fluxo é muito baixa em relação ao volume pulmonar, e uma aparência escavada é, frequentemente, observada após o ponto de fluxo máximo.

A espirometria é algumas vezes realizada antes e depois da administração de um broncodilatador inalatório de ação curta. As alterações no VEF_1 e na CVF após a administração do medicamento fornecem informações adicionais sobre a função das vias aéreas da pessoa.

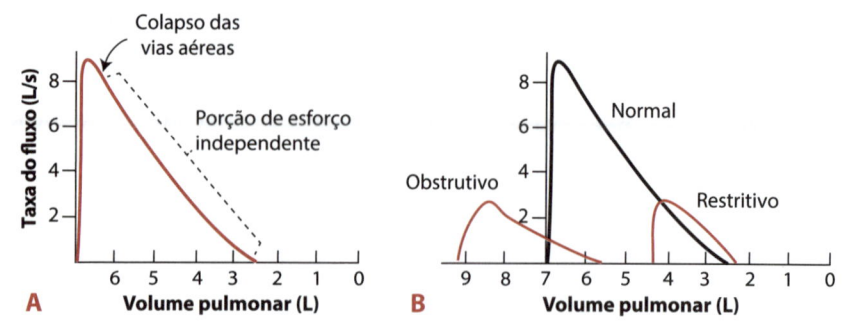

Figura 10.1 Curvas fluxo-volume obtidas pela taxa de fluxo registrada em relação ao volume durante a expiração forçada a partir da inspiração máxima. A figura exibe volumes pulmonares absolutos, embora não possam ser medidos a partir de expirações únicas. Ver o texto para mais detalhes.

Volumes pulmonares

A determinação dos volumes pulmonares pela espirometria (exceto o volume residual) e as medições da capacidade residual funcional (CRF) pela diluição do hélio e pela pletismografia de corpo inteiro já foram discutidas (ver **Figuras 2.2** a **2.4**).

A CRF também pode ser obtida pedindo-se a um indivíduo que respire O_2 a 100% por alguns minutos e eliminando-se todo o nitrogênio (N_2) pulmonar da pessoa. Suponhamos que o volume pulmonar seja V_1, que o volume total de gás exalado ao longo de sete minutos seja V_2 e que sua concentração de N_2 seja C_2. Sabemos que a concentração de N_2 no pulmão antes da eliminação era de 80%, e podemos medir a concentração que permaneceu no pulmão retirando uma amostra do gás expirado final com um medidor de N_2 nos lábios. Chamamos isso de concentração C_3. Dessa forma, supondo que não haja alteração na quantidade de N_2, podemos escrever: $V_1 \times 380 = (V_1 \times C_3) + (V_2 \times C_2)$. Assim, V_1 pode ser calculado. Uma desvantagem desse método é que a concentração de nitrogênio no gás coletado durante sete minutos é muito baixa, o que leva um pequeno erro de medição a ocasionar um grande erro no cálculo do volume pulmonar. Além disso, parte do N_2 eliminado provém dos tecidos corporais, e isso precisa ser levado em conta. Esse método, como a técnica de difusão do hélio, mede apenas o volume do pulmão ventilado, enquanto, como vimos na discussão da **Figura 2.4**, o método da pletismografia de corpo inteiro inclui o gás alçaponado nas vias aéreas fechadas.

A mensuração do espaço morto anatômico pelo método de Fowler foi descrita previamente (ver **Figura 2.6**).

▶ DIFUSÃO

Os princípios da medição da capacidade de difusão do monóxido de carbono pelo método da respiração única foram discutidos no Capítulo 3. A capacidade de difusão de O_2 é muito difícil de ser medida, sendo realizada apenas em procedimentos de pesquisa.

▶ FLUXO SANGUÍNEO

A mensuração do fluxo sanguíneo pulmonar total pelo princípio de Fick e pelo método de diluição do indicador foi discutida no Capítulo 4.

▶ RELAÇÕES VENTILAÇÃO-PERFUSÃO

Distribuição regional da ventilação e da perfusão

As diferenças regionais de ventilação e fluxo de sangue podem ser medidas por meio da utilização do xenônio radioativo, conforme brevemente descrito antes (ver **Figuras 2.7** e **4.7**).

Desequilíbrio da ventilação

Pode ser medido pelos métodos da respiração única e das respirações múltiplas. O *método da respiração única* é muito parecido com aquele descrito por Fowler para medir o espaço morto anatômico (**Figura 2.6**). Lá, vimos que, se a concentração de N_2 nos lábios for medida após a respiração única de O_2, a concentração de N_2 do gás alveolar expirado é quase uniforme, originando um "platô alveolar" quase horizontal. Isso reflete a diluição aproximadamente uniforme do gás alveolar pelo O_2 inspirado. Em contrapartida, em pacientes portadores de doença pulmonar, a concentração de N_2 alveolar continua a crescer durante a expiração. Isso é causado pela diluição desigual do N_2 alveolar pelo O_2 inspirado.

O motivo pelo qual a concentração se eleva é o esvaziamento, por último, dos alvéolos pouco ventilados (aqueles nos quais o N_2 foi menos diluído), presumivelmente porque possuem constantes de tempo longas (ver **Figuras 7.20** e **10.4**). Na prática, a alteração na porcentagem da concentração de N_2 entre 750 e 1.250 mL de volume expirado é, muitas vezes, usada como índice de ventilação desigual. Esse teste é simples, rápido e útil.

O *método das respirações múltiplas* se baseia na taxa de eliminação de N_2, como demonstrado na **Figura 10.2**. O indivíduo é conectado a uma fonte de O_2 a 100%, e um medidor de N_2 de resposta rápida analisa o gás nos lábios. Se a ventilação do pulmão fosse uniforme, a concentração de N_2 seria reduzida na mesma *fração* a cada respiração. Por exemplo, se o volume corrente (excluindo o espaço morto) fosse igual à CVF, a concentração de N_2 se reduziria pela metade a cada respiração. Em geral, a concentração de N_2 é $CRF/[CRF + (V_C - V_M)]$ vezes aquela da respiração anterior, onde V_C e V_M constituem o volume corrente e o espaço morto anatômico, respectivamente. Uma vez que o N_2 é reduzido pela mesma fração em cada respiração, o desenho do log da concentração de N_2 em relação ao número de respirações seria uma linha reta (ver **Figura 10.2**) se o pulmão se comportasse como um compartimento único, ventilado de maneira uniforme. Esse é quase o caso de uma pessoa normal.

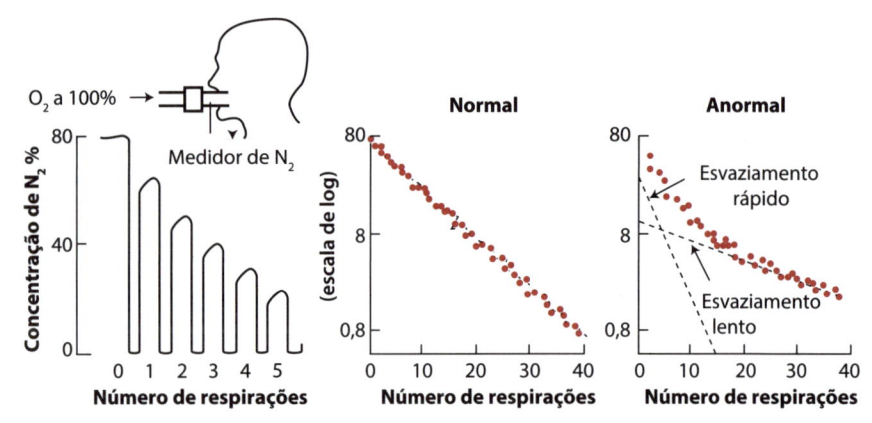

Figura 10.2 Eliminação de N_2 obtida quando um indivíduo inala O_2 a 100%. Pulmões normais fornecem gráfico quase linear da concentração de N_2 em relação ao número de respirações em um papel semilogarítmico, mas esse gráfico não é linear quando a ventilação desigual está presente.

Em pacientes portadores de doença pulmonar, entretanto, a ventilação não uniforme origina um gráfico curvado, pois as diferentes unidades pulmonares apresentam seus N_2 diluídos em taxas distintas. Dessa maneira, os alvéolos com ventilação rápida promovem a queda inicial rápida de N_2, enquanto os espaços com ventilação lenta são responsáveis pela longa cauda da eliminação (ver **Figura 10.2**).

Desequilíbrio entre as relações ventilação-perfusão

Uma forma de avaliar o desequilíbrio entre a ventilação e o fluxo sanguíneo dentro de pulmões doentes é aquela apresentada por Riley, que se baseia nas medições de P_{O_2} e P_{CO_2} no sangue arterial e no gás expirado (os princípios foram brevemente descritos no Capítulo 5). Na prática, o gás expirado e o sangue arterial do paciente são coletados ao mesmo tempo, e vários índices do desequilíbrio entre ventilação-perfusão são computados.

Uma medida útil é a do gradiente *alveoloarterial de P_{O_2}*. Vimos, na **Figura 5.11**, como ele se desenvolve em decorrência das diferenças regionais de troca gasosa no pulmão normal. A **Figura 10.3** constitui um diagrama O_2-CO_2 que nos permite examinar esse desenvolvimento mais de perto. Primeiro, suponhamos que não exista desequilíbrio entre ventilação-perfusão e que todas as unidades pulmonares estejam representadas pelo ponto (i) na linha de ventilação-perfusão. Isso é conhecido como ponto "ideal". Agora, à medida que o desequilíbrio entre ventilação-perfusão se desenvolve, as unidades pulmonares começam a se dispersar para longe do ponto (i) em direção a (v̄) (relações ventilação-perfusão baixas) e (I) (relações ventilação-perfusão altas) (compare com a **Figura 5.7**). A barra sobre o v se refere ao sangue venoso misto. Quando isso acontece, o sangue capilar misto (a) e o gás alveolar misto (A) também divergem a partir de (i). Essa discrepância ocorre ao longo das linhas

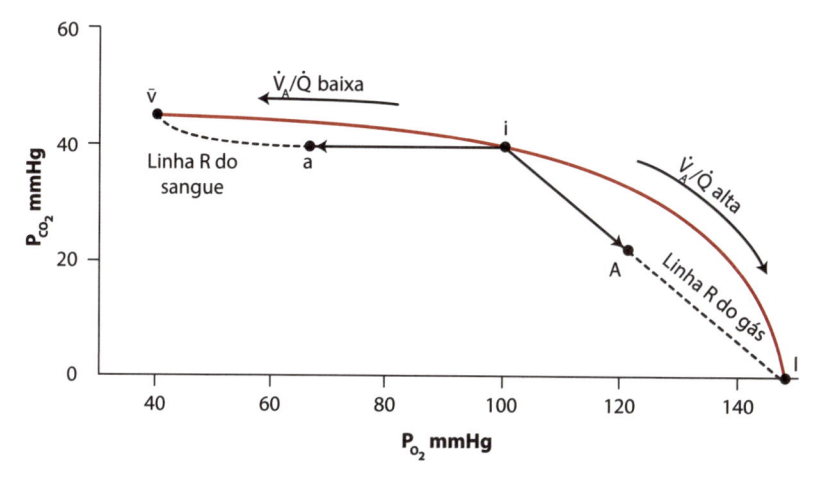

Figura 10.3 Diagrama O_2-CO_2, demonstrando o ponto ideal (i), isto é, a composição hipotética do gás alveolar e do sangue capilar final quando não existe desequilíbrio entre ventilação-perfusão. À medida que o desequilíbrio se desenvolve, os pontos arterial (a) e alveolar (A) divergem ao longo de suas respectivas linhas R (quociente respiratório). O gradiente alveoloarterial de P_{O_2} misto constitui a distância horizontal entre os pontos.

(i) para ($\bar{v}$) e (i) para (I), as quais representam um quociente respiratório constante (eliminação de CO_2/captação de O_2), pois isso é determinado pelo metabolismo dos tecidos corporais.*

A distância horizontal entre (A) e (a) representa o gradiente *alveoloarterial de O_2 (misto)*. Na prática, ela apenas pode ser medida com facilidade se a ventilação for essencialmente uniforme, mas o fluxo de sangue desigual, pois só depois uma amostra representativa do gás alveolar misto pode ser obtida. Às vezes, esse é o caso da embolia pulmonar. Com mais frequência, calcula-se a diferença da P_{O_2} entre o gás alveolar ideal e o sangue arterial – gradiente *alveoloarterial de O_2 (ideal)*. É possível estimar a P_{O_2} alveolar ideal a partir da equação do gás alveolar que relaciona a P_{O_2} de qualquer unidade pulmonar à composição do gás inspirado, ao quociente respiratório e à P_{CO_2} da unidade. No caso dos alvéolos ideais, a P_{CO_2} é tomada como a mesma do sangue arterial, pois a linha ao longo da qual o ponto (i) se move é quase horizontal. Observe que esse gradiente alveoloarterial de P_{O_2} é ocasionado pelas unidades entre (i) e ($\bar{v}$), ou seja, aquelas com relações ventilação-perfusão baixas. Ao calcular a P_{O_2} alveolar ideal, é necessário conhecer a P_{O_2} inspirada, o que pode ser difícil, por exemplo, se o paciente estiver recebendo oxigênio por cânula nasal ou algum outro dispositivo de administração de oxigênio. Essa informação é mais facilmente obtida se a pessoa estiver respirando ar ambiente ou recebendo oxigênio por ventilação mecânica.

---

*Nessa descrição necessariamente simplificada, alguns detalhes foram omitidos. Por exemplo, o ponto do sangue venoso misto sofre alteração quando o desequilíbrio entre ventilação-perfusão se desenvolve.

Outros dois índices de desequilíbrio entre ventilação-perfusão são frequentemente calculados. Um deles é o *shunt fisiológico* (também chamado de *mistura venosa*). Para isso, suponhamos que todo o movimento para a esquerda do ponto arterial (a) para longe do ponto ideal (i) (i.e., a hipoxemia) seja causado pela adição de sangue venoso misto ($\bar{v}$) ao sangue ideal (i). Isso não é tão ilusório quanto parece à primeira vista, pois as unidades com relações ventilação-perfusão muito baixas liberam sangue que apresenta essencialmente a mesma composição do sangue venoso misto (ver as **Figuras 5.6** e **5.7**). Na prática, a equação do *shunt* (ver **Figura 5.3**) é usada da seguinte forma:

$$\frac{\dot{Q}_{PS}}{\dot{Q}_T} = \frac{Ci_{O_2} - Ca_{O_2}}{Ci_{O_2} - C\bar{v}_{O_2}}$$

onde $\dot{Q}_{PS}/\dot{Q}_T$ se refere à relação entre o *shunt* fisiológico e o fluxo total. A partir da curva de dissociação de O_2 e P_{O_2} ideal, se calcula a concentração de O_2 do sangue ideal.

O outro índice é o *espaço morto alveolar*. Suponhamos, aqui, que todo o movimento do ponto alveolar (A) para longe do ponto ideal (i) seja ocasionado pela adição do gás inspirado (I) ao gás ideal. Mais uma vez, essa não é uma noção fútil, como pode, a princípio, parecer, pois as unidades com relações ventilação-perfusão muito altas se comportam de forma muito parecida com o ponto (I). Depois de tudo, uma unidade com relação ventilação-perfusão infinitamente alta contém gás que apresenta a mesma composição que o gás inspirado (ver **Figuras 5.6** e **5.7**). A equação de Bohr para o espaço morto (ver Capítulo 2) é usada da seguinte maneira:

$$\frac{V_{EM_{alv}}}{V_{AC}} = \frac{Pi_{CO_2} - PA_{CO_2}}{Pi_{CO_2}}$$

onde A se refere ao gás alveolar expirado. O resultado é chamado de *espaço morto alveolar* para diferenciá-lo do *espaço morto anatômico*, ou seja, o volume das vias aéreas de condução. Uma vez que o gás alveolar expirado é, muitas vezes, difícil de ser coletado sem que sofra contaminação do espaço morto anatômico, o CO_2 expirado misto é medido. O resultado é chamado de *espaço morto fisiológico*, o qual inclui componentes dos espaços morto alveolar e anatômico. Já que a P_{CO_2} do gás ideal é muito próxima àquela do sangue arterial (ver **Figura 10.3**), a equação para o espaço morto fisiológico é:

$$\frac{V_{EM_{fisio}}}{V_{AC}} = \frac{Pa_{CO_2} - P_{E_{CO_2}}}{Pa_{CO_2}}$$

O valor normal de espaço morto fisiológico é de cerca de 30% do volume de ar corrente em repouso e compreende quase completamente o espaço morto anatômico. Em pessoas saudáveis, ele diminui com o exercício, enquanto nas doenças pulmonares agudas e crônicas, ele pode aumentar para 50% ou mais devido à presença de desequilíbrio entre ventilação-perfusão.

▶ GASES SANGUÍNEOS E PH

P_{O_2}, P_{CO_2} e pH são facilmente medidos em amostras de sangue com eletrodos de hemogasometria. Um eletrodo de vidro é usado para medir o pH de todo o sangue. O eletrodo de P_{CO_2} é, na verdade, um pequeno medidor de pH no qual uma solução tampão de bicarbonato é separada da amostra do sangue por uma fina membrana. Quando o dióxido de carbono se difunde pela membrana a partir do sangue, o pH do tampão se altera de acordo com a relação de Henderson-Hasselbalch. O medidor de pH realiza, então, a leitura da P_{CO_2}. O eletrodo de O_2 consiste em um polarógrafo, isto é, um dispositivo que, quando suprido com a voltagem adequada, fornece uma corrente-minuto proporcional à quantidade de O_2 dissolvido. Na prática, os três eletrodos são dispostos de modo a fornecer suas saídas no mesmo medidor por meio de dispositivo adequado, possibilitando a análise completa da amostra de sangue em alguns minutos.* Algumas vezes, a saturação de O_2 no sangue arterial e a no sangue venoso misto são também medidas com um instrumento chamado de cooxímetro. A cooximetria também pode ser usada para medir a quantidade de carboxi e metemoglobina.

Vimos, no Capítulo 5, que existem quatro causas de P_{O_2} arterial baixa ou hipoxemia: (1) hipoventilação, (2) comprometimento da difusão, (3) *shunt* e (4) desequilíbrio entre ventilação-perfusão. A P_{O_2} arterial também pode estar reduzida se o valor inspirado for baixo, como é o caso, por exemplo, das grandes altitudes.

Na distinção entre essas causas, mantenha em mente que a hipoventilação está *sempre* associada à P_{CO_2} elevada, e que, apenas quando há presença de *shunt*, a P_{O_2} arterial não consegue subir ao nível esperado quando O_2 a 100% for administrado. Em pulmões doentes, a difusão comprometida sempre vem acompanhada do desequilíbrio entre ventilação-perfusão, e, de fato, normalmente é impossível determinar quanto de hipoxemia é atribuído à difusão defeituosa.

Existem duas causas de aumento da P_{CO_2} arterial: (1) hipoventilação e (2) desequilíbrio entre ventilação-perfusão. Esta última nem *sempre* acarreta a retenção de CO_2, pois quaisquer tendências de elevação da P_{CO_2} arterial enviam sinais aos centros respiratórios por intermédio dos quimiorreceptores a fim de incrementar a ventilação e, dessa forma, manter a P_{CO_2} baixa. O fato de que a curva de dissociação do CO_2 é íngreme e quase reta na faixa fisiológica ajuda a reduzir a P_{CO_2} quando a ventilação aumenta. Entretanto, na ausência dessa ventilação aumentada, a P_{CO_2} precisa elevar-se. Alterações nos gases sanguíneos em diferentes tipos de hipoxemia se encontram resumidas na Tabela 6.3.

A avaliação do estado ácido-básico do sangue foi abordada no Capítulo 6.

---

*N. de R.T. É importante ressaltar que aspectos técnicos podem afetar o resultado da gasometria arterial e provocar erros analíticos. Entre eles, destacam-se a demora entre a coleta e a análise do sangue, o uso excessivo de heparina na seringa e a contaminação com sangue venoso.

▶ MECÂNICA DA RESPIRAÇÃO

Complacência pulmonar

A complacência é definida como a alteração de volume por unidade de pressão do pulmão. Para obtê-la, precisamos conhecer a pressão intrapleural. Na prática, a pressão esofágica é medida quando a pessoa deglute um pequeno balão na extremidade de um cateter. A pressão esofágica não é idêntica à intrapleural, mas reflete suas alterações de pressão muito bem. A medida não é confiável nas pessoas em posição supina em razão da interferência do peso das estruturas mediastinais.

Uma forma simples de medir a complacência é pedir a uma pessoa que expire a partir da capacidade pulmonar total em um espirômetro, em etapas de, por exemplo, 500 mL, e medir a pressão esofágica simultaneamente (complacência dinâmica). A glote precisa estar aberta, e o pulmão precisa se estabilizar por alguns segundos após cada etapa. Dessa maneira, obtém-se a curva pressão-volume similar à linha superior na **Figura 7.3**. Toda a curva constitui a maneira mais informativa de registrar o comportamento elástico do pulmão. É possível calcular índices do formato da curva. Observe que a complacência, a qual constitui a inclinação da curva, varia de acordo com o volume pulmonar usado. É convencional registrar a inclinação sobre o litro acima da CRF medida durante a desinsuflação. Mesmo assim, a medida não é muito reprodutível.

A complacência pulmonar também pode ser medida durante a respiração de repouso, como demonstrado na **Figura 7.13** (complacência estática). Aqui, podemos usar o fato de que, nos pontos com ausência de fluxo (final da inspiração ou expiração), a pressão intrapleural reflete apenas as forças de retração elástica, e não aquelas associadas ao fluxo aéreo. Assim, a diferença de volume dividida pela diferença de pressão nesses pontos consiste na complacência.

Esse método não é válido em pacientes com doenças das vias aéreas, pois a variação nas constantes de tempo por todo o pulmão significa que o fluxo ainda existe dentro do pulmão quando cessa na boca. A **Figura 10.4** demonstra que, se considerarmos uma região pulmonar que apresenta uma via aérea parcialmente obstruída, ela ficará sempre para trás do resto do pulmão (compare com a **Figura 7.20**). De fato, ela pode continuar a encher quando o resto do pulmão já tiver começado a esvaziar, com o problema de que gás se move para dentro dela a partir das unidades pulmonares adjacentes – então denominado *efeito de redistribuição do gás* (*pendelluft*). Conforme a frequência respiratória aumenta, a proporção do volume corrente que vai para essa região parcialmente obstruída se torna cada vez menor. Assim, cada vez menos o pulmão participa das alterações de volume corrente, e, desse modo, o órgão parece se tornar menos complacente.

As pressões máximas inspiratória e expiratória também podem ser medidas para determinar se um paciente com um padrão restritivo na espirometria tem um distúrbio neuromuscular. Os pacientes com fraqueza diafragmática isolada apresentam redução apenas da pressão inspiratória, enquanto aqueles com doença neuromuscular difusa apresentam redução das pressões inspiratória e expiratória.

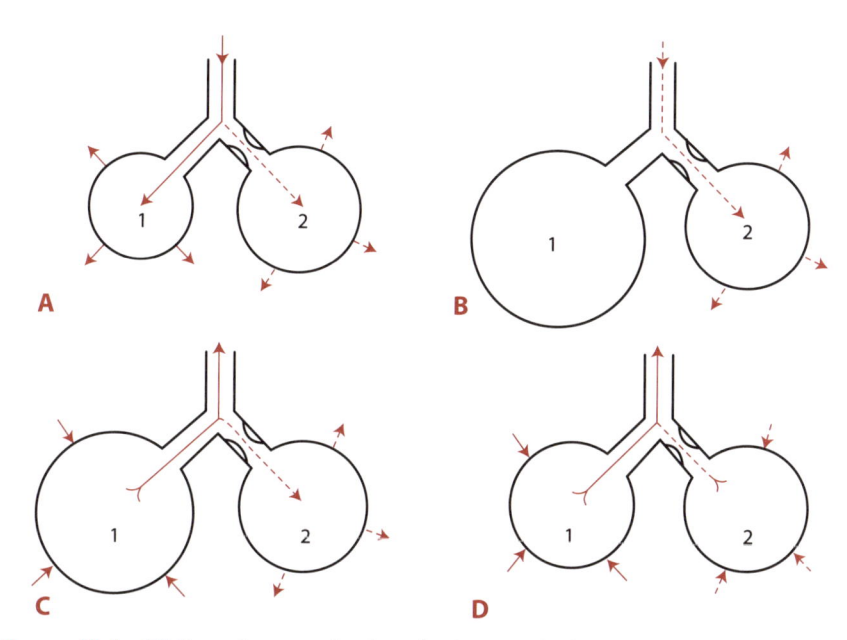

Figura 10.4 Efeitos das constantes de tempo desiguais sobre a ventilação. O compartimento 2 apresenta uma via aérea parcialmente obstruída e, portanto, uma constante de tempo longa (compare com a **Figura 7.20**). Durante a inspiração (**A**), o gás demora a entrar no compartimento 2 e, portanto, continua a encher após o resto do pulmão (*1*) ter cessado a movimentação (**B**). De fato, ao início da expiração (**C**), a região anormal (*2*) pode continuar inalando enquanto o resto do pulmão já começou a exalar. Em (**D**), ambas as regiões estão exalando, porém o compartimento 2 fica atrás do compartimento 1. Em frequências mais altas, o volume corrente para a região anormal se torna progressivamente menor.

Resistência das vias aéreas

A resistência das vias aéreas constitui a diferença de pressão entre os alvéolos e a boca por unidade de fluxo aéreo. Pode ser medida em um pletismógrafo de corpo inteiro (**Figura 10.5**).

Antes da inspiração, a pressão na cabine é atmosférica. Ao início da inspiração, a pressão nos alvéolos diminui à medida que o gás alveolar se expande pela variação do volume (ΔV). Isso comprime o gás na cabine e, a partir dessa alteração, a pressão ΔV pode ser calculada (compare com a **Figura 2.4**). Se o volume pulmonar for conhecido, ΔV pode ser convertida em pressão alveolar por meio da lei de Boyle. Mede-se o fluxo de maneira simultânea e, assim, obtém-se a resistência das vias aéreas. É possível conseguir a medida durante a expiração da mesma forma. O volume pulmonar é determinado conforme descrito na **Figura 2.4**.

Também é possível medir a resistência das vias aéreas durante a respiração normal a partir do registro da pressão intrapleural obtida de um balão esofágico (ver **Figura 7.13**). Entretanto, nesse caso, a resistência da viscosidade tecidual também

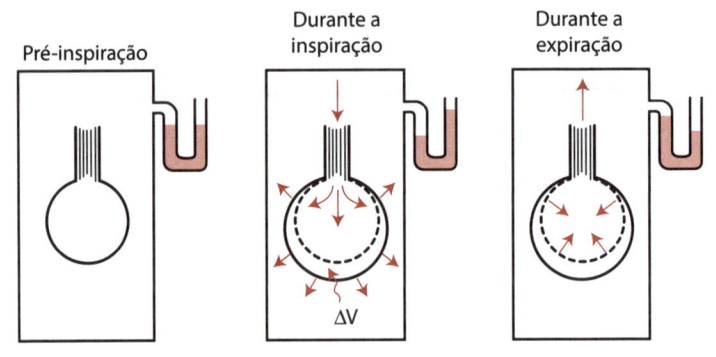

Figura 10.5 Mensuração da resistência das vias aéreas com a pletismografia de corpo inteiro. Durante a inspiração, o gás alveolar é expandido, e, assim, a pressão da cabine se eleva. A partir disso, a pressão alveolar pode ser calculada. A diferença entre a pressão alveolar e a da boca, dividida pelo fluxo, fornece a resistência da via aérea (ver o texto). (Modificada de Comroe JH. *The Lung: Clinical Physiology and Pulmonary Function Tests*. 2nd ed. Chicago, IL: Year Book; 1965. Copyright © 1965 Elsevier. Com permissão.)

é incluída (ver Capítulo 7). A pressão intrapleural reflete dois grupos de forças, aquelas que se opõem à retração elástica do pulmão e aquelas que se sobrepõem à resistência ao ar e ao fluxo tecidual. É possível subtrair a pressão causada pelas forças de retração elástica durante a respiração tranquila, pois é proporcional ao volume pulmonar (se a complacência for constante). A subtração é realizada com um circuito elétrico. Temos, então, uma ilustração da pressão em relação ao fluxo que origina (vias aéreas + tecido) a resistência. Esse método não é satisfatório em pulmões com doenças graves das vias aéreas, porque as constantes de tempo desiguais não permitem que todas as regiões se movam juntas (ver **Figura 10.4**).*

Volume de fechamento

É possível pesquisar uma doença das vias aéreas por meio da utilização da eliminação de N_2 de uma única respiração (ver **Figura 2.6**) e, assim, explorar as diferenças regionais da ventilação (ver **Figuras 7.8** e **7.9**). Suponhamos que uma pessoa realize respiração de O_2 a 100% e que, durante a exalação subsequente, a concentração de N_2 nos lábios seja medida (**Figura 10.6**). Quatro fases podem ser reconhecidas.

Primeiro, o espaço morto puro é expirado (1), seguido da mistura de espaço morto e gás alveolar (2) e, depois, gás alveolar puro (3). Em direção ao final da expiração, observa-se um aumento abrupto na concentração de N_2 (4). Isso sinaliza o fechamento das vias aéreas na base pulmonar (ver **Figura 7.9**) e é causado pelo esva-

---

*N. de R.T. A resistência das vias aéreas também pode ser medida pelo método da oscilometria de impulso. Esse método consiste em um equipamento que emite ondas em diversas frequências e mede seu retorno, cuja diferença pode estimar a resistência das vias aéreas, inclusive separando o componente proximal do distal. O paciente respira em volume de ar corrente, o que facilita a execução da manobra.

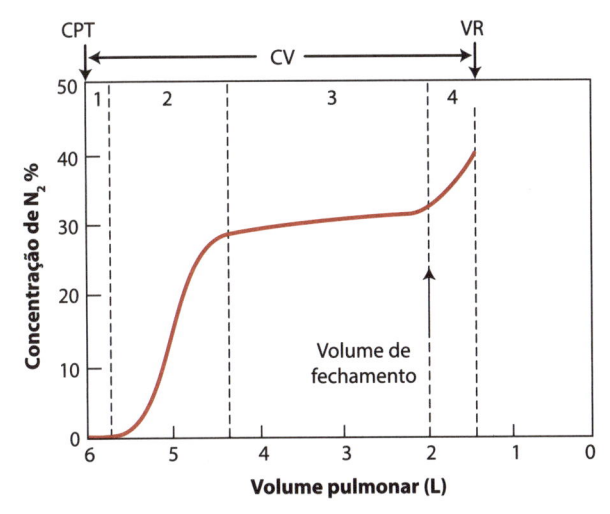

Figura 10.6 Mensuração do volume de fechamento. Se uma inspiração de capacidade vital de O_2 a 100% for seguida por uma expiração completa, quatro fases na concentração de N_2 medida nos lábios poderão ser reconhecidas (ver o texto). A última é causada pelo esvaziamento preferencial da parte superior do pulmão após as vias aéreas das zonas inferiores terem se fechado.

ziamento preferencial do ápice, o qual apresenta concentração de N_2 relativamente alta. A razão para o N_2 mais alto no ápice é a expansão menor dessa região durante a respiração vital total de O_2 (ver **Figura 7.9**), e, com isso, menos N_2 é diluído com O_2. Assim, o volume pulmonar no qual as vias aéreas dependentes começam a se fechar pode ser obtido a partir do traçado.

Em indivíduos jovens normais, o volume de fechamento é de cerca de 10% da capacidade vital (CV). Ele aumenta gradativamente com a idade e é igual a 40% da CV, isto é, a CRF, em torno dos 65 anos. As doenças em estágios iniciais nas vias aéreas de pequeno calibre aparentemente aumentam o volume de fechamento. Algumas vezes, é relatada a *capacidade de fechamento*. Trata-se do volume de fechamento mais o volume residual.

▶ CONTROLE DA VENTILAÇÃO

É possível medir a responsividade dos quimiorreceptores e do centro respiratório ao CO_2 quando um indivíduo respira várias vezes em um saco de borracha, como discutido no Capítulo 8. Vimos que a P_{O_2} alveolar também afeta a ventilação, por isso, se a resposta apenas ao CO_2 for solicitada, a P_{O_2} inspirada deve ser mantida acima de 200 mmHg para evitar o estímulo hipóxico. A resposta ventilatória à hipoxia pode ser medida de maneira similar se a pessoa respira várias vezes a partir de um saco com P_{O_2} baixa, mas P_{CO_2} constante.

▶ EXERCÍCIO

Informações adicionais sobre as funções cardíaca e pulmonar podem geralmente ser obtidas com um teste de exercício cardiopulmonar. Conforme discutido no início do Capítulo 9, o pulmão em repouso possui grandes reservas; sua ventilação, seu fluxo sanguíneo, sua transferência de O_2 e CO_2 e sua capacidade de difusão podem ser diversas vezes aumentados com o exercício. O exercício estressa esses sistemas e é capaz de revelar anormalidades que podem não estar presentes em repouso.

Os métodos de exercício controlado incluem a esteira e a bicicleta ergométrica. As pessoas se exercitam com níveis continuamente progressivos de esforço enquanto são feitas várias mensurações, incluindo ventilação total, frequência respiratória, frequência cardíaca, pressão arterial, eletrocardiograma, captação de O_2, eliminação de CO_2, quociente respiratório e gasometria arterial. Essas medidas podem ser usadas para quantificar o grau de limitação e identificar se o exercício é limitado por problemas na função cardíaca, na capacidade ventilatória ou na capacidade de trocar gases através da membrana alveoloarterial. Assim, elas podem ser muito úteis na avaliação de dispneia crônica quando outros testes não revelarem uma etiologia clara.

CONCEITOS-CHAVE

1. As mensurações de uma expiração forçada única são de simples realização e, normalmente, muito informativas. Padrões específicos ocorrem na doença pulmonar obstrutiva e na restritiva.
2. Os gases do sangue arterial podem ser rapidamente medidos com eletrodos de hemogasometria, sendo essas informações, muitas vezes, fundamentais no manejo do paciente crítico.
3. O grau de desequilíbrio entre ventilação-perfusão em um pulmão doente pode ser avaliado a partir do cálculo do gradiente alveoloarterial de P_{O_2} de uma amostra de sangue arterial.
4. É possível medir os volumes pulmonares e a resistência das vias aéreas em um pletismógrafo de corpo inteiro de maneira relativamente fácil.
5. O teste de exercício cardiopulmonar pode ser útil na identificação da causa da limitação do paciente para os exercícios.

❓ TESTE SEU CONHECIMENTO

Para cada questão, escolha a melhor resposta.

1. Uma mulher de 66 anos apresenta uma história de 9 meses com dispneia progressiva aos esforços. A espirometria revela um VEF_1 significativamente menor do que o previsto com base em sua idade, altura e sexo; uma CVF menor do que o previsto; e

uma redução na relação VEF₁/CVF. Qual das seguintes alternativas poderia explicar esses resultados?

A. Redução da retração elástica pulmonar
B. Redução do número de capilares pulmonares
C. Alterações fibróticas no espaço intersticial
D. Aumento da tração radial sobre as vias aéreas
E. Espessamento da membrana alveoloarterial

2. Um paciente recebe um volume corrente de 600 mL por respiração enquanto está sob ventilação mecânica invasiva por insuficiência respiratória aguda. Durante a ronda da manhã, são obtidos os dados mostrados na tabela a seguir.

pH	P_{O_2} arterial (mmHg)	P_{CO_2} arterial (mmHg)	P_{CO_2} expirado (mmHg)	P_{CO_2} expirada mista (mmHg)
7,33	69	42	36	21

Com base nessas informações, qual é o volume do espaço morto fisiológico nesse paciente?

A. 85 mL
B. 150 mL
C. 250 mL
D. 300 mL
E. 450 mL

3. Um homem de 30 anos, saudável, é levado à emergência após uma *overdose* de medicamentos opiáceos para dor. Na chegada, ele apresentava saturação de oxigênio de 85% em ar ambiente, o que melhora para 98% ao receber oxigênio por cânula nasal com fluxo de 2 L/min. Ele apresenta respiração superficial com frequência de 6 respirações/minuto, e a radiografia torácica não mostra opacidades pulmonares. Qual das seguintes alternativas seria esperada na investigação adicional do paciente se ele estivesse recebendo ar ambiente?

A. Redução do bicarbonato
B. Redução da P_{aCO_2}
C. Redução do pH
D. Aumento do gradiente alveoloarterial de P_{O_2}
E. Aumento da fração de *shunt*

4. Um monitor de pressão esofágica é usado para estimar a pressão pleural durante o ciclo respiratório em duas pessoas de idade e estatura iguais. Antes de iniciar a inspiração, cada pessoa tem uma capacidade residual funcional de 2,5 litros e uma pressão pleural estimada de –5 cm H₂O. Cada indivíduo faz uma pausa com a glote aberta após a inalação de um total de 0,5 litro de ar. Durante essa pausa, o Indivíduo 1 tem uma pressão pleural estimada de –10 cm H₂O, enquanto o Indivíduo 2 tem uma pressão pleural estimada de –15 cm H₂O. Qual das seguintes alternativas poderia explicar a pressão pleural estimada no Indivíduo 2 em comparação com aquela medida no Indivíduo 1?

A. Edema de mucosa da via aérea
B. Redução da retração elástica

C. Aumento das secreções na via aérea
D. Aumento da resistência vascular pulmonar
E. Fibrose pulmonar

5. Dois pacientes fazem uma respiração da capacidade vital com oxigênio a 100%. As alterações na concentração de N_2 durante a expiração são mostradas para cada paciente na figura a seguir. Qual dos seguintes está provavelmente reduzido no Paciente 2 (linha vermelha) em comparação com o Paciente 1 (linha preta)?

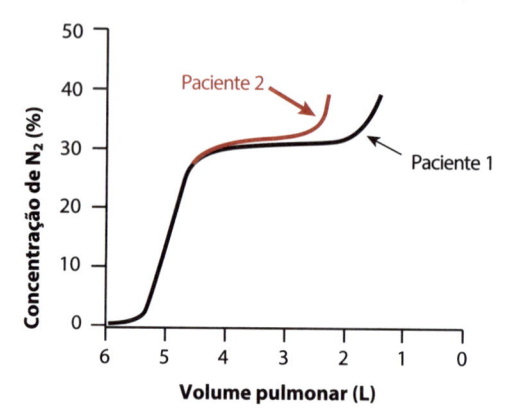

A. Espaço morto anatômico
B. Retração da parede torácica
C. Concentração de hemoglobina
D. Complacência do parênquima pulmonar
E. Tração radial sobre as vias aéreas

6. Um paciente com longa história de tabagismo pesado é submetido a testes de função pulmonar como parte de uma avaliação para dispneia crônica. A espirometria demonstra VEF_1 de 1,25 L (45% do previsto), CVF de 3,0 L (65% do previsto) e relação VEF_1/CVF de 0,42. Os volumes pulmonares são subsequentemente medidos usando-se a lavagem (*washout*) de N_2 e a pletismografia corporal total. Qual das seguintes alternativas seria esperada ao se comparar os resultados dessas duas medidas?

A. Maior valor com a lavagem de N_2
B. Menor valor com a lavagem de N_2
C. Nenhuma diferença entre as duas medidas

7. O teste de lavagem de N_2 com múltiplas respirações é realizado como parte da avaliação de um homem com dispneia crônica. O gráfico do log da concentração de N_2 *versus* o número de respirações revela duas fases distintas, com a concentração de N_2 diminuindo rapidamente na primeira fase e mais lentamente na outra. Qual das seguintes alternativas poderia explicar essa observação?

A. Redução da concentração de hemoglobina
B. Redução dos estímulos eferentes de quimiorreceptores periféricos
C. Redução do número de capilares pulmonares
D. Ventilação não uniforme

E. Espessamento da membrana alveolocapilar

8. Uma mulher de 33 anos desenvolve insuficiência respiratória hipoxêmica grave como complicação de pneumonia, sendo tratada com ventilação mecânica. A concentração de oxigênio inspirado é aumentada para 100% logo após a intubação, e uma gasometria arterial gera os seguintes resultados: pH de 7,32, P_{CO_2} de 34, P_{O_2} de 70 mmHg e HCO_3^- de 16 mEq/L. Qual dos mecanismos a seguir é provavelmente responsável pela hipoxemia da paciente?

A. Hipoventilação
B. Comprometimento da difusão
C. *Shunt*
D. Desequilíbrio entre ventilação-perfusão
E. Hipoventilação e desequilíbrio entre ventilação-perfusão

APÊNDICE A

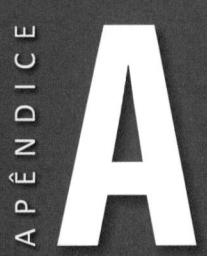

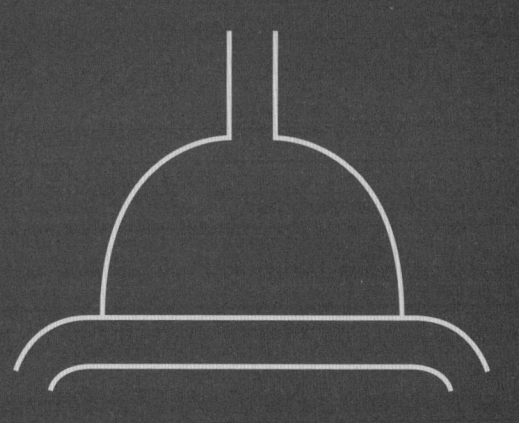

Símbolos, unidades e equações

▶ SÍMBOLOS

Símbolos primários

C	Concentração de gás no sangue
F	Concentração fracionada em gás seco
P	Pressão ou pressão parcial
Q	Volume de sangue
$\dot{Q}$	Volume de sangue por unidade de tempo
R	Quociente respiratório
S	Saturação de hemoglobina com O_2
V	Volume de gás
$\dot{V}$	Volume de gás por unidade de tempo

Símbolos secundários para as fases do gás

A	Alveolar
B	Barométrico
EM	Espaço morto
E	Expiração

EF	Expiratório final
I	Inspiração
L	Pulmões
AC	Ar corrente

Símbolos secundários para a fase do sangue

a	Arterial
c	Capilar
c'	Capilar final
i	Ideal
v	Venoso
$\bar{v}$	Venoso misto

Exemplos

Concentração de O_2 no sangue arterial, C_{aO_2}
Concentração fracionada de N_2 no gás expirado, F_{EN_2}
Pressão parcial de O_2 no sangue venoso misto, $P\bar{v}_{O_2}$

▶ UNIDADES

Neste livro, foram usadas unidades métricas tradicionais. As pressões são dadas em mmHg; o torr é uma unidade quase idêntica.

Na Europa, as unidades do SI (*Système International*) são usadas comumente. A maioria delas é familiar, porém o quilopascal, a unidade de pressão, é menos conhecida a princípio. Um quilopascal = 7,5 mmHg (aproximadamente).

▶ EQUAÇÕES

Leis dos gases

A lei geral dos gases é: $PV = RT$

onde T é temperatura, e R, uma constante. Essa equação é usada para corrigir volumes de gases em relação às alterações de pressão de vapor de água e temperatura. Por exemplo, a ventilação é convencionalmente relatada como BTPS, isto é, temperatura corporal (37 °C), pressão ambiente e saturada com vapor de água, pois corresponde posteriormente às alterações de volume pulmonar. Em contrapartida, os volumes dos gases no sangue são expressos como STPD, isto é, temperatura

(0 °C ou 273 K) e pressão-padrão (760 mmHg) e seco, como é usual em química. Para converter um volume de gás em BTPS para um volume em STPD, multiplique por

$$\frac{273}{310} \times \frac{P_B - 47}{760}$$

onde 47 mmHg constitui a pressão do vapor de água a 37 °C.

A *lei de Boyle* $\quad P_1V_1 = P_2V_2$ (temperatura constante)

e

a lei de Charles $\quad \dfrac{V_1}{V_2} = \dfrac{T_1}{T_2}$ (pressão constante)

constituem casos especiais da lei geral dos gases.

A *lei de Avogadro* afirma que volumes iguais de gases diferentes nas mesmas temperatura e pressão contêm a mesma quantidade de moléculas. Uma molécula-grama, por exemplo, 32 g de O_2, ocupa 22,4 L em STPD.

A *lei de Dalton* sustenta que a pressão parcial de um gás (x) em uma mistura gasosa é a pressão que esse gás exerceria se estivesse ocupando o volume total na mistura na ausência de outros componentes.

Assim, $P_X = P \times F_X$, onde P é a pressão de gás seco total, desde que F_X se refira ao gás seco. Em um gás com pressão de vapor de água de 47 mmHg,

$$P_X = (P_B - 47) \times F_X$$

Também nos alvéolos, $P_{O_2} + P_{CO_2} + P_{N_2} + P_{H_2O} = P_B$.

A *pressão parcial de gás em uma solução* é sua pressão parcial em uma mistura gasosa que se encontra em equilíbrio com a solução.

A *lei de Henry* afirma que a concentração de gás dissolvido em um líquido é proporcional à sua pressão parcial. Dessa forma, $C_X = K \times P_X$.

Ventilação

$$V_{AC} = V_{EM} + V_A$$

onde V_A se refere aqui ao volume do gás alveolar no volume corrente.

$$\dot{V}_A = \dot{V}_E - \dot{V}_D$$

$$\dot{V}_{CO_2} = \dot{V}_A \times F_A \text{ (ambos os } \dot{V} \text{ medidos em BTPS)}$$

$$\dot{V}_A = \frac{\dot{V}_{CO_2}}{P_{A_{CO_2}}} \times K \text{ (equação da ventilação alveolar)}$$

Se $\dot{V}_A$ é BTPS e $\dot{V}_{CO_2}$ é STPD, K = 0,863. Em pessoas normais, P_{aCO_2} é quase igual a P_{ACO_2}.

Equação de Bohr

$$\frac{V_{EM}}{V_{AC}} = \frac{P_{ACO_2} - P_{ECO_2}}{P_{ACO_2}}$$

Ou, usando a P_{CO_2} arterial,

$$\frac{V_{EM}}{V_{AC}} = \frac{P_{aCO_2} - P_{ECO_2}}{P_{aCO_2}}$$

Isso fornece o *espaço morto fisiológico*.

Difusão

Na *fase gasosa*, a *lei de Graham* afirma que a taxa de difusão de um gás é inversamente proporcional à raiz quadrada de seu peso molecular.

Em um *líquido* ou em uma *lâmina de tecido*, a *lei de Fick** sustenta que o volume de gás por unidade de tempo que se difunde pela lâmina tecidual é dado por

$$\dot{V}_{gás} = \frac{A}{E} \times D \times (P_1 - P_2)$$

onde A e E são a área e a espessura da lâmina, P_1 e P_2 consistem na pressão parcial do gás nos dois lados, e D é a constante de difusão, por vezes denominada coeficiente de permeabilidade do tecido para um gás.

Essa *constante de difusão* está relacionada com a solubilidade (Sol) e o peso molecular (PM) do gás:

$$D \alpha \frac{Sol}{\sqrt{PM}}$$

Quando a capacidade de difusão do pulmão (D_L) é medida com monóxido de carbono e a P_{CO} capilar é tida como zero,

$$D_L = \frac{\dot{V}_{CO}}{P_{ACO}}$$

---

*A lei de Fick foi originalmente expressa em termos de concentrações, mas as pressões parciais são mais convenientes.

Dois componentes constituem D_L. Um deles é a capacidade de difusão da membrana alveolar (D_M), e o outro depende do volume de sangue capilar (V_c) e da taxa de reação do CO com hemoglobina, θ:

$$\frac{1}{D_L} = \frac{1}{D_M} + \frac{1}{\theta \cdot V_c}$$

Fluxo sanguíneo
Princípio de Fick

$$\dot{Q} = \frac{\dot{V}_{O_2}}{Ca_{O_2} - C\bar{v}_{O_2}}$$

Resistência vascular pulmonar

$$RVP = \frac{P_{art} - P_{ven}}{\dot{Q}}$$

onde P_{art} e P_{ven} constituem as pressões pulmonares arterial e venosa, respectivamente.

Lei de Starling da troca de líquido pelos capilares:

$$\text{Líquido para fora efetivo} = K\,[(P_c - P_i) - \sigma\,(\pi_c - \pi_i)]$$

onde i se refere ao líquido intersticial ao redor do capilar, π, à pressão osmótica coloide, σ consiste no coeficiente de reflexão, e K é o coeficiente de filtração.

Relações ventilação-perfusão
Equação do gás alveolar

$$P_{AO_2} = P_{IO_2} - \frac{P_{ACO_2}}{R} + \left[P_{ACO_2} \times F_{IO_2} \times \frac{1-R}{R}\right]$$

É apenas válida se não houver CO_2 no gás inspirado. O termo entre colchetes constitui um fator de correção relativamente pequeno quando ar é respirado (2 mmHg quando a $P_{CO_2} = 40$ e $R = 0,8$). Assim, uma aproximação útil é

$$P_{AO_2} = P_{IO_2} - \frac{P_{ACO_2}}{R}$$

Quociente respiratório
Se não houver presença de CO_2 no gás inspirado,

$$R = \frac{\dot{V}_{CO_2}}{\dot{V}_{O_2}} = \frac{P_{ECO_2}\left(1 - F_{IO_2}\right)}{P_{IO_2} - P_{EO_2} - \left(P_{ECO_2} \times F_{IO_2}\right)}$$

Shunt arteriovenoso

$$\frac{\dot{Q}_S}{\dot{Q}_T} = \frac{Cc'_{O_2} - Ca_{O_2}}{Cc'_{O_2} - C\bar{v}_{O_2}}$$

onde c' representa capilar final.
Equação da relação ventilação-perfusão

$$\frac{\dot{V}_A}{\dot{Q}} = \frac{8{,}63R\left(Ca_{O_2} - C\bar{v}_{O_2}\right)}{P_{ACO_2}}$$

onde as concentrações gasosas do sangue são dadas em mL/dL.
Shunt fisiológico

$$\frac{\dot{Q}_{SF}}{\dot{Q}_T} = \frac{Ci_{O_2} - Ca_{O_2}}{Ci_{O_2} - C\bar{v}_{O_2}}$$

Espaço morto alveolar

$$\frac{V_{EM}}{V_{AC}} = \frac{Pi_{CO_2} - P_{ACO_2}}{Pi_{CO_2}}$$

A equação para o *espaço morto fisiológico* se encontra no Capítulo 10.

Gases sanguíneos e pH

O_2 dissolvido no sangue

$$CO_2 = Sol \times P_{O_2}$$

onde Sol é de 0,003 mL de O_2/dL de sangue/mmHg.
Equação de Henderson-Hasselbalch

$$pH = pK_A + \log\frac{(HCO_3^-)}{CO_2}$$

Para esse sistema, normalmente pK_A é de 6,1. Se as concentrações de HCO_3^- e CO_2 estiverem na ordem de mmol/L, o CO_2 pode ser substituído pela P_{CO_2} (mmHg) × 0,030.

Mecânica da respiração

Complacência = $\Delta V/\Delta P$

Complacência específica = $\Delta V/(V \times \Delta P)$

Equação de Laplace para pressão causada pela tensão superficial de uma esfera

$$P = \frac{2T}{r}$$

onde r é o raio, e T é a tensão superficial. Observe que, para uma bolha de sabão, $P = 4T/r$, pois há duas superfícies.

Lei de Poiseuille para fluxo laminar

$$\dot{V} = \frac{P\pi r^4}{8nl}$$

onde n é o coeficiente de viscosidade,* e P é a diferença de pressão por meio do comprimento l.

Número de Reynolds

$$Re = \frac{2rvd}{n}$$

onde v é a velocidade linear média do gás, d é a densidade, e n, sua viscosidade.

Queda de pressão para fluxo laminar, $P_a V$, mas para fluxo turbulento, $P_a \dot{V}^2$ (aproximadamente).

Resistência das vias aéreas

$$\frac{P_{alv} - P_{boca}}{\dot{V}}$$

onde P_{alv} e P_{boca} fazem referência às pressões alveolares e na boca, respectivamente.

---

*Isto é uma simplificação da letra grega η para aqueles que entendem pouco de latim e menos ainda de grego.

APÊNDICE B

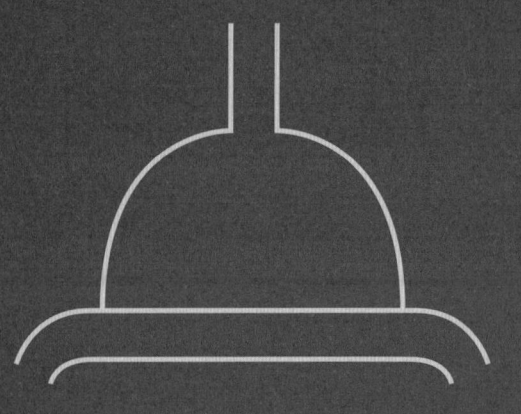

Respostas

▶ CAPÍTULO 1

CASO CLÍNICO

Podemos esperar que o volume seja reduzido em 50%. No entanto, com a remoção de um dos pulmões, os alvéolos do outro aumentam de tamanho devido ao grande aumento do volume disponível na cavidade torácica. Outro fator nesse exemplo é que o pulmão esquerdo é um pouco menor do que o direito, porque o coração costuma ocupar parte do volume do lado direito do tórax.

A redução na capacidade da membrana alveolocapilar para transferir gases pode ser explicada pela remoção de quase metade dos capilares. Isso reduz muito a área da membrana disponível para as trocas gasosas.

A pressão da artéria pulmonar aumentou mais aos esforços do que no pré-operatório devido à grande redução no número de capilares. Em repouso, esses capilares remanescentes são submetidos a recrutamento e distensão (ver Capítulo 4), e, assim, a resistência vascular pulmonar é quase normal. Como os capilares pulmonares já estão recrutados e distendidos em repouso após a pneumonectomia, quando o fluxo sanguíneo pulmonar aumenta aos esforços, há menos oportunidade para recrutamento e distensão adicionais, havendo aumento da pressão na artéria pulmonar.

A capacidade de exercício foi reduzida por pelo menos duas razões. Primeiro, como indicado antes, há redução na capacidade do pulmão para transferir gases. Além disso, com apenas um pulmão, a capacidade ventilatória do sistema respiratório é diminuída.

Questão 1 D é correta. As paredes capilares são excepcionalmente finas. Se a pressão dentro dos vasos aumentar muito, o estresse na parede pode aumentar até o ponto em que ocorrem alterações ultraestruturais na parede do vaso. Isso leva a vazamento de plasma e até mesmo de eritrócitos para os espaços alveolares, uma condição chamada de edema pulmonar. A pressão capilar pulmonar é maior na mulher A do que na mulher B e, como resultado, a mulher A tem maior risco de desenvolver edema pulmonar do que a mulher B.

Questão 2 A é correta. As vias aéreas são revestidas por um epitélio respiratório ciliado. Os milhões de pequenos cílios batem de forma coordenada e impelem o muco e materiais estranhos desde as vias aéreas inferiores até a orofaringe, onde estes são expectorados ou deglutidos. Os fatores que podem comprometer a função ciliar, como a inalação de toxinas ou fatores genéticos na estrutura e/ou função ciliar, comprometem esse movimento normal e, assim, reduzem a eliminação de muco, expondo a pessoa afetada a risco aumentado de infecções recorrentes.

Questão 3 D é correta. O surfactante é uma fosfolipoproteína produzida pelas células epiteliais alveolares do tipo II cujo papel principal é reduzir a tensão superficial alveolar e evitar o colapso alveolar. Sua função está descrita em detalhes no Capítulo 7. A produção começa relativamente tarde na gestação. Assim, os fetos que nascem prematuramente têm risco de apresentar quantidades insuficientes dessa importante molécula, o que os coloca sob risco alto para insuficiência respiratória aguda devido a colapso alveolar e aumento marcado do trabalho respiratório.

Questão 4 A é correta. À medida que se segue das vias aéreas distais para as proximais na expiração, a área transversal para o fluxo aéreo diminui conforme o número total de vias aéreas diminui. À medida que a área transversal diminui, a velocidade do gás deve aumentar para manter o fluxo expiratório. O gás se move por difusão apenas na zona respiratória, enquanto na zona de condução ele se move por fluxo de volume, como a água se move em uma mangueira. Os ductos alveolares só estão presentes na zona respiratória e, assim, não estariam em número aumentado na transição entre bronquíolos respiratórios e terminais. Não há cartilagem nos bronquíolos respiratórios, mas ela é mais prevalente nas vias aéreas mais proximais (brônquios e traqueia).

Questão 5 A é correta. As artérias brônquicas se originam da aorta e fornecem fluxo sanguíneo para as vias aéreas de condução até os bronquíolos terminais. Assim, o bloqueio das artérias brônquicas que servem o lobo superior direito por meio de embolização reduziria o fluxo para os brônquios segmentares nesse lobo. As artérias brônquicas são parte da circulação brônquica em vez da circulação pulmonar, e, assim, a embolização não afeta a área transversal ou o fluxo pelas artérias pulmonares. Como a circulação brônquica não fornece sangue para os alvéolos, a embolização das artérias brônquicas não afetaria as células epiteliais alveolares.

Questão 6 B é correta. lado fino da membrana alveolocapilar tem 0,8 μm, o que é muito mais espesso do que o normal. Isso deixará mais lenta a difusão de oxigênio através da membrana, mas não afetará o volume de eritrócitos individuais, a difusão de gás nas vias aéreas distais ou as concentrações de surfactante alveolar. O risco de ruptura da membrana alveolocapilar não deve aumentar. Na verdade, se o espessamento for causado pela deposição de colágeno, o risco de ruptura pode estar reduzido.

▶ CAPÍTULO 2

CASO CLÍNICO

A ventilação total é de 8 respirações/minuto × 300 mL/respiração, o que corresponde a 2.400 mL/min ou 2,4 L/min. Isso está muito abaixo do nível normal de 7 a 10 L/min. A ventilação reduzida se deve à depressão do impulso normal (i.e., o "*drive*") para respirar. Nesse caso, isso poderia ser causado pela ingestão de alguma substância, presumivelmente em uma festa. Supondo um espaço morto anatômico de 150 mL, o espaço morto como fração do volume corrente é 150 dividido por 300, ou seja, 50%, muito maior do que o valor normal de cerca de 0,3 ou 30%. Como a ventilação alveolar está grosseiramente reduzida e a P_{CO_2} é inversamente proporcional à ventilação alveolar, quando a produção de CO_2 é considerada constante, esperaríamos um aumento substancial na P_{CO_2} arterial.

Questão 1   C é correta.   Devido aos efeitos da gravidade, a ventilação por unidade de volume é maior nas partes mais dependentes do pulmão. Quando uma pessoa está na posição supina, como mostrado na figura, a ventilação seria maior na parte mais dependente do pulmão, o que seria a área próxima ao dorso (posição C).

Questão 2   C é correta.   A ventilação alveolar é determinada pelo produto do volume de gás que chega aos alvéolos (i.e., a porção de cada respiração que chega aos alvéolos e participa das trocas gasosas) e a frequência respiratória. Embora a frequência respiratória seja dada nesse caso, o volume alveolar não é, e, em vez disso, ele deve ser calculado a partir das outras informações fornecidas. Se a fração de espaço morto é 0,3, sabemos que o volume de espaço morto é 0,3 × 450 mL ou 135 mL. Assim, o volume alveolar é 450 mL −135 mL, ou 315 mL. Multiplicando pela frequência respiratória de 12 respirações/minuto, vemos que a ventilação alveolar é de 315 mL/respiração × 12 respirações/min, ou 3.780 mL/min ou cerca de 3,8 L/min.

Questão 3   C é correta.   Se o volume da CRF for denominado V, a quantidade de hélio inicialmente no espirômetro é 5 × 0,1, e a quantidade após a diluição é (5 + V) × 0,06. Assim, V = 0,5/0,06 − 5 ou 3,3 litros.

Questão 4   D é correta.   Quando o paciente faz um esforço expiratório, ele comprime o gás no pulmão de forma que aumenta a pressão nas vias aéreas e diminui um pouco o volume pulmonar. A redução no volume pulmonar significa um aumento no volume de gás na cabine, e assim sua pressão diminui conforme a lei de Boyle.

Questão 5   B é correta.   A equação de ventilação alveolar afirma que se a produção de CO_2 for constante, a P_{CO_2} alveolar está inversamente relacionada com a ventilação alveolar. Assim, se a ventilação aumentar três vezes, a P_{CO_2} reduzirá para um terço de seu valor inicial, ou seja, 33%.

Questão 6   E é correta.   Como o volume do espaço morto anatômico permanece em grande medida o mesmo, quando o volume corrente diminui, a fração de espaço morto aumenta. A ventilação-minuto também não mudou com os novos parâmetros do ventilador. Como a fração de espaço morto é maior, a ventilação-minuto é, assim, reduzida. As outras opções estão incorretas. A P_{O_2} arterial aumentaria, enquanto a produção de CO_2 e a resistência das vias aéreas não mudariam.

Questão 7   C é correta.   A P_{CO_2} arterial está relacionada com a taxa da produção de CO_2 e a ventilação alveolar. No caso de febre e infecção da corrente sanguínea, a produção de CO_2 aumenta. Como a ventilação-minuto é fixa, o paciente não consegue aumentar a ventilação alveolar para compensar o aumento na produção de CO_2 e, assim, a P_{CO_2} arterial aumenta.

Questão 8   C é correta.   Na figura, A representa a capacidade residual funcional (CRF), o volume de ar que fica nos pulmões ao final de uma exalação corrente. B representa o volume residual, que é o volume de ar que fica nos pulmões após uma expiração máxima. C representa a capacidade vital, o volume de ar expirado em uma manobra expiratória máxima. D representa a capacidade pulmonar total, que é o volume máximo dos pulmões. Desses volumes e capacidades, o único que pode ser medido por espirometria é a capacidade vital. A CRF, o volume residual e a capacidade pulmonar total só podem ser medidos por meio de mensurações de volumes pulmonares usando diluição de hélio ou pletismografia.

Questão 9   C é correta.   Com base na equação de ventilação alveolar, podemos ver que a P_{CO_2} é determinada pelo balanço entre a produção de CO_2 por um lado e a ventilação alveolar por outro. O fato de que a P_{CO_2} arterial diminuiu de ontem para esta manhã diz que deve ter havido uma redução na produção de CO_2 ou um aumento na ventilação alveolar. Se a frequência respiratória e o volume corrente não mudarem e se o paciente não fizer respirações adicionais sozinho, a ventilação-minuto deve permanecer constante. Se a ventilação-minuto for constante e se a fração de espaço morto não mudar, então a ventilação alveolar também deve ter permanecido constante e a alteração na P_{CO_2} arterial deve ter ocorrido por redução na produção de CO_2. Entre todos os outros itens da lista, apenas a redução da temperatura corporal (hipotermia) reduziria a produção de CO_2. Todos os outros itens aumentariam a produção de CO_2.

▶ CAPÍTULO 3

CASO CLÍNICO

A capacidade de difusão para monóxido de carbono está diminuída em razão do espessamento da membrana alveolocapilar, conforme mostrado na biópsia pulmonar. Como mostra a **Figura 3.1**, a taxa de difusão do gás através de uma lâmina de tecido é inversamente proporcional à espessura da lâmina.

A P_{O_2} diminuiu com o esforço porque isso reduz o tempo despendido pelos eritrócitos nos capilares pulmonares. Como mostra a **Figura 3.3A**, o espessamento da membrana alveolocapilar reduz a taxa de elevação da P_{O_2} nos capilares pulmonares, resultando em diminuição da P_{O_2} capilar final e, assim, da P_{O_2} arterial, quando o tempo de trânsito dos eritrócitos pelos capilares pulmonares diminui durante o exercício.

A transferência de oxigênio através da membrana alveolocapilar poderia aumentar elevando-se a P_{O_2} do gás inspirado. Isso aumentaria a P_{O_2} no gás alveolar e elevaria muito o gradiente de pressão responsável pela difusão do oxigênio através da membrana alveolocapilar.

Não esperaríamos que a P_{CO_2} arterial aumentasse porque a taxa de difusão do dióxido de carbono é muito maior do que para o oxigênio. De fato, esses pacientes algumas vezes mostram redução da P_{CO_2} arterial porque o oxigênio baixo no sangue estimula a ventilação, conforme descrito no Capítulo 8.

Questão 1 C é correta. A lei afirma que a taxa de difusão é proporcional à solubilidade e inversamente proporcional à raiz quadrada do peso molecular. Assim, a relação entre X e Y é 4/(√4) ou 4/2, isto é, 2.

Questão 2 E é correta. A equação é captação de CO dividida pela P_{CO} alveolar, ou 30/0,5, isto é, 60 mL/min/mmHg.

Questão 3 E é correta. A questão está perguntando, na verdade, sobre as condições em que a captação de oxigênio ou a saída de CO_2 são limitadas pela difusão. A única resposta correta é a captação máxima de oxigênio em altitudes extremas (ver **Figura 3.3B**). Nenhuma das outras opções se refere a situações em que a transferência de gás é limitada pela difusão. A única alternativa possível é B, mas é improvável que a captação de oxigênio em repouso seja limitada pela difusão quando uma pessoa respira oxigênio a 10%. Assim, em todas essas questões, estamos procurando pela melhor resposta, que é claramente a E.

Questão 4 B é correta. A pressão parcial do gás A praticamente alcança aquela do gás alveolar muito cedo nos capilares pulmonares. Assim, a transferência desse gás é limitada pela perfusão. Por outro lado, a pressão parcial do gás B muda pouco à medida que o sangue passa pelos capilares pulmonares, havendo uma grande diferença entre a pressão parcial alveolar e a capilar final. Assim, esse gás é limitado pela difusão. A evolução do gás B lembra aquela do monóxido de carbono.

Questão 5 E é correta. Sob a condição B, a taxa de elevação na P_{O_2} à medida que os eritrócitos atravessam os capilares pulmonares é mais lenta do que sob a condição A. Entre os itens listados, o espessamento da membrana alveolocapilar é mais provavelmente a causa desse fenômeno. Uma redução na ventilação-minuto e a subida para grandes altitudes também reduziriam a taxa de difusão, mas, em ambos os casos, a P_{O_2} alveolar seria menor, enquanto, na figura, a P_{O_2} alveolar é a mesma sob as condições A e B. O exercício encurtaria o tempo disponível para ocorrer a difusão, mas não afetaria a taxa de elevação da P_{O_2}. O aumento da fração inspirada de oxigênio aumentaria a P_{O_2} alveolar e, assim, o gradiente de pressão que leva à difusão, provocando uma elevação mais rápida da P_{O_2} por meio dos capilares pulmonares.

Questão 6 A é correta. Enfisema, asbestose, embolia pulmonar e anemia grave reduzem a capacidade de difusão ao diminuírem a área de superfície da membrana alveolocapilar, aumentarem sua espessura ou reduzirem o volume de sangue nos capilares pulmonares. A hemorragia alveolar difusa realmente pode aumentar a capacidade de difusão mensurada, porque os eritrócitos extravasados para o espaço alveolar devido ao dano dos capilares pulmonares captam o monóxido de carbono.

Questão 7 C é correta. A redução da capacidade de difusão do monóxido de carbono é consistente com a biópsia pulmonar, mostrando que a membrana alveolocapilar está espessada. Isso reduzirá a difusão do oxigênio através da membrana alveolocapilar. Em repouso, os eritrócitos despendem tempo suficiente nos capilares pulmonares para permitir o equilíbrio completo entre a P_{O_2} alveolar e a capilar final, mas, no exercício, o tempo de trânsito dos eritrócitos diminuirá até o ponto em que o equilíbrio completo pode não ocorrer, e a P_{O_2} capilar final será menor do que o valor alveolar. As outras opções estão incorretas. A P_{O_2} inspirada não muda com o exercício, enquanto a P_{O_2} alveolar permanece em grande medida constante ao longo da maior parte do exercício antes de aumentar ao final do esforço na maioria das pessoas. O espaço morto anatômico pode até aumentar um pouco quando a pessoa respira volumes maiores durante o exercício.

Questão 8 A é correta. A capacidade de difusão do monóxido de carbono depende do volume de sangue nos capilares pulmonares ou, mais estritamente, do volume de eritrócitos contendo hemoglobina. Como isso está reduzido na anemia grave, a capacidade de difusão está reduzida. Esta é a razão pela qual a capacidade de difusão é corrigida pela concentração de hemoglobina.

Questão 9 A é correta. A imagem histopatológica à direita mostra paredes marcadamente espessadas entre os alvéolos em comparação com o pulmão normal. Assim, a distância da difusão entre os alvéolos e os eritrócitos nos capilares pulmonares está aumentada, reduzindo a velocidade da transferência de oxigênio através da membrana alveolocapilar. Embora haja tempo suficiente para um equilíbrio completo entre a P_{O_2} alveolar e a capilar final em repouso, no exercício o tempo de trânsito dos eritrócitos é menor e a P_{O_2} capilar final é provavelmente mais baixa do que o valor alveolar. A capacidade de difusão para o monóxido de carbono seria reduzida nesse paciente. A P_{O_2} alveolar não aumentaria. A taxa de reação do oxigênio com a hemoglobina não aumentaria nessa situação.

▶ CAPÍTULO 4

CASO CLÍNICO

Embora uma quantidade substancial da circulação pulmonar estivesse bloqueada pelo êmbolo, o aumento na pressão arterial pulmonar era pequeno porque o sangue é redirecionado dos vasos ocluídos pela embolia pulmonar para outras áreas do pulmão, nas quais o aumento resultante na pressão transmural capilar leva ao recrutamento e à distensão de capilares. Contudo, a resistência vascular pulmonar está aumentada, o que explica o pequeno aumento na pressão arterial pulmonar.

Se o paciente estiver sentado no leito, seria esperado um aumento no fluxo sanguíneo para o ápice do pulmão direito devido à elevação na pressão arterial pulmonar.

Ao interromper o fluxo sanguíneo para unidades ventiladas, os êmbolos pulmonares criam espaço morto alveolar e, assim, aumento da ventilação de espaço morto. Uma pessoa normal com mecânica ventilatória e estímulo respiratório normais aumentaria sua ventilação total para compensar o aumento na ventilação de espaço morto, e, assim, a P_{CO_2} arterial permanece constante. Se a dor e a ansiedade associadas com a embolia pulmonar fizerem a pessoa aumentar sua ventilação total mais do que o aumento na ventilação de espaço morto, a P_{CO_2} arterial pode até diminuir.

Questão 1   E é correta. A resistência vascular pulmonar aumenta conforme a mudança no volume pulmonar do ponto A para o ponto B. Isso se deve ao estiramento dos capilares intra-alveolares, o que reduz seu diâmetro e aumenta a resistência ao fluxo. Isso contrabalança qualquer redução na resistência associada ao aumento do diâmetro dos vasos extra-alveolares devido ao aumento da tração radial sobre esses vasos em volumes pulmonares maiores. Ocorre recrutamento e distensão com aumentos de pressão (p. ex., durante o exercício) em vez de aumentos no volume pulmonar, havendo associação com redução da resistência. A redução na concentração de endotelina-1 reduziria a resistência vascular pulmonar, da mesma forma que o aumento da concentração de óxido nítrico. Nada disso muda com as alterações no volume pulmonar.

Questão 2   E é correta. (**Figura 4.5**). A resistência vascular pulmonar diminui durante o exercício devido a recrutamento e distensão dos capilares pulmonares em resposta ao aumento da pressão intravascular e aumento no fluxo sanguíneo. Esta é a razão primária para o pequeno aumento da pressão arterial pulmonar com o exercício progressivo até a capacidade de esforço máxima em comparação com a pressão arterial sistêmica. Embora o pH sanguíneo diminua e o fluxo eferente simpático aumente com o exercício, esses fatores estão associados com vasoconstrição e aumento da resistência, da mesma forma que o aumento da concentração de endotelina-1. As condições da zona 1 são menos prevalentes durante o exercício devido ao aumento do fluxo sanguíneo pulmonar.

Questão 3   E é correta. A resistência vascular pulmonar é dada pela diferença de pressão dividida pelo fluxo, ou (55 – 5) dividido por 3, ou seja, de aproximadamente 17 mmHg/L/min .

Questão 4   D é correta. O paciente apresentou colapso, ou atelectasia, do lobo inferior esquerdo devido a uma lesão expansiva (possivelmente um câncer de pulmão) que obstrui o brônquio que chega àquele lobo. Devido ao colapso, a P_{O_2} alveolar será reduzida naquele lobo, levando à constrição localizada da musculatura lisa pulmonar arteriolar (vasoconstrição pulmonar hipóxica) para tentar redirecionar o fluxo sanguíneo a outras regiões mais ventiladas no pulmão.

Questão 5 C é correta. Na maioria dos casos, o fluxo sanguíneo pulmonar é igual ao débito cardíaco. O princípio de Fick pode ser usado para calcular o débito cardíaco, o qual é igual ao consumo de oxigênio dividido pela diferença de concentração de oxigênio arterial venoso. Este último é (20 – 16) mL/dL, ou (200 – 160) mL/L. Assim, o débito cardíaco é igual a 300/(200 – 160), ou 7,5 L/min.

Questão 6 B é correta. No período pré-intervenção, $P_{arterial} > P_{venosa} > P_{alveolar}$. A hierarquia de pressões corresponde às condições de fluxo sanguíneo da zona 3, onde o fluxo sanguíneo é determinado pela diferença entre as pressões arterial e venosa. Após a intervenção, $P_{arterial} > P_{alveolar} > P_{venosa}$, o que corresponde às condições de fluxo sanguíneo da zona 2, na qual o fluxo sanguíneo é determinado pela diferença entre as pressões arterial e alveolar. Esse gradiente de pressão é menor do que o estado pré-intervenção e, assim, o fluxo diminuirá.

Questão 7 C é correta. As principais alterações com a intervenção são a redução na resistência vascular pulmonar e na pressão arterial pulmonar. Como resultado dessas alterações, o débito cardíaco aumenta. Entre os itens listados, o único que reduz a resistência vascular pulmonar é a administração intravenosa de prostaciclina (PGI_2). Endotelina, histamina e serotonina causam vasoconstrição pulmonar e aumento da resistência vascular pulmonar. A inalação de uma mistura gasosa com baixa fração inspirada de oxigênio causaria vasoconstrição pulmonar hipóxica e aumento da resistência vascular pulmonar.

Questão 8 A é correta. O movimento de fluido entre a luz capilar e o interstício obedece à lei de Starling. No exemplo dado, a diferença na pressão hidrostática que move o fluido para fora dos capilares é (3 – 0), e a pressão coloidosmótica que tende a mover o fluido para dentro dos capilares é de (25 – 5) mmHg. Assim, a pressão resultante em mmHg que move o fluido para dentro dos capilares é de 17 mmHg.

Questão 9 A é correta. A pressão arterial pulmonar elevada na ecocardiografia está mais provavelmente ligada à vasoconstrição pulmonar hipóxica. O estímulo para isso é a redução da P_{O_2} alveolar em vez da P_{O_2} arterial. O aumento da pressão venosa pulmonar pode elevar a pressão arterial pulmonar, mas isso seria esperado em um paciente com insuficiência cardíaca em vez de pneumonia.

Questão 10 D é correta. A paciente tem comprometimento da função sistólica após um infarto do miocárdio. Isso causa aumento das pressões diastólica final do coração esquerdo e venosa pulmonar, o que aumenta a pressão hidrostática capilar pulmonar. O resultado é um desequilíbrio das forças de Starling e movimento de líquido para fora dos capilares. A redução na P_{O_2} é consequência do edema pulmonar, enquanto a pressão coloidosmótica estaria normal considerando a concentração normal de albumina.

Questão 11 A é correta. A enzima conversora da angiotensina (ECA) catalisa a conversão de angiotensina I em angiotensina II e é responsável pela maior parte da inativação da bradicinina durante sua passagem pelos pulmões. Assim, a inibição dessa enzima reduziria a inativação da bradicinina. A angiotensina II não é afetada pela passagem pelos pulmões, e, assim, a degradação dessa molécula não aumentaria com a inibição da ECA. A ECA não é importante nos processos descritos nas outras opções de resposta.

▶ CAPÍTULO 5

CASO CLÍNICO

O gradiente alveoloarterial de oxigênio é calculado a partir da equação do gás alveolar. Como ele está respirando ar ambiente, a P_{O_2} inspirada é 149 e subtraímos a P_{CO_2} arterial de 45 dividido por 0,8, gerando uma P_{O_2} alveolar de 93 mmHg. Assim, o gradiente alveoloarterial é de 20 mmHg. Isso é anormalmente alto e indica que existe desequilíbrio entre ventilação-perfusão.

Usando o mesmo cálculo, o gradiente alveoloarterial de oxigênio na emergência é de 80 − 45 = 35 mmHg. Esse aumento indica piora do desequilíbrio entre ventilação-perfusão.

A principal razão para a P_{CO_2} ser maior na emergência em relação ao consultório é o aumento no desequilíbrio entre ventilação-perfusão. Além disso, pode haver uma redução na quantidade de ventilação que chega aos alvéolos em razão do aumento da obstrução ao fluxo aéreo.

Há aumento substancial na P_{O_2} arterial de 55 para 90 mmHg quando o paciente recebe oxigênio por cânula nasal. Isso é consistente com a causa da hipoxemia sendo desequilíbrio entre ventilação-perfusão em vez de *shunt*.

Questão 1 D é correta. A P_{O_2} do gás úmido inspirado é dada por $(P_B − PH_2O) \times F_IO_2$. A P_{O_2} arterial e a P_{CO_2} arterial não são necessárias para esse cálculo, embora, juntamente com a o quociente respiratório, elas possam ser usadas para calcular a P_{O_2} alveolar ideal e o gradiente alveoloarterial de P_{O_2}. Usando os dados da vinheta, obtemos $P_{I_{O_2}} = (447 − 47) \times 0{,}2093$, o que é cerca de 84 mmHg.

Questão 2 B é correta. Para responder essa questão, usamos primeiro a equação da ventilação alveolar, a qual afirma que, se a produção de CO_2 permanecer inalterada, a P_{CO_2} é inversamente proporcional à ventilação alveolar. Assim, como a ventilação alveolar diminuiu pela metade, a P_{CO_2} arterial aumentou de 40 para 80 mmHg. Então, usamos a equação de gás alveolar $P_{AO_2} = P_{I_{O_2}} − (P_{ACO_2}/R) + F$ e ignoramos o F, porque ele é pequeno. Sem alterações na produção de CO_2, nem no consumo de oxigênio, o quociente respiratório permanece 0,8. Assim, o resultado é cerca de 50 mmHg.

Questão 3 A é correta. A equação citada antes mostra que, para o retorno da P_{O_2} alveolar ao seu valor normal de aproximadamente 100 mmHg ao nível do mar, precisamos aumentar a P_{O_2} inspirada de 149 para 199 mmHg. Lembre-se de que a P_{O_2} inspirada é igual à concentração fracionada de oxigênio $\times (760 − 47)$. Assim, a concentração fracionada = 199/713, ou cerca de 0,28. Dessa maneira, a concentração inspirada de oxigênio como porcentagem deve ser aumentada de 21 para 28, ou seja, em 7%. Esse exemplo enfatiza o quão importante é o efeito do aumento da concentração de oxigênio inspirado sobre a oxigenação quando a hipoxemia é causada por hipoventilação. No entanto, a intervenção mais apropriada seria a correção da causa subjacente da hipoventilação.

Questão 4 C é correta. Apesar do desequilíbrio entre ventilação-perfusão que se desenvolve quando os pacientes têm pneumonia ou outras formas de insuficiência respiratória, a P_{CO_2} arterial costuma permanecer normal e pode até diminuir. Isso ocorre porque os quimiorreceptores centrais detectam a elevação na P_{CO_2} e aumentam o estímulo respiratório. Como a curva de dissociação do CO_2 é linear na faixa fisiológica, o aumento na ventilação eleva a eliminação de CO_2 tanto nas regiões de alta relação como nas de baixa relação entre ventilação-perfusão. Isso contrasta com a situação do oxigênio, em que o aumento da captação ocorre apenas nas unidades com baixa relação de ventilação-perfusão. Devido ao formato plano da curva de dissociação de oxigênio-hemoglobina quando a P_{O_2} é alta, há pouco ou nenhum aumento na captação de oxigênio nas áreas com alta relação de ventilação-perfusão. A mudança na ventilação não vai alterar a taxa de difusão através da membrana alveolocapilar. Qualquer redução na P_{O_2} alveolar levaria à vasoconstrição pulmonar hipóxica e a um aumento na resistência vascular pulmonar.

Questão 5 B é correta. A P_{O_2} inspirada = 0,21 × (253 – 47), ou 43 mmHg. Assim, ao usar a equação de gás alveolar, como citado antes, e relevando o pequeno fator F, a P_{O_2} alveolar é dada por 42 – P_{CO_2}/R, onde R é igual ou menor do que 1. Para manter, dessa forma, uma P_{O_2} alveolar de 34 mmHg, a P_{CO_2} alveolar não pode ser maior que 8 mmHg.

Questão 6 C é correta. O Paciente 1 demonstra o padrão tipicamente visto em pessoas saudáveis, nas quais toda a ventilação e perfusão chegam às unidades pulmonares com relação de ventilação-perfusão ($\dot{V}_A/\dot{Q}$) próximo ao normal de 1,0. Além disso, não há fluxo de sangue para compartimentos não ventilados (*shunt*). No Paciente 2, embora grande parte da ventilação e do fluxo sanguíneo se dirijam a compartimentos com $\dot{V}_A/\dot{Q}$ próximo de 1,0, há considerável fluxo sanguíneo indo para unidades pulmonares com relações $\dot{V}_A/\dot{Q}$ altas. Esse desequilíbrio de $\dot{V}_A/\dot{Q}$ aumentará o gradiente alveoloarterial de P_{O_2} e reduzirá a P_{O_2} arterial, embora os efeitos sobre essas duas variáveis não sejam tão extensos como seriam se houvesse muito fluxo sanguíneo para unidades com $\dot{V}_A/\dot{Q}$ baixa, como na **Figura 5.15**.

Questão 7 E é correta. A ventilação e a perfusão diminuem com o movimento desde a base até o ápice pulmonar. Como a perfusão diminui mais que a ventilação, as relações $\dot{V}_A/\dot{Q}$ médias são maiores no ápice do que na base. Assim, a P_{O_2} capilar final é maior e a P_{CO_2} capilar final é menor no ápice do que na base.

Questão 8 D é correta. Uma embolia pulmonar reduzirá a perfusão do segmento pulmonar afetado. Se a ventilação alveolar permanecer constante, isso resultará em relação $\dot{V}_A/\dot{Q}$ alta nas unidades pulmonares servidas pela artéria pulmonar ocluída. Conforme mostrado na **Figura 5.8**, as unidades com $\dot{V}_A/\dot{Q}$ alta são marcadas por P_{O_2} alveolar aumentada e por P_{CO_2} alveolar reduzida. A eliminação de CO_2 a partir daquelas unidades pulmonares é reduzida porque menos sangue contendo CO_2 é levado até os alvéolos. A P_{CO_2} baixa nos alvéolos e no sangue capilar final resultará em aumento do pH. A vasoconstrição pulmonar hipóxica é desencadeada por uma redução, em vez de aumento, na P_{O_2} alveolar.

Questão 9 D é correta. Em primeiro lugar, calculamos a P_{O_2} alveolar ideal, usando a equação de gás alveolar. Isto é $P_{AO_2} = P_{IO_2} - (P_{ACO_2}/R) + F$, e ignoramos o pequeno fator F. O quociente respiratório, R, é a relação entre a produção de CO_2 e o consumo de oxigênio, e nesse caso é de 0,8. Assim, a P_{O_2} alveolar ideal = 149 − 48/0,8, ou seja, 89 mmHg. No entanto, a P_{O_2} arterial é dada como 49, de modo que o gradiente alveoloarterial para a P_{O_2} é 40 mmHg.

Questão 10 C é correta. Quando o paciente é colocado em oxigênio suplementar, a P_{O_2} arterial aumenta apenas um pouco. Isso é consistente com *shunt*, o qual, nesse caso, pode ser resultado de pneumonia. Se o paciente tivesse predominantemente desequilíbrio entre ventilação-perfusão, a P_{O_2} arterial teria aumentado muito mais com o oxigênio suplementar. Não há hipoventilação, pois a P_{CO_2} arterial está baixa, e o comprometimento da difusão raramente causa hipoxemia em pacientes ao nível do mar.

Questão 11 E é correta. Na pneumonia, o espaço alveolar está cheio de pus (em grande parte, neutrófilos), levando a um *shunt* fisiológico. O *shunt* como fração do débito cardíaco é dado por (Cc' − Ca) / (Cc' − C$\overline{v}$), com todas as concentrações se referindo ao oxigênio. Usando-se os dados fornecidos na vinheta, a fração de *shunt* é (20 − 17) / (20 − 12), ou 37,5%, marcadamente aumentada em relação ao valor normal de 5 a 10%. Quando a fração de *shunt* está aumentada, a resposta ao oxigênio suplementar é menor do que a resposta vista com a administração de oxigênio em pacientes com outras causas de hipoxemia. Aumentos na fração de *shunt* levam a aumentos no gradiente alveoloarterial de oxigênio, mas não afetam a P_{O_2} alveolar. Embora o *shunt* tenda a aumentar a P_{CO_2} arterial, os quimiorreceptores aumentam o estímulo respiratório, de modo que a P_{CO_2} costuma permanecer normal. O gradiente alveoloarterial de oxigênio só seria normal se a hipoventilação fosse a única causa da hipoxemia, o que não é o caso nesse paciente, considerando a fração de *shunt* aumentada.

Questão 12 E é correta. No caso de malformação arteriovenosa, o sangue arterial pulmonar encontra um caminho para as veias pulmonares sem passar por regiões ventiladas do pulmão, ou seja, trata-se de um *shunt*. Como o fluxo sanguíneo para o lobo inferior onde o *shunt* está localizado aumenta quando o paciente se move da posição supina para ortostatismo, o *shunt* aumentará. As outras opções estão incorretas. A P_{O_2} alveolar não é afetada. O gradiente alveoloarterial aumenta. Não há aumento na P_{CO_2} arterial devido ao aumento no estímulo respiratório, não havendo alteração no espaço morto.

▶ CAPÍTULO 6

CASO CLÍNICO

Como seus pulmões estão aparentemente normais, esperaríamos que a P_{O_2} arterial e a saturação de oxigênio fossem normais. Elas não estariam alteradas por anemia grave.

A concentração de oxigênio arterial deveria estar muito baixa, em aproximadamente um terço do valor normal, porque a concentração de hemoglobina está reduzida para cerca de um terço do normal. Podemos desconsiderar a quantidade de oxigênio dissolvido.

A frequência cardíaca está aumentada porque o débito cardíaco aumenta em resposta à concentração muito baixa de oxigênio arterial. Esse mecanismo compensatório ajudará a aumentar a quantidade de oxigênio sendo fornecida aos tecidos, embora, considerando a gravidade da anemia, a oferta de oxigênio ainda seja baixa.

A concentração de oxigênio no sangue venoso misto deveria estar baixa. Como a oferta de oxigênio, ou seja, o produto do débito cardíaco e da concentração de oxigênio arterial, está diminuída enquanto a quantidade de oxigênio necessária para satisfazer as necessidades metabólicas (consumo de oxigênio) não mudou, a concentração de oxigênio no sangue venoso misto deve estar reduzida.

Questão 1 B é correta. A redução na concentração de hemoglobina reduz a capacidade de transporte de oxigênio e, assim, a concentração de oxigênio arterial. Em resposta à redução na oferta de oxigênio, há aumento na extração de O_2 do sangue, e, assim, o conteúdo de oxigênio venoso misto ($C_{\bar{V}}O_2$) também diminui. A saturação da hemoglobina com O_2 é uma função apenas da P_{O_2} e, assim, não deve mudar com alterações na concentração de hemoglobina (**Figura 6.2**). A ventilação não deve mudar em resposta a uma alteração na concentração de hemoglobina, pois os quimiorreceptores respondem às alterações na P_{O_2} em vez de a mudanças na concentração de oxigênio (Capítulo 8). Logo, a P_{CO_2} arterial deve permanecer inalterada.

Questão 2 B é correta. A figura mostra um desvio para a esquerda na curva de dissociação de O_2-hemoglobina. Isso corresponde a uma redução em P_{50} para a hemoglobina e um aumento na afinidade entre O_2 e hemoglobina. Entre os itens listados, o que causaria esse desvio seria uma redução na temperatura (i.e., hipotermia). A hipoventilação é marcada por um aumento na P_{CO_2}, o que desvia a curva para a direita, da mesma maneira que a acidose láctica. O exercício intenso está associado a aumentos na temperatura e à redução no pH sanguíneo, o que desviaria a curva para a direita.

Questão 3 A é correta. Antes de ser colocado na câmara hiperbárica, a P_{O_2} arterial já era de 120 mmHg, um nível em que a hemoglobina está quase completamente saturada com O_2. Mesmo que a P_{O_2} arterial aumente significativamente na câmara hiperbárica devido à elevada pressão barométrica, não há sítios livres para a ligação da hemoglobina, e qualquer aumento adicional no conteúdo de O_2 só aumentará o oxigênio dissolvido (ver **Figura 6.1**). O CO_2, e não o O_2, se liga aos grupos amina terminais nas cadeias de hemoglobina, e não foi fornecida informação que sugira alteração na afinidade entre O_2 e hemoglobina, nem essas alterações explicariam o aumento do conteúdo de O_2 nesse caso.

Questão 4 A é correta. Mesmo que a concentração de hemoglobina e a P_{O_2} arterial sejam normais, o paciente tem evidências de comprometimento da oferta tecidual de O_2, incluindo um aumento na concentração de lactato e uma redução na saturação de O_2 venoso misto. Como ele foi exposto à exaustão do veículo em espaço fechado, isso está mais provavelmente relacionado com intoxicação por monóxido de carbono. O monóxido de carbono compromete a oferta de O_2 ao ocupar os espaços do O_2 nos sítios de ligação à hemoglobina. O monóxido de carbono também causa um desvio para a esquerda na curva de dissociação de oxigênio e hemoglobina. A intoxicação por cianeto inibe a citocromo-oxidase mitocondrial e pode causar acidose láctica, mas está associada com saturação de oxigênio venoso misto alta, não sendo encontrado na exaustão de veículos. Com uma P_{O_2} arterial e uma radiografia normais, é improvável haver desequilíbrio entre ventilação-perfusão.

Questão 5 D é correta. O dióxido de carbono produzido nos tecidos é transportado até os pulmões por um de vários meios, incluindo em solução, como bicarbonato, e ligado às extremidades das cadeias de hemoglobina (carbamino-hemoglobina). À medida que o sangue passa das arteríolas para as vênulas, a P_{CO_2} aumenta. Assim, seria esperado um aumento da formação de carbamino-hemoglobina além de aumento do dióxido de carbono dissolvido e uma elevação da concentração de bicarbonato. Devido ao aumento na P_{CO_2}, a P_{50} para a hemoglobina aumentaria, indicando uma redução na afinidade pelo oxigênio. Como a P_{O_2} diminui à medida que o sangue passa pelos capilares teciduais, a relação entre a concentração de dióxido de carbono e a P_{CO_2} é desviada para a esquerda (efeito Haldane, **Figura 6.6**).

Questão 6 B é correta. Entre o momento 1 e o momento 2, houve queda tanto na P_{O_2} como no conteúdo venoso misto de oxigênio ($C_{\bar{v}}O_2$) no quadríceps, o que sugere ter ocorrido algo capaz de reduzir a oferta tecidual de oxigênio e/ou aumentar a utilização tecidual de oxigênio. Entre os itens listados, aquele que reduziria a oferta de oxigênio seria a diminuição da concentração de hemoglobina, pois isso reduziria a capacidade de transporte de oxigênio. A extração de oxigênio aumenta em resposta à redução da oferta de oxigênio, o que leva a uma queda no $C_{\bar{v}}O_2$. A intoxicação por cianeto causa hipoxia tecidual, mas o $C_{\bar{v}}O_2$ está aumentado devido à redução da utilização de oxigênio pelos tecidos. Ampliações no débito cardíaco ou na fração inspirada de oxigênio aumentariam a oferta de oxigênio. A redução na temperatura do músculo quadríceps reduziria a utilização de oxigênio e, tudo o mais permanecendo igual, levaria a um aumento no $C_{\bar{v}}O_2$.

Questão 7 C é correta. Há uma acidose respiratória porque a P_{CO_2} está aumentada em 50 mmHg e o pH está diminuído em 7,20. No entanto, deve haver um componente metabólico para a acidose porque, conforme demonstrado na **Figura 6.7A**, uma P_{CO_2} arterial de 50 mmHg reduzirá o pH para apenas cerca de 7,3, se o ponto se mover ao longo da linha de tamponamento sanguíneo normal. Dessa maneira, deve haver um componente metabólico para reduzir ainda mais o pH. As outras opções estão incorretas porque, conforme indicado antes, uma acidose respiratória não compensada daria um pH acima de 7,3 para essa P_{CO_2}. Com certeza, o paciente não tem uma acidose respiratória completamente compensada porque então o pH seria de 7,4. Não há uma acidose metabólica não compensada, visto que a P_{CO_2} está aumentada, indicando um componente respiratório. Por fim, não há uma acidose metabólica completamente compensada, já que isso daria um pH mais próximo de 7,4.

Questão 8 B é correta. Embora uma P_{CO_2} arterial baixa e um HCO_3^- normal possam ser vistos na alcalose respiratória aguda, o pH nesses casos deve ser anormalmente alto em vez de baixo. Isso pode ser apreciado na **Figura 6.7A**. Observe também na figura que não há como os três valores dados coexistirem no diagrama. Juntas, essas informações apontam para a possibilidade de os valores da gasometria arterial neste caso serem causados por erro laboratorial. A opção A é incorreta porque o paciente tem alcalose respiratória em vez de acidose. A opção C é incorreta porque a acidose metabólica exige um HCO_3^- anormalmente baixo, enquanto a opção D é incorreta porque uma alcalose metabólica exige um HCO_3^- anormalmente alto. A opção E está incorreta, pois uma alcalose respiratória compensada teria uma P_{CO_2} arterial baixa, um HCO_3^- baixo e um pH próximo do normal.

Questão 9 C é correta. Nas grandes altitudes, a queda na pressão barométrica reduz a P_{O_2} arterial, o que, por sua vez, leva a um aumento na ventilação. Considerando que não há alteração na produção de CO_2, isso causa alcalose respiratória. Como a pessoa chegou recentemente ao topo, não há tempo ainda para uma compensação renal. Observe que o HCO_3^- não mudou significativamente em relação ao normal e, assim, o pH permanece alto. A opção D demonstra um padrão semelhante, mas a P_{O_2} arterial é maior do que seria o caso a 4.000 metros. A opção E demonstra alcalose respiratória compensada, o que seria visto se a pessoa permanecesse no topo da montanha por vários dias. O HCO_3^- diminuiu e, assim, o pH caiu de volta para o normal. Nem a opção A (acidose respiratória aguda), nem a opção B (gasometria normal ao nível do mar) seriam esperadas nas grandes altitudes.

Questão 10 B é correta. Embora a exposição à fumaça do incêndio levante a suspeita de intoxicação por monóxido de carbono, o achado de elevação da saturação venosa mista de oxigênio é mais consistente com a intoxicação por cianeto, outra complicação da exposição a incêndios em que a inibição da citocromo-oxidase na cadeia de transporte mitocondrial de elétrons leva à redução da captação tecidual de oxigênio. A saturação de oxigênio no sangue venoso misto está reduzida na intoxicação por monóxido de carbono e na metemoglobinemia devido à redução na oferta de oxigênio. Choque hipovolêmico e edema pulmonar também estariam associados com baixa saturação venosa mista de oxigênio.

Questão 11 E é correta. A febre causa um desvio para a direita (i.e., P_{50} aumentada) na curva de dissociação de oxigênio-hemoglobina de modo que em qualquer P_{O_2} haverá saturação de oxigênio mais baixa e, assim, menor concentração de oxigênio. A febre está associada com aumento da produção de CO_2, não estando associada com aumento da fração de *shunt*.

Questão 12 E é correta. O paciente apresenta uma alcalose metabólica primária com acidose respiratória compensatória. O único item listado que pode causar esse quadro é o vômito, pois a perda de ácido clorídrico durante os vômitos leva à alcalose metabólica. Ataques de ansiedade podem causar uma alcalose respiratória aguda, enquanto uma *overdose* de opiáceos leva a uma acidose respiratória aguda.

A doença pulmonar obstrutiva crônica grave costuma estar associada com uma acidose respiratória compensada, enquanto o diabetes melito não controlado e, em especial, a cetoacidose diabética podem causar uma acidose metabólica primária com compensação respiratória.

▶ CAPÍTULO 7

CASO CLÍNICO

O fluxo nas pequenas vias aéreas é laminar e, assim, obedece à lei de Poiseuille, a qual afirma que a resistência é inversamente proporcional à quarta potência do raio do tubo. Dessa forma, se o raio é reduzido à metade, a resistência aumenta por 2 na quarta potência, ou seja, em 16 vezes.

A pressão alveolar estará anormalmente baixa durante a inspiração e anormalmente alta durante a expiração, o que acontece porque, em razão da resistência aumentada das vias aéreas, o gradiente de pressão entre a boca e os alvéolos deve aumentar para preservar o fluxo.

A hiperinsuflação observada, ou seja, o aumento do volume pulmonar, tenderá a reduzir a resistência das vias aéreas devido ao aumento da tração radial exercida pelas paredes alveolares sobre as vias aéreas. Apesar disso, a resistência das vias aéreas será maior que o normal em razão da constrição das vias aéreas.

A hiperinsuflação, isto é, um volume pulmonar alto, reduz a complacência do pulmão, ou seja, o torna mais rígido (ver **Figura 7.3**).

Questão 1   C é correta. Os resultados demonstram que o paciente tem força normal nos músculos inspiratórios, pois o valor medido é quase o mesmo que o previsto, mas há redução marcada da força dos músculos expiratórios. Entre os itens listados, o único grupo muscular envolvido na expiração é o reto abdominal. O diafragma, os músculos intercostais externos, os escalenos e o esternocleidomastóideo são importantes na inspiração, seja em repouso ou como músculos acessórios da respiração durante o exercício.

Questão 2   C é correta. A relação pressão-volume para o pulmão B é mais íngreme do que aquela vista no pulmão A. Considerando que a rampa dessa relação ($\Delta V/\Delta P$) representa a complacência pulmonar, isso indica que o pulmão B é mais complacente do que o pulmão A. Entre os itens listados, aquele que pode causar um aumento na complacência pulmonar é a perda das fibras elásticas, semelhante ao que é visto no enfisema ou como parte do envelhecimento normal. Aumento de tecido fibroso, redução das concentrações de surfactante e atelectasia (colapso) de segmentos pulmonares reduziriam a complacência. Uma mudança no diâmetro das vias aéreas afetaria a resistência das vias aéreas, mas não afetaria a complacência.

Questão 3 A é correta. A relação de Laplace, mostrada na **Figura 7.4C**, afirma que a pressão é inversamente proporcional ao raio para a mesma tensão superficial. Como a bolha X tem três vezes o raio da bolha Y, a razão das pressões será de aproximadamente 0,3:1.

Questão 4 B é correta. Devido aos efeitos da gravidade, quando uma pessoa está em posição ereta, a pressão intrapleural é menos negativa, o volume de repouso é menor e a ventilação é maior na base do que no ápice. Em órbita no espaço, os efeitos da gravidade são removidos. Assim, a pressão intrapleural na base pulmonar será mais negativa porque as forças que atuam para baixo no pulmão em posição ereta são reduzidas e menos pressão é necessária abaixo dele para equilibrar essas forças. Dessa maneira, a pressão transpulmonar é maior e o volume de repouso será maior na base pulmonar. A heterogeneidade regional na ventilação ainda persiste no espaço, mas é menor do que ao nível do mar, de modo que há menos variabilidade na ventilação entre a base e o ápice no espaço. Ao nível do mar, as diferenças regionais na perfusão se devem, em parte, aos efeitos da gravidade. Assim, não se esperaria uma variabilidade aumentada em um ambiente de gravidade zero.

Questão 5 C é correta. À fluoroscopia, o diafragma desce em direção ao abdome. Este é o padrão esperado de movimentação diafragmática na inalação e sugere que o diafragma desse paciente, o qual é inervado por raízes nervosas do terceiro ao quinto nível espinal cervical, funciona normalmente. A pressão expiratória máxima e a força da tosse estão ambas diminuídas, indicando que os músculos expiratórios, incluindo os intercostais internos, os retos abdominais, os transversos abdominais e os oblíquos, não funcionam adequadamente. Eles são inervados por raízes nervosas da medula espinal torácica. Assim, se o diafragma funcionar adequadamente, mas se houver comprometimento dos músculos expiratórios, o nível mais alto da medula espinal em que esse paciente poderia ter uma lesão seria C6.

Questão 6 B é correta. A seta aponta para a capacidade residual funcional. Este é o volume de equilíbrio do sistema respiratório em que a retração elástica pulmonar é equilibrada pela retração elástica da parede torácica (i.e., sua tendência a expandir-se). Devido à retração elástica pulmonar, a pressão intrapleural é de −5 cm H_2O na CRF. Tanto as vias aéreas como os vasos extra-alveolares são afetados pela tração radial dos alvéolos circundantes. Como resultado, tanto a resistência das vias aéreas como a resistência associada com os vasos extra-alveolares estão em seu mínimo com os volumes pulmonares altos, como na capacidade pulmonar total (CPT). A pressão transmural através da parede dos alvéolos está em seu máximo quando os alvéolos estão em seu volume máximo, como seria o caso próximo da CPT.

Questão 7 A é correta. O ponto B representa o final da inspiração. Este é o ponto do ciclo respiratório em que o volume pulmonar é máximo. Devido aos efeitos da tração radial exercida pelos alvéolos, a resistência das vias aéreas será mínima nesse ponto. A pressão alveolar deve ser menor do que a pressão atmosférica durante a inspiração para estabelecer uma pressão motriz. Não há mais qualquer pressão motriz ao final da inspiração (ponto B), não havendo fluxo aéreo transitoriamente. A pressão motriz na expiração é positiva no ponto C e estaria em seu mínimo (zero) no ponto B. A pressão intrapleural está mais negativa no ponto B, quando o volume alveolar está no máximo e, assim, a pressão transpulmonar está em seu máximo.

Questão 8 D é correta. Se o pulmão for mantido em determinado volume, a pressão na boca e nos alvéolos deve ser a mesma, pois não há fluxo aéreo. Assim, a resposta é C ou D. Como o pulmão foi expandido com pressão positiva, todas as pressões dentro do tórax aumentam. Como a pressão intrapleural normal é de aproximadamente −5 cm H_2O, ela não pode cair para −10 conforme mostrado em C. Assim, a única resposta possível é D.

Questão 9 C é correta. O fato de as duas unidades pulmonares alcançarem a mesma mudança de volume com a mesma pressão transpulmonar indica que têm a mesma complacência. O fato de a inspiração demorar mais na unidade B apesar de uma pressão motriz igual implica que a taxa de fluxo na inalação é menor e, assim, a resistência das vias aéreas deve ser maior. O aumento da atividade parassimpática causa broncoconstrição e aumentaria a resistência das vias aéreas, aumentando assim o tempo necessário para a inspiração. Fibrose, pneumonia, edema pulmonar e aumento do número de fibras elásticas reduziriam a complacência pulmonar.

Questão 10 D é correta. Se a mucosa das vias aéreas for 1 mm mais espessa ao redor de toda a circunferência de uma via aérea, uma via aérea cuja luz é normalmente de 4 mm de diâmetro terá agora apenas 2 mm de diâmetro. Conforme a lei de Poiseuille, durante o fluxo laminar, a resistência das vias aéreas é inversamente proporcional à quarta potência do raio, quando o restante é mantido igual. Assim, uma redução no raio por um fator de 2 aumenta a resistência em 2^4, ou seja, 16.

Questão 11 B é correta. Os bebês nascidos prematuramente algumas vezes não têm surfactante, o qual é necessário para superar a tensão superficial alveolar e evitar a atelectasia. Isso os coloca em risco para a síndrome da angústia respiratória do lactente (também chamada de síndrome da angústia respiratória neonatal), a qual está associada com redução da complacência. O aumento da produção de muco, da contração da musculatura lisa e do edema nas vias aéreas está associado a aumento da resistência das vias aéreas. A redução das concentrações de macrófagos alveolares pode afetar a suscetibilidade a infecções, mas não afetaria a complacência.

Questão 12 D é correta. Durante os testes de expiração forçada, o esforço aumentado causa aumento no pico de fluxo expiratório, mas não tem efeito sobre o fluxo ao final da expiração (ver **Figura 7.16**). Esse período de fluxo independente de esforço se deve à compressão dinâmica das vias aéreas durante a expiração forçada. As outras opções de resposta não se encaixam nesse padrão e estão incorretas.

Questão 13 D é correta. As características clínicas deste caso, incluindo a longa história de tabagismo, os sibilos e a expiração prolongada ao exame, além de uma radiografia de tórax com grandes volumes pulmonares e aumento da lucência pulmonar, são sugestivas de doença pulmonar obstrutiva. Uma marca registrada no diagnóstico é uma baixa relação VEF_1/CVF. O VEF_1 está tipicamente reduzido, da mesma forma que a CVF. Nenhuma das outras opções tem relação VEF_1/CVF baixa, e, assim, elas estão incorretas.

▶ CAPÍTULO 8

CASO CLÍNICO

Ao chegar na grande altitude, a P_{O_2} arterial está reduzida em virtude de uma redução na P_{O_2} inspirada devido à redução na pressão barométrica. A hipoxemia causa aumento da ventilação como resultado de estimulação de quimiorreceptores periféricos, o que explica a redução da P_{CO_2}, o aumento do pH e a redução da concentração de bicarbonato.

Após uma semana em grande altitude, a P_{O_2} aumentou em razão de um aumento adicional na ventilação, o qual é explicado pelo retorno do pH ao normal no sangue e no LCS, resultado da compensação renal para a alcalose respiratória no sangue e de uma alteração semelhante no LCS. Assim, seu efeito inibitório da ventilação é reduzido. O nível quase normal de pH arterial é consistente com isso. A queda adicional na P_{CO_2} e no bicarbonato reflete o aumento da ventilação.

A concentração de hemoglobina aumentou de 15 para 16,5 g/dL ao longo da semana. Embora o nível sérico de eritropoietina tenha aumentado neste período, a alteração da concentração de hemoglobina é rápida demais para ser explicada por esse mecanismo e deve ter sido causada, em vez disso, por hemoconcentração, isto é, por perda de volume plasmático.

Durante o teste de exercício cardiopulmonar, a P_{O_2} arterial caiu em razão da limitação de difusão do oxigênio através da membrana alveolocapilar. Isso ocorre em virtude da P_{O_2} alveolar reduzida e do menor tempo de trânsito dos eritrócitos nos capilares pulmonares como resultado do aumento do débito cardíaco durante o exercício (Capítulo 5). O desequilíbrio entre ventilação-perfusão como resultado do edema intersticial no pulmão é outro possível fator contribuinte. A queda na P_{CO_2} e no pH pode ser explicada por um aumento na ventilação em resposta à acidose láctica vista ao final do exercício.

Questão 1   E é correta. O córtex cerebral está lesado enquanto o tronco encefálico não está. Entre as opções de resposta, a única localizada no córtex cerebral é o controle voluntário da ventilação. Os quimiorreceptores centrais se localizam na superfície ventral do bulbo, enquanto a geração do ritmo respiratório é feita pelo complexo pré-Botzinger na região ventrolateral do bulbo. Os quimiorreceptores periféricos se encontram nos corpos carotídeos e aórticos, enquanto o reflexo de Hering-Breuer é mediado por receptores de estiramento nos pulmões e pelo nervo vago.

Questão 2   E é correta. O aumento na frequência respiratória descrito nesse cenário é chamado de reflexo de desinsuflação: a atividade inspiratória é iniciada pela desinsuflação pulmonar. Esta é a resposta oposta ao reflexo de insuflação, no qual a distensão pulmonar provoca alentecimento da frequência respiratória devido a um aumento no tempo expiratório. Esses reflexos são mediados primariamente pelos receptores de estiramento pulmonares localizados na musculatura lisa das vias aéreas. Os barorreceptores arteriais respondem a mudanças na pressão arterial. As fibras C brônquicas respondem a mudanças na circulação brônquica, enquanto os receptores irritativos nas vias aéreas respondem a gases nocivos, fumaça de cigarro e outras substâncias inaladas. Os receptores J respondem a mudanças no volume dos capilares pulmonares e do líquido intersticial, e não seriam importantes nesse caso.

Questão 3 E é correta. A hemorragia gastrintestinal e a redução na concentração de hemoglobina reduzirão a concentração de oxigênio arterial. É importante observar que a saturação de oxigênio e a P_{O_2} arterial não mudaram em relação ao período anterior à hemorragia. Os quimiorreceptores periféricos respondem a mudanças na P_{O_2} em vez de na concentração de oxigênio no sangue. Assim, a estimulação eferente de quimiorreceptores periféricos não deve mudar. Os quimiorreceptores centrais não respondem a alterações na P_{O_2} ou na concentração de oxigênio, de modo que não se esperaria alteração em seus estímulos, considerando que a hemorragia não está associada com alterações no pH ou na concentração de bicarbonato. A hemorragia não deve afetar a estimulação eferente dos receptores justacapilares. Se houver alguma alteração, será uma redução dessa estimulação se o volume sanguíneo geral for reduzido devido à hemorragia e à subsequente redução no volume sanguíneo capilar pulmonar.

Questão 4 A é correta. Os dados do teste mostram que apesar de aumentos na P_{CO_2} expirada final, um marcador da P_{CO_2} arterial, não há mudança perceptível na ventilação-minuto. Isso contrasta com o controle saudável que demonstrou grande aumento na ventilação-minuto após a P_{CO_2} expirada final aumentar para cerca de 55 mmHg. O quimiorreceptor central é o componente do sistema de controle respiratório mais responsável pela resposta a mudanças na P_{CO_2}. O fato de a ventilação não ter aumentado apesar da elevação na P_{CO_2} indica que os quimiorreceptores centrais não estão funcionando adequadamente. Os quimiorreceptores periféricos também respondem a mudanças na P_{CO_2}, mas sua resposta não é tão importante como no caso dos quimiorreceptores centrais. Os receptores justacapilares e de estiramento e o centro pneumotáxico não são importantes para a resposta ventilatória a mudanças na P_{CO_2}.

Questão 5 C é correta. Esta paciente tem DPOC grave com retenção crônica de CO_2, conforme indicado pela gasometria arterial demonstrando uma acidose respiratória compensada. Como o pH do líquido extracelular cerebral retornou para próximo do normal, ela perdeu a maior parte do estímulo para a ventilação pela hipercapnia. Nessa situação, a hipoxemia arterial é o estímulo primário para o aumento da ventilação além do nível básico ajustado pelos centros respiratórios bulbares. Quando ela recebe oxigênio suplementar e a saturação de oxigênio aumenta, a estimulação dos quimiorreceptores periféricos diminui e, assim, a ventilação-minuto é reduzida. Isso aumentará a P_{CO_2} arterial. O oxigênio suplementar aumentará a P_{O_2} alveolar e aliviará a vasoconstrição pulmonar hipóxica, reduzindo, assim, a resistência vascular pulmonar. Por si só, o aumento da saturação de oxigênio não afeta a P_{50}, mas o aumento na

P_{CO_2} arterial desviará a curva de dissociação de oxigênio-hemoglobina para a direita e aumentará a P_{50}. O aumento da saturação de oxigênio não afetará a estimulação do receptor J, nem do grupo respiratório ventral.

Questão 6 D é correta. Esta pessoa está experimentando uma forma de respiração periódica chamada de *respiração de Cheyne-Stokes*, um padrão anormal de respiração comumente visto em pessoas saudáveis nas grandes altitudes. Isso ocorre como resultado de anormalidades no sistema de controle de retroalimentação ventilatória, com um dos principais fatores sendo uma resposta ventilatória anormalmente forte a mudanças na P_{CO_2} arterial. Quando há cessação dos movimentos respiratórios (apneia), a P_{CO_2} arterial aumenta. Quando os quimiorreceptores centrais finalmente detectam e respondem, o aumento na ventilação é excessivo, havendo uma redução exagerada na P_{CO_2} arterial que ultrapassa a posição de equilíbrio. A hipoxemia nessa altitude não é suficiente para causar lesão do centro respiratório bulbar. Os outros fatores não são importantes nesse padrão respiratório.

Questão 7 E é correta. A história de vários dias de náusea, vômitos e poliúria, além da glicose marcadamente elevada, sugere que o paciente tem cetoacidose diabética. Isso causa uma acidose metabólica, denotada por uma concentração de bicarbonato marcadamente baixa, o que causa uma queda no pH sanguíneo (acidemia). Os quimiorreceptores periféricos respondem a reduções do pH, bem como à redução da P_{O_2} arterial e ao aumento da P_{CO_2} arterial, de modo que seria esperado um aumento na estimulação eferente de quimiorreceptores periféricos. A estimulação eferente de quimiorreceptores centrais também pode aumentar em resposta à acidose metabólica, mas a resposta é mais lenta devido à relativa impermeabilidade da membrana hematoencefálica ao íon hidrogênio. A P_{CO_2} no LCS deve diminuir porque a acidose metabólica levará a uma alcalose respiratória compensatória. O complexo pré-Botzinger gera o ritmo respiratório e não afetaria as alterações no pH sanguíneo. A P_{50} aumentará, pois a redução do pH desvia a curva de dissociação de oxigênio-hemoglobina para a direita (Capítulo 6).

Questão 8 C é correta. Apesar de não receber nenhum sedativo ou bloqueador neuromuscular, o paciente não está fazendo esforços respiratórios. Sua P_{CO_2} arterial também é normal, de modo que a ausência de esforço não pode ser atribuída aos efeitos depressores da respiração da alcalose respiratória. A ausência de esforço respiratório sugeriria que seu AVE tenha afetado a região do sistema nervoso central responsável pela geração do ritmo respiratório. Esse centro se localiza no bulbo, recebendo seu fluxo sanguíneo de ramos da artéria vertebral. O cerebelo e o mesencéfalo também recebem fluxo sanguíneo da artéria vertebral, mas não contêm centros responsáveis pela geração do ritmo respiratório primário.

Questão 9 C é correta. Quando a P_{CO_2} sanguínea aumenta, o CO_2 se difunde para o LCS. Isso aumenta a P_{CO_2} no LCS, levando à liberação de íons hidrogênio e a reduções no pH. Se o pH do LCS for deslocado por um longo período, como em um paciente com hipercapnia crônica por DPOC grave, a concentração de bicarbonato no LCS aumenta como resposta compensatória. O pH aumentará, mas geralmente não irá retornar totalmente ao pH normal de 7,32 no LCS.

Questão 10 A é correta. Os quimiorreceptores periféricos mais importantes que fazem a mediação da resposta ventilatória hipóxica se localizam nos corpos carotídeos. Após a ressecção bilateral dos corpos carotídeos, o paciente não experimentaria o mesmo aumento na ventilação-minuto e na ventilação alveolar após a subida para uma grande altitude que pessoas com corpos carotídeos intactos, apresentando uma P_{CO_2} arterial mais alta. Com menor aumento na ventilação-minuto em relação a uma pessoa normal, a P_{O_2} alveolar e a arterial seriam menores. O pH também seria menor em razão da P_{CO_2} mais elevada.

Questão 11 E é correta. A ventilação aumenta em resposta a elevações na P_{CO_2} arterial. Quando a P_{O_2} diminui, como ocorreria após a subida a grandes altitudes, a ventilação para uma determinada P_{CO_2} é maior do que na normoxia, e a inclinação da curva de resposta ventilatória é mais íngreme. As outras opções estão incorretas. A hipoxia alveolar desencadearia a vasoconstrição pulmonar hipóxica e aumentaria a pressão arterial pulmonar, enquanto a hipoxemia aumenta a estimulação eferente de quimiorreceptores periféricos. A redução na P_{CO_2} resultante do aumento na ventilação total levará à redução no bicarbonato sérico e ao aumento no pH.

▶ CAPÍTULO 9

CASO CLÍNICO

O consumo máximo de oxigênio atinge um platô no final do exercício porque o sistema de oferta de oxigênio, incluindo a ventilação, o débito cardíaco e as propriedades de difusão dos pulmões e tecidos periféricos, não é capaz de fornecer oxigênio adicional para os músculos em exercício. O aumento na taxa de trabalho após o consumo máximo de oxigênio ser alcançado deve ser atribuído à glicólise anaeróbica.

Inicialmente, a ventilação-minuto aumenta linearmente conforme a taxa de trabalho. No entanto, acima de uma taxa de trabalho de cerca de 350 watts neste exemplo, a ventilação aumenta muito mais rapidamente. Isso pode ser explicado pelo acúmulo de ácido láctico no sangue e por sua estimulação dos quimiorreceptores periféricos.

O gradiente alveoloarterial de P_{O_2} em repouso e no exercício leve é pequeno, mas pode aumentar para cerca de 30 mmHg no exercício máximo. Acredita-se que isso seja causado por desequilíbrio entre ventilação-perfusão que pode ocorrer como resultado de edema intersticial pulmonar. Pessoas bem condicionadas que alcançam níveis muito altos de potência podem desenvolver limitação da difusão no transporte de oxigênio através da membrana alveolocapilar, mas isso é incomum ao nível do mar.

O pH muda pouco no exercício leve, mas cai bastante no exercício máximo em razão da formação de ácido láctico no sangue.

Questão 1 B é correta. Embora a hipoxemia possa ser vista no pico de esforço em atletas de elite, isso não seria esperado em alguém saudável e sedentário ao nível do mar. A frequência cardíaca aumenta com o esforço progressivo e contribui muito para o aumento no débito cardíaco. A ventilação-minuto também aumenta, da mesma forma que a pressão arterial. Como a ventilação-minuto aumenta na fase final do exercício mais do que o necessário para suprir as demandas metabólicas devido ao desenvolvimento da acidose láctica, a P_{CO_2} arterial diminui no exercício tardio.

Questão 2 D é correta. Após o nascimento, o aumento na P_{O_2} e a redução nas concentrações de prostaglandina circulante levam ao fechamento do *ductus arteriosus* (DA). Se o DA permanecer aberto, o sangue fluirá através do ducto da aorta para a artéria pulmonar devido à redução na resistência vascular pulmonar em relação aos níveis vistos na vida intrauterina. Isso aumentará o fluxo sanguíneo na circulação pulmonar e consequentemente para o átrio esquerdo, causando dilatação do átrio esquerdo e aumento da pressão no átrio esquerdo. Aumentos na pressão do átrio esquerdo após o nascimento levam ao fechamento do forame oval. Aumentos adicionais na pressão com um DA patente aumentarão a tendência para o fechamento.

Questão 3 A é correta. O fechamento completo das vias aéreas que levam ao lobo médio direito causarão atelectasia por absorção. A P_{O_2} dos alvéolos naquele lobo excederá aquela do sangue venoso misto e, assim, o oxigênio se difundirá dos alvéolos para o sangue, levando ao seu colapso. Isso acontece mais rápido se a fração de oxigênio inspirado for 1,0 do que se o paciente estiver respirando ar ambiente. A redução na P_{O_2} alveolar que resulta da atelectasia causará vasoconstrição pulmonar hipóxica, a qual reduzirá o fluxo sanguíneo para aquele lobo. Mesmo que não ocorra troca de P_{CO_2} no lobo médio direito devido à atelectasia, o que causa *shunt*, a P_{CO_2} arterial não deve aumentar devido à resposta esperada dos quimiorreceptores centrais e ao formato da curva de dissociação do CO_2. O pneumotórax é resultado da entrada de ar no espaço pleural, o que não aconteceria com a atelectasia do lobo médio direito.

Questão 4 E é correta. Devido à passagem de sangue no átrio direito, muito do sangue que chega ao átrio direito passa pelo forame oval patente para o átrio esquerdo e, através do ventrículo esquerdo, para a aorta. Devido à elevada resistência da circulação pulmonar na vida intrauterina, o sangue flui da artéria pulmonar através do DA para a aorta. A placenta e os tecidos periféricos estão em paralelo entre si em vez de estarem em série. O sangue que chega da placenta se unirá ao sangue que chega de tecidos periféricos e será drenado para o átrio direito através da veia cava inferior. O forame oval se encontra entre os átrios em vez de estar entre os ventrículos.

Questão 5 B é correta. Na gravidade zero, a deposição de partículas inaladas por sedimentação é abolida. O fluxo sanguíneo e a ventilação do ápice pulmonar estão aumentados porque os efeitos normais da gravidade estão abolidos (ver **Figuras 2.7**, **4.7** e **5.8**). O volume sanguíneo torácico aumenta porque o sangue não se acumula mais nas regiões dependentes do corpo como resultado da gravidade. A abolição da gravidade resulta em redução do $\bar{v}$ no ápice (ver **Figura 5.10**).

Questão 6 D é correta. Este sujeito sofreu uma convulsão ao ser tratado com terapia hiperbárica mais provavelmente por intoxicação pelo monóxido de carbono, já que ele havia sido removido de um incêndio. As convulsões são uma complicação da toxicidade por oxigênio e podem surgir quando uma pessoa é exposta a uma pressão barométrica elevada durante o mergulho ou ao respirar uma fração de oxigênio inspirada alta durante a terapia hiperbárica. A pressão parcial de nitrogênio (N_2) aumenta durante a terapia hiperbárica, mas isso causa alteração do estado mental em vez de convulsões. Pode haver a formação de bolhas de nitrogênio (N_2) no sangue quando ocorre a descompressão de forma muito rápida, embora a embolia gasosa ocorra como complicação de doença descompressiva ou barotrauma.

Questão 7 D é correta. Com níveis baixos a moderados de exercício, a ventilação aumenta a uma taxa suficiente para satisfazer às demandas metabólicas. Com níveis maiores de esforço, a inclinação da relação entre ventilação *versus* trabalho fica mais íngreme, pois a ventilação aumenta em resposta ao desenvolvimento de acidose láctica. Ocorre broncodilatação durante o esforço secundariamente à estimulação de receptores β_2, mas isso não é responsável pelo aumento da ventilação. A P_{O_2} arterial permanece relativamente constante ao longo do exercício, embora a P_{CO_2} arterial tipicamente diminua. A curva de dissociação de oxigênio-hemoglobina é desviada para a direita nos músculos que se exercitam, mas isso não afeta a resposta ventilatória.

Questão 8 A é correta. O desenvolvimento de dores articulares, prurido, sintomas respiratórios e achados neurológicos após uma subida rápida até a superfície da água é altamente sugestivo de doença da descompressão. Isso ocorre porque bolhas de N_2 se formam nos tecidos e se expandem mais à medida que a subida continua. A falha em exalar durante a subida pode levar à ruptura pulmonar (barotrauma), enquanto as pressões parciais excessivas de dióxido de carbono e oxigênio podem causar alterações no estado mental em vez dos achados vistos nesse paciente. A compressão de orelha média e dos seios paranasais é uma consequência de mudanças na pressão durante o mergulho, mas não a causa dos achados nesse caso.

Questão 9 A é correta. Passar 5 dias em grandes altitudes permite tempo para a aclimatação, que consiste em uma série de processos que ajuda o organismo a se ajustar às baixas pressões parciais de oxigênio. Um desses processos mais importantes é a resposta ventilatória hipóxica. A ventilação-minuto aumenta na subida inicial e continua durante os próximos dias. Assim, a P_{CO_2} continuará a diminuir em relação aos valores vistos imediatamente após a subida. Devido à aclimatação ventilatória, a P_{O_2} alveolar e a arterial devem aumentar em vez de diminuir se ela permanecer saudável. O bicarbonato sérico diminui e a pessoa desenvolve um déficit de base à medida que ocorre a compensação renal em resposta à alcalose respiratória. O pH aumenta na chegada à grande altitude devido à alcalose respiratória, mas diminui de volta ao normal à medida que ocorre a compensação renal.

Questão 10 E é correta. Com a subida à grande altitude, a taxa de aumento da P_{O_2} no sangue capilar pulmonar é reduzida. Se a pessoa permanecer em repouso, ainda há tempo para ocorrer um equilíbrio através da membrana alveolocapilar. No entanto, com níveis elevados de exercício, o tempo de trânsito dos eritrócitos nos capilares diminui e, assim, a P_{O_2} capilar final não aumenta até o valor alveolar, resultando em hipoxemia. As outras opções estão incorretas. A fração de espaço morto diminui com o exercício, mas não contribui para a hipoxemia. A concentração de hemoglobina não diminui com o exercício e seria esperado que aumentasse com o passar do tempo na altitude. As pessoas aumentam sua ventilação durante o exercício, e não seria esperado que a fração de *shunt* aumentasse em uma pessoa saudável em grande altitude.

▶ CAPÍTULO 10

Questão 1   A é correta. A baixa relação VEF_1/CVF indica que o paciente tem obstrução ao fluxo aéreo. A redução da retração elástica pulmonar contribui para a obstrução ao fluxo aéreo ao reduzir o gradiente de pressão responsável pelo fluxo aéreo na expiração e diminuir a tração radial sobre as vias aéreas. As outras opções estão incorretas. Um número reduzido de capilares pulmonares e o espessamento da membrana alveolocapilar podem afetar as trocas gasosas, mas não afetariam o fluxo aéreo. As alterações fibróticas no espaço intersticial aumentam a retração elástica pulmonar, mantêm as vias aéreas abertas e não estão associadas com obstrução ao fluxo aéreo.

Questão 2   D é correta. A fração de espaço morto fisiológico pode ser calculada usando-se a equação a seguir:

$$\frac{V_{EM_{fisio}}}{V_{AC}} = \frac{P_{a_{CO_2}} - P_{E_{CO_2}}}{P_{a_{CO_2}}}$$

O termo $P_{E_{CO_2}}$ se refere à P_{CO_2} expirada mista em vez do valor expiratório final. V_{AC} se refere ao volume corrente. Usando essa equação e os valores fornecidos na equação, a fração de espaço morto fisiológico é [42 − 210] / 42 = 50%. Quando a fração de espaço morto é multiplicada pelo volume corrente de 600 mL, isso gera um volume de espaço morto fisiológico de 300 mL.

Questão 3   C é correta. Os medicamentos opiáceos suprimem a ventilação, particularmente quando tomados em quantidade excessiva. Com base nisso, além do fato de o paciente fazer respirações curtas e com baixa frequência, se esperaria que apresentasse hipoventilação. Ele teria uma P_{CO_2} arterial aumentada e um pH reduzido. O bicarbonato aumentaria devido à dissociação do ácido carbônico (ver Capítulo 6, **Figura 6.7**). O gradiente alveoloarterial de P_{O_2} e a fração de *shunt* provavelmente não estão aumentados. A hipoxemia causada por hipoventilação está associada com gradiente alveoloarterial de P_{O_2} normal. A ausência de opacidades na radiografia de tórax sugere que não há processo pulmonar causando desequilíbrio entre ventilação-perfusão, enquanto o fato de que a saturação de oxigênio aumenta prontamente com a administração de uma pequena quantidade de oxigênio sugere que a fração de *shunt* não está aumentada.

Questão 4   E é correta. O sujeito 2 necessitou de uma maior alteração de pressão para alcançar a mesma mudança de volume que o sujeito 1. Isso indica que o sujeito 2 tem complacência pulmonar menor que o sujeito 1. Entre os itens listados, a fibrose pulmonar é o fator que reduziria a complacência pulmonar. A redução da retração elástica estaria associada com aumento da complacência, como é visto no enfisema. O edema da mucosa e a secreção nas vias aéreas aumentariam a resistência. Esses problemas não afetariam a pressão medida durante uma pausa respiratória, nem afetariam a complacência. A resistência vascular pulmonar não afetaria a pressão necessária para insuflar os pulmões.

Questão 5 E é correta. No final da expiração, há um aumento abrupto na concentração de N_2. O volume em que isso ocorre é o volume de fechamento, o que sinaliza o fechamento das vias aéreas na base pulmonar e o esvaziamento preferencial das vias aéreas no ápice pulmonar. O volume de fechamento é maior no paciente 2 do que no paciente 1, indicando que o fechamento das vias aéreas ocorre mais precocemente. Entre os itens listados, aquele que poderia causar isso seria a redução da tração radial sobre as vias aéreas. A tração radial tende a manter as vias aéreas abertas. Se ela for reduzida, como ocorre no enfisema, há colapso das vias aéreas mais cedo durante a expiração. O volume de espaço morto é a primeira porção curta da expiração, não sendo diferente entre os dois pacientes. A redução da complacência pulmonar levaria a um fechamento mais tardio das vias aéreas, pois elas seriam mantidas mais abertas. O volume de fechamento não é afetado pela concentração de hemoglobina, nem pela retração da parede torácica.

Questão 6 B é correta. Este paciente tem longa história de tabagismo, e a espirometria mostra evidências de obstrução ao fluxo aéreo, o que torna provável a presença de doença pulmonar obstrutiva crônica. Devido à perda de retração elástica, costuma haver aprisionamento de gás atrás de vias aéreas fechadas na expiração. Quando ocorre esse aprisionamento de ar, os métodos de medir o volume pulmonar por lavagem de N_2 ou diluição de hélio podem gerar valor menor que a pletismografia corporal total, pois a lavagem de N_2 e a diluição de hélio medem apenas o pulmão ventilado, enquanto a pletismografia considera o gás preso atrás de vias aéreas fechadas.

Questão 7 D é correta. A presença de duas fases distintas no gráfico de concentração de N_2 *versus* número de respirações indica que as unidades pulmonares têm seu N_2 diluído em taxas diferentes, e, assim, a pessoa tem ventilação não uniforme (ver **Figura 10.2**). As outras opções estão incorretas. O teste de lavagem de N_2 não é afetado pela concentração de hemoglobina, pela estimulação eferente de quimiorreceptores periféricos ou pela espessura da membrana alveolocapilar e avalia desigualdades na ventilação, em vez da perfusão, e não seria afetado pelo número de capilares pulmonares.

Questão 8 C é correta. A paciente tem gradiente alveoloarterial de P_{O_2} grande apesar de inspirar O_2 a 100%. Isso é consistente com a presença de *shunt*. As outras opções estão incorretas. Como a P_{CO_2} é de 34, ela não tem hipoventilação. O comprometimento da difusão raramente é uma causa de hipoxemia ao nível do mar. O desequilíbrio entre ventilação-perfusão causa hipoxemia, mas a P_{O_2} aumentaria muito mais com a administração de oxigênio suplementar do que o que foi visto nesse caso.

Índice

Nota: Números de páginas seguidos por "*f*" indicam figuras; aqueles seguidos por "*t*" indicam tabelas; e aqueles seguidos por "*q*" indicam quadros.

A

Ácido araquidônico, metabólitos, 62*t*
Ácido-básico
   estado, 103-108, 105f
     acidose mista respiratória e metabólica, 114
   tipos de distúrbios, 106-108, 106*t*, 108*t*
Acidose, 233
   compensada, 107*f*
   metabólica, 107
   respiratória, 106-107
Acidose metabólica, 107
Acidose respiratória, 106-107
   compensada, 107*f*, 114, 238-239
Ácino, 5
Aclimatação a grandes altitudes, 176-177, 179*q*, 189
Alcalose
   metabólica, 108
   respiratória, 107
Alterações circulatórias na respiração perinatal, 187-188
Alveolocapilar, 16
   membrana, 2
     área, 2
     dano, 9
     difusão de oxigênio através, 35-36
     função, 2, 3*f*
     interface, 2, 3*f*, 4*f*
     pH sanguíneo e, 202-203
       equação, 218
     resumo, 9*q*
Alvéolos, 2, 4*f*
   estabilidade, 10
Aminas, 62*t*
Anemia, concentração de oxigênio, 98*f*, 111
Angiotensina I, 62*t*
Angiotensina II, 62*t*
Anidrase carbônica, 100-101
Ar para os tecidos, transporte de oxigênio, 70-71,71*f*
   esquema, 71*f*
Área expiratória, 153
Artéria pulmonar, 8
Atelectasia, 189, 192, 241
   absorção, 179-181, 180*f*
   razão, 180*f*
Avogadro, lei de, 215

B

Balanço de água nos pulmões, 59-61, 60*f*
Barorreceptores arteriais, 160
Barotrauma, 182
Bicarbonato, 100, 239
Bohr

efeito, 98-99
equação, 215
Boyle, lei de, 182, 214
Bradicinina, 62*t*
Bronquíolos terminais, 2-5
Bronquíolos, 2-5, 6*f*

C

Capacidade de difusão, 216
   captação máxima de oxigênio, 42, 224
   mensuração, 37-38
   para monóxido de carbono, interpretação, 40
Capacidade residual funcional, 17, 128, 130
   diluição de hélio, 18*f*, 222
   pletismografia, 19*f*
Capacidade respiratória máxima, 178
Capacidade vital, 17
Capacidade vital forçada, 196-198
Capilares
   abertos adjacentes, pressão de oxigênio entre, 109*f*
   alterações ultraestruturais, 9
   de pulmão canino, 9*f*
   diâmetro, 8
   endotélio, 3*f*
Capilares pulmonares, 4*f*
   captação de oxigênio, 35-36, 36*f*
   fluxo de fluidos, 60*f*
Célula epitelial tipo II, micrografia eletrônica, 124*f*
Centro apnêustico, 153
Centro pneumotáxico, 153
Centro respiratório bulbar, 153
Centros respiratórios, 154*q*, 166
Charles, lei de, 214
Cianose, 98

Circulação pulmonar/sistêmica, pressões, 46-47, 47*f*, 65
Coeficiente de filtração, 59
Complacência, 120-121
   aumentada, 121
   específica, 121
   reduzida, 121
      efeitos, 141*f*
Composto ferro-porfirina, 95-96
Concentração fracionada, 21
Constantes de tempo desiguais e ventilação, 204*f*
Controlador central, 152-154
Controle da ventilação, 207
Corpo carotídeo, 156-157, 157*f*
Córtex, 154, 167, 238
Curva pressão-volume, 119-120, 119*f*
   mensuração, 119*f*
   pulmonar, 121
   relaxamento, 129*f*
   trabalho inspiratório, 143*f*
Curvas fluxo-volume, 137*f*
Curvas pressão-volume isovolumétricas, 137, 138*f*

D

Dalton, lei de, 215
Davenport, diagrama, 105*f*
Débito cardíaco, 227
Déficit de base, 106-107
Desequilíbrio ventilação-perfusão
   como causa de retenção de CO_2, 86-87
   exercício, 174
   mensuração, 87-88
   queda na pressão arterial, 83*f*
   resumo, 87*q*
   testes, 199

trocas gasosas totais, 82-84, 83*f*, 84*f*
Desvio de cloreto, 100-101
Diafragma, 117, 144, 235
2,3-Difosfoglicerato, 98-99
Diagrama de oxigênio-dióxido de carbono, 201*f*
Difusão, 2, 6, 31-44, 73, 198, 216
   através de lâmina de tecido, 32*f*
   captação de oxigênio, 35-36, 36*f*
   leis da difusão, 32, 32*f*
   limitações da perfusão, 33-35, 33*f*, 40, 224-225
   limitada, 33-34
   taxas de reação com hemoglobina, 38-39, 39*f*
   testes, 198
   transferência de Co_2, 40
Diluição de hélio, capacidade residual funcional, 18*f*, 27, 222
Dióxido de carbono, 100-103
   através dos capilares pulmonares, 40
   curva de dissociação, 102-103, 102*f*-103*f*
      resumo, 103*q*
   dissolvido, 100
   esquema de captação, 101*f*
   pressão parcial, 102*f*-103*f*
   resposta da ventilação, 160-162, 161*f*, 162*q*
   retenção e desequilíbrio entre ventilação-perfusão, 86-87
   transporte, 100-102, 101*f*
Dipalmitoil fosfatidilcolina, 122-124
Distensão, 50-51
Doença descompressiva, 182-184, 183*q*, 189, 242
Doença pulmonar obstrutiva crônica (DPOC), 234, 244
Dopamina, 62*t*

E

Edema pulmonar, 174
Efetores, 154-155
Embolização, 13
Enzimas oxidativas, 178
Epitélio alveolar, 2, 3*f*
Equilíbrio superficial, 124-125, 125*f*
Eritrócitos, 8
Erro laboratorial, 114, 233
Espaço morto
   alveolar, 86
   anatômico, 2-5, 22, 24
      métodos de Fowler, 22, 23*f*
   fisiológico, 22-24, 114, 202, 209
      equação, 215, 218
      método de Bohr, 22, 24
      método de Fowler, 23*f*, 24
      relação entre espaço morto e volume corrente, 28, 223
Estresse, sistema respiratório sob, 172-194
Excesso de base, 106-107
Exercício, 207, 242
   consumo de oxigênio, 173
   hiperventilação, 176
   resposta ventilatória, 164-165
   sistema respiratório sob estresse, 173-175
      débito cardíaco, 174
      eliminação de CO_2, 173
      capacidade de difusão pulmonar, 174
      consumo de oxigênio, 173*f*
      curva de dissociação do oxigênio, 175
      desequilíbrio entre ventilação-perfusão, 174
      pressão arterial, 175
      ventilação, 173-174, 173*f*
   teste, 207
Expiração, 118-119, 150, 236

Expiração forçada, 138-139, 138f, 208, 237
  teste de, 196-198, 197f

F

Fator de transferência, 40
Fechamento das vias aéreas, 127f, 128
Feto humano, circulação sanguínea, 186f
Fibras C brônquicas, 159
Fick
  lei da difusão de, 32, 32f, 41, 216
  princípio de, 52-53, 216, 227
Fluxo aéreo através de tubos, 130-132, 131f
Fluxo de fluidos
  capilares pulmonares, 60f
  fórmula, 59
  pressão líquida, 67, 227
Fluxo independente de esforço, 137
Fluxo laminar, 131
Fluxo sanguíneo pulmonar
  distribuição, 53-56, 53f, 54f, 55f, 56q
  fórmula, 52
  mensuração, 52-53
  outras funções, 61
  pressão parcial de oxigênio alveolar, 57f
  substâncias, 61, 62t
Fluxo turbulento, 132
Fowler, métodos de, para espaço morto anatômico, 22, 23f

G

Gama, sistema, 160
Gás alveolar, 16, 33f
  equação, 72
Gases, leis, 214
Gradiente alveoloarterial de P_{O_2}, 230
Graham, lei de, 216
Grandes altitudes
  aclimatação, 176-177, 179q, 189, 243
  curva de dissociação do O_2, 178
  hiperventilação, 176
  mal agudo das montanhas, 178
  mal das montanhas crônico, 179
  policitemia, 177-178, 177f
  residentes permanentes, 179
  vasoconstrição pulmonar, 178
  vs. pressão barométrica, 175, 176f

H

Haldane, efeito, 101
Heme, 95-96
Hemoglobina, 95-96, 96q
  afinidade por oxigênio, 232
  concentração de oxigênio, 111, 231-232
  taxas de reação, 38-39, 39f
Henderson-Hasselbalch, equação de, 103, 218
Henry, lei, 95, 215
Hering-Breuer, reflexo de insuflação, 158, 238
Hiperventilação, exercício, 176
Hipotálamo, 154
Hipoventilação, 71-72
  voluntária, 154
Hipoxemia, 164q
  características/tipos, 110t
  causas, 71q
  em lactentes, 189
Hipoxia tecidual, características/tipos, 110t
Histamina, 62t

I

Inalação de partículas de aerossol, 242
Inspiração, 6-7, 7f, 117-118, 117f, 118f
Interdependência, 125
Interstício, 3f

L

Lei da difusão, 32
  de Fick, 32, 32f, 41

Leucotrienos, 62t
Limiar anaeróbico, 173-174
Limitações da perfusão, 34
   difusão, 33-35, 33f
Linha de tampão, 105-106
Líquido cerebrospinal, 155, 155f

M

Mal agudo das montanhas, 178
Metabolismo
   conceitos principais, 63
   fluxo sanguíneo, 45-68
Método de respiração única, 198-199
Método de respirações múltiplas, 199
Monóxido de carbono
   capacidade de difusão, 40, 225
      interpretação, 40
   captação, 33f
   envenenamento, 109-110, 234
   transferência, 33-34
Movimento paradoxal, 118
Músculo liso brônquico, 136
Músculos
   acessórios da inspiração, 118
   da respiração, 117-119, 117f, 118f
Músculos intercostais
   externos, 118
   internos, 119

N

Narcose por gás inerte, 183
Norepinefrina, 62t

O

O_2 hiperbárico, terapia, 184
Óxido nitroso
   captação, 33f
   curso de tempo, 33-34
   transferência, 34

Oxigênio, 95-100
   captação, 35-36, 36f
      ao longo de capilares pulmonares, 35-36, 36f
   concentração
      efeitos da anemia, 98f
      efeitos da policitemia, 98f
   consumo com exercício, 173f
   cursos de tempo, 35-36, 36f
   curva de dissociação, 96f, 97-100, 98f, 99f
   difusão através da membrana alveolocapilar, 35-36
   dissolvido, 95
   hemoglobina, 95-96, 96q
   no sangue, 46
   pressão parcial
      em grandes altitudes, 177f
      entre capilares abertos adjacentes, 109f
   resposta ventilatória, 162-163, 163f
   saturação, 98f, 168
   toxicidade, 179-181, 180f, 183-184
   transporte do ar aos tecidos, 70-71, 71f
      esquema, 71f

P

Parede
   abdominal, 118-119
   alveolar, 8, 9f
   torácica, propriedades elásticas, 128-130, 129f
P_{CO_2} alveolar, 91, 229
Pendelluft (efeito de redistribuição do gás), 204-205
Peptídeos, 62t
Perfil de velocidade, 131-132
Plasma, 3f
Pletismografia

esforço expiratório, 28, 222
medida da capacidade residual funcional, 19f
medida da resistência das vias aéreas, 205f
Pneumotórax, 129f
P_{O_2} arterial, 91, 229
P_{O_2} de gás inspirado úmido, 90, 229
Poiseuille, equação de, 133-134
Policitemia, 177-178, 177f
    concentração de oxigênio, 98f
Poluição atmosférica, 184-185
Ponte, 153
Ponto de pressão igual, 139
Poros de Kohn, 4f
Pressão aumentada
    barotrauma, 182
    doença descompressiva, 182-183, 183q
    narcose por gás inerte, 183
    terapia com O_2 hiperbárico, 184
    toxicidade por O_2, 183-184
Pressão barométrica, grandes altitudes, 176f
Pressão coloidosmótica, 59
Pressão crítica de abertura, 51
Pressão hidrostática intersticial, 59-60
Pressão hidrostática
    fluxo sanguíneo, 54
    intersticial, 59-60
Pressão intrapleural, 129f, 133, 236
Pressão parcial de gás inspirado (P_{O_2}),
    cálculo, 2-5
Pressão parcial de oxigênio alveolar, fluxo sanguíneo pulmonar, 57f
Pressão parcial de um gás em solução, 215
Pressão transmural, 47
Pressão transpulmonar, 120
Pressões
    ao redor de vasos sanguíneos pulmonares, 47-49, 48f
    aumentadas, sistema respiratório sob estresse, 181-184
    dentro de vasos sanguíneos pulmonares, 46-47, 47f
    intrapleurais, 127f
    transmurais, 47
Propriedades elásticas da parede torácica, 128-130, 129f
Prostaciclina, 62t
Prostaglandina A2, 62t
Prostaglandinas E2 e F2α, 62t
Pulmão canino, capilares, 9f
Pulmão humano em ortostatismo, regiões basais, 128
Pulmões
    balanço de água, 59-61, 60f
    complacência, 145
    curva pressão-volume, 121
    diagrama volumes/fluxos, 16f
    distribuição do fluxo sanguíneo, 53-54, 53f
    elasticidade, 6-7
    estrutura, 1-14
    função, 1-14
    funções metabólicas, 61-63, 62t
    receptores, 158-159
    remoção de material, 11
    remoção de partículas inaladas, 10-11
    trabalho realizado, 142-143, 143f
    trocas gasosas regionais, 80-81, 80f, 81f, 82f
    unidade, relação ventilação-perfusão, 77-79, 78f, 79f
    vias aéreas, 5f-6f
    volume, 17-19, 51-52
muito baixo, 127-128, 127f
pletismografia, 17, 19, 19f

resistência vascular pulmonar, 51-52, 51*f*, 64
resumo, 19*q*
teste, 198
   volume por espirometria, 17, 18*f*
   zonas, 54-56
Queda da pressão arterial
   por desequilíbrio entre ventilação-perfusão, 83*f*
   por *shunt*, 76*f*
Quimiorreceptores
   centrais, 155-156, 155*f*, 238
      ambiente, 155*f*
      resumo, 156*q*
   periféricos, 156-158, 157*f*, 238-240
      resumo, 158*q*

R

Razão ventilação-perfusão, 76-77
   captação de oxigênio, 229
   distribuições, 84-86, 85*f*
   equação, 78
   modelo, 77*f*
   padrão de desigualdade, 81*f*
   teste, 200-202
   unidade pulmonar, 77-79, 78*f*, 79*f*
Receptor de vias aéreas superiores, 159
Receptores articulares/musculares, 159
Receptores de distensão pulmonar, 158
Receptores de dor/temperatura, 160
Receptores irritativos, 159
Receptores
   articulares e musculares, 159
   barorreceptores arteriais, 160
   distensão pulmonar, 158
   dor e temperatura, 160
   fibras C brônquicas, 159
   irritativos, 159
   justacapilares, 159
   nasais e vias aéreas superiores, 159
   sistema gama, 160
Recrutamento, 50, 50*f*
Redução da complacência, efeitos, 141*f*
Relação ventilação-perfusão, 69-93
   desigualdade de ventilação
      método de respirações múltiplas, 199
      método de respiração única, 198-199
   desigualdade de ventilação-perfusão
      espaço morto fisiológico, 202
      gradiente alveoloarterial de P_{O_2}, 200, 201*f*
      relações, 200-202
      shunt fisiológico, 201
   distribuição topográfica, 199
   equação de gás alveolar, 217
   equação de razão ventilação-perfusão, 218
   espaço morto alveolar, 218
   quociente respiratório, 217
   shunt fisiológico, 218
   shunt venoso-arterial, 217
   testes, 199-202
Relaxamento e curva pressão-volume, 129*f*
Resistência das vias aéreas, 130-140, 219
   fatores determinantes, 134-136, 135*f*
   fumaça de cigarro, 136
   local principal, 133-134, 135*f*
   mensuração, 133
   raio das vias aéreas, 236
   resumo, 136*q*
   testes, 205-206, 205*f*
Resistência tecidual, 142
Resistência vascular pulmonar, 49-52, 50*f*, 217, 227

fórmula, 49
queda, 50*f*
volume pulmonar, 51-52, 51*f*
Respiração
   ar ambiente, 209
   capacidade vital, 210
   ciclo, pressões durante, 133, 134*f*
   controle, 189
   em lactentes
      controle respiratório, 189
      mecânica e fluxo aéreo, 188
      trocas gasosas, 189
   mecânica, 116-150, 218
      testes, 203-207
   padrões anormais, 165-166
   perinatal
      a primeira respiração, 187
      alterações circulatórias, 187-188
      trocas gasosas placentárias, 185-187, 186*f*
   primeira, 187
   trabalho total, 143
   trabalho, 142-143, 143*f*
Respostas integradas, 160-165, 161*f*, 163*f*
Reynolds, número de, 132, 219

S

Sangue
   capilar final, 35
   fluxo, 199
      controle ativo, 56-59, 57*f*, 58*f*
      conceitos-chave, 63
      distribuição, 53-56, 53*f*, 54*f*, 55*f*, 56*q*
         pulmão humano em ortostatismo, 53*f*, 53-54
      distribuição da ventilação, 80*f*
      em feto humano, 186*f*
      lei de Starling, 217
      metabolismo, 45-68
      postura, 54
      pressão hidrostática, 54
      princípio de Fick, 216
      pulmonar, 46-49, 47*f*, 48*f*, 52-54
      resistência vascular pulmonar, 217
      mudanças em valores de gases, 193
      oxigenado, 46
   pH
      alveolocapilar, 202-203
      resposta da ventilação, 164
   shunt, 74-75, 74*f*
   transporte de gás, 94-115
   vasos, 8-10
Sensores, 155-160, 155*f*, 157*f*
Serotonina, 62*t*
Shunt
   débito cardíaco, 230-231
   equação, 201
   fisiológico, 201
   medida de fluxo, 74-75, 74*f*
   para o sangue, 74-75
   queda da P_{O_2} arterial, 76*f*
Símbolos primários, 213
Símbolos secundários, 213
Sintase de óxido nitroso endotelial, 57-58, 58*f*
Sistema límbico, 154
Sistema respiratório do lactente
   mecânica e fluxo aéreo, 188
   sistema de controle ventilatório, 189
   trocas gasosas, 189
Sistema respiratório sob estresse, 172-194
Sono, controle ventilatório durante, 165
Starling
   lei de, 217

resistores, 55, 55f
Substâncias vasoativas derivadas do endotélio, 57-58
Surfactante, 10, 122
Surfactante pulmonar, 122, 126q
   células alveolares tipo II, 144, 221
   prevenção da transudação de fluidos, 125

T

Taxa de difusão, relação, 224
Taxa de fluxo expiratório forçado, 140
Taxas de reação com a hemoglobina, 38-39, 39f
Tensão superficial, 121-125, 122f, 123f, 124f, 125f
   relação de pressão, 147, 235
Teste de lavagem de nitrogênio em respirações múltiplas, 210
Testes
   complacência pulmonar, 203-205, 204f
   controle da ventilação, 207
   desigualdade de ventilação, 199, 200f
   diagnóstico definitivo, 196
   difusão, 198
   distribuição topográfica, 199
   exercício, 207
   expiração forçada, 196-198, 197f
   fluxo sanguíneo, 199
   função pulmonar, 195-211
      perspectivas, 196
      usos, 196
   gases sanguíneos e pH, 202-203
   mecânica respiratória, 203-207
   perspectivas, 196
   relações ventilação-perfusão, 199-202
   resistência das vias aéreas, 205-206, 205f
   ventilação, 196-198

volume de fechamento, 206-207, 206f
volumes pulmonares, 198
Trabalho inspiratório, na curva pressão-volume, 143f
Trabalho realizado no pulmão, 142-143, 143f
Transporte de gases no sangue, 94-115
Traqueia, 2-5
Troca gasosa
   desequilíbrio entre ventilação-perfusão, 82-84, 83f, 84f
   diferenças regionais, 80-81, 80f, 81f, 82f
   placentária, 185-187, 186f
   sistema respiratório do lactente, 189
Troca gasosa alveolocapilar
   difusão, 108-109
   P_{O_2} tecidual, 109-110, 109f
   P_{O_2} venosa mista, 110, 110t
Trocas gasosas placentárias, 185-187, 186f
Trocas gasosas placentárias e pulmonares, 189-190
Trocas gasosas regionais, 80-81, 80f, 81f, 82f
   diferenças, 82f
Tronco encefálico, 152-153

U

Unidades de pressão, 214

V

Vasoconstrição pulmonar hipóxica, 56-58, 59q, 227
Vasopressina, 62t
Vasos alveolares, 49q
   corte transversal, 48f
   diagrama, 48f
Vasos extra-alveolares, 49b
   corte transversal, 48f
   diagrama, 48f

Vasos sanguíneos, 2, 221
Vasos sanguíneos pulmonares, pressões ao redor, 47-49, 48f
Veias pulmonares, 8
Ventilação, 15-30
   alveolar, 19-22
      concentração de CO_2 no gás expirado, 20f, 21
      espaço morto anatômico, mensuração, 19-22
      equação, 72
      P_{CO_2} alveolar, 28, 223
   controle da, 151-171
      controlador central, 152-154
      durante o sono, 165
      efetores, 154-155
      elementos, 152, 152f
      padrões anormais de respiração, 165-166
      respostas integradas, 160-165, 161f, 163f
      sensores, 155-160, 155f, 157f
      testes, 207
   desigual, causas, 141-142, 141f
   desperdiçada, 86
   diferenças regionais, 25, 25f
      causa, 126-128, 127f
   distribuição e fluxo sanguíneo, 80f
   equação, 215
   espaço morto anatômico, 22, 24
   espaço morto fisiológico
      método de Bohr, 22, 24
      métodos de Fowler, 23f, 24
   expiração forçada, 196-198, 197f
   fórmula, 20
   mensuração, 19-22
   resposta
      dióxido de carbono, 160-162, 161f, 162q
      exercício, 164-165
      hipoxia, 164q
      oxigênio, 162-163, 163f
      pH sanguíneo, 164
   resumo, 24q
   total, 19
   volumes pulmonares, 198
      resumo, 19q
      espirometria, 17, 18f
      pletismografia, 17, 19, 19f
Vias aéreas, 2
   condutoras, 2-5, 5f-6f
   compressão dinâmica, 136-139, 137f, 138f
      resumo, 139q
   pulmão, 5f-6f
   receptores, superiores, 159
   resumo, 7q
Volume corrente, 16
Volume de fechamento, teste, 206-207, 206f
Volume expiratório forçado, 140, 196-197
Volume mínimo, 130
Volume pulmonar muito baixo, 127-128, 127f
Volume residual, 17, 127-128, 197-198, 207, 223
Volume residual, 17, 127-128, 197-198, 207, 223
Voo espacial, 181

W

Weibel, idealização das vias aéreas, 6f

Z

Zona respiratória, 5, 6f